癌症大解密

THE CANCER CODE

癌症不僅是種子問題,更是土壤問題。
細胞變異與環境互動是導致惡性腫瘤的關鍵!

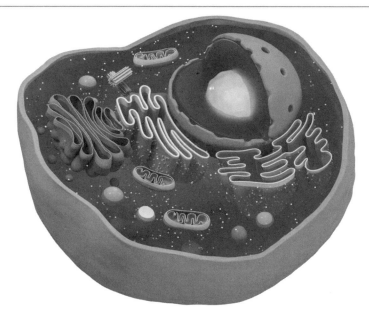

IDMP創始人
傑森・方 醫學博士 著
Jason Fung, MD

周曉慧 醫師 譯

如果**治療方向不正確**,不管多快多好,
終究無法達到治癒的目標。

晨星出版

獻給我美麗的妻子米娜，

還有我的兒子喬納森和馬修，

感謝你們所有的愛、支持和耐心。

沒有你們，我不可能完成這本書。

推薦序

為什麼我們需要全新視角看癌症？

　　癌症研究與標靶、細胞等尖端治療科技近年迭有突破，早期癌症幾乎都可治癒，但對中晚期癌症仍有困難，全球癌症發生率持續升高，仍是許多先進國家第一死因。固然人類壽命延長，高齡者免疫力降低，癌症發生率升高，似乎理所當然，但癌症發生年輕化，就應思考其他因子。癌症研究早已知道環境因子之重要性，但當今癌症防治，對環境因子的著墨顯然不足。

　　在《癌症大解密》中，作者傑森‧方醫師試圖為癌症治療策略找到一條新思路，以期更有效駕馭晚期癌症，甚至找到癌症真正病因。

　　傑森‧方是一位加拿大腎臟病專科醫師，但他在慢性病飲食治療領域，有非常卓越的洞見，更是飲食療法先驅。本書是繼他在前兩本暢銷書《肥胖大解密》和《糖尿病大解密》中，對肥胖和第二型糖尿病的傳統智慧提出挑戰，並提出間歇斷食和低碳水化合物飲食作為治療策略的創新想法後的又一力作。

　　我覺得這本書引人入勝，用大歷史的格局，綜觀百年來癌症治療的發展歷程，疏理出我們對癌症理解的三種不同時期的範式，每種範式都代表一個思想模式，當然就都引導不同的治療方法。每一個範式盛行，並為當世學界或醫界碩彥所倡議，甚至被定為當時的

「臨床指引」，而範式的更新，就代表原範式的不足。

　　回看舊有範式，固有其正確之處，卻可明白看見其缺失。這也是本書的最大啟發：即使癌症科技如此進步，只要我們還無法有效治療癌症，就還有檢討空間。傑森・方所整理的範式合理易懂：

- **範式一**：癌症是「無節制的細胞生長」。最早的這範式認為癌症是細胞無節制的快速分裂，此思維自然導向手術、化療和放射治療的發展。但是，這些方法儘管移除了大塊的腫瘤，卻對身體造成機械、物理及化學的創傷，並且沒有真正處理無節制生長的根源，復發成為必然。

- **範式二**：癌症是「基因疾病」，導因於「體細胞突變的累積」。這個範式涵蓋了非常多分子遺傳、細胞生物學的高深研究，將癌症視為由 DNA 突變積累引起的基因疾病。它加深了我們對癌症乃至細胞生物學的理解，但我們卻發現同一種癌有不同基因突變，單一癌腫塊內可能有數千個基因突變，將每個突變都視為潛在標的，至今未能導致有效的治療。

- **範式三**：「癌症是一種多細胞生命逆向演化為單細胞的過程」，演化的原因，是因為演化的「環境壓力」。在這個新的範式，傑森・方認為癌細胞不是侵略者，而是體細胞受到環境壓力，啟動求生基因的反應，是一種逆向演化。每個體細胞都有這些基因（都可能變成癌），受到環境壓力，就會表達。這環境壓力就是我們現代的飲食與生活。證據之一是在大多數癌症發生率都在逐漸下降的同時，與肥胖相關的癌症，例如乳癌與大腸直腸癌卻大幅增加，這思維打開飲食和生活方式作為治療策略的可能。

傑森‧方在《癌症大解密》中挑戰現狀，從癌細胞的演化和代謝變化，重新思考癌症發生的根本原因。只有找到根本原因，才可能真正治療疾病。他提出「種子與土壤」假說，認為每個細胞都具有原始單細胞生物的「種子」，遇到環境壓力（身體內部環境）就會萌芽。現代生活方式和飲食改變導致的胰島素阻抗和肥胖，就是體細胞逆向演化為到處求生（轉移）的癌細胞的壓力（土壤）。現代科技若配合解決壓力（病根）的策略，可能是治療癌症更有效的策略。就像他在《糖尿病大解密》所說，高血糖是症狀，胰島素阻抗才是病因。把血糖降低，只是治療症狀，並未治好糖尿病；但透過降低糖類攝取，降低胰島素阻抗，卻可能從根本上治療糖尿病，逆轉病程。我深受傑森‧方的啟發，對肥胖症與糖尿病患提供治根的策略，成效優異。衷心希望本書觀點能重塑我們的癌症防治策略。

　　《癌症大解密》適合醫學專業及任何對理解這種複雜疾病有興趣的人。傑森‧方的寫作風格清晰易懂，能深入淺出闡述複雜的主題，我相信本書肯定讓你深思並質疑現有框架，以全新視角看待癌症。

宋晏仁

初日診所院長、前行政院衛生署副署長、台北市政府衛生局局長

推薦序

以全方面的視角綜觀癌症

在這個快速發展的世界中，癌症成為我們面臨的一個巨大挑戰。每年有數百萬人被診斷出罹患癌症，數字仍在不斷上升。癌症不僅給患者和其家屬帶來極大的壓力和痛苦，也給整個社會帶來巨大的負擔。然而，科學家和醫學界一直致力於理解和對抗這可怕的疾病。但多年研究卻未取得顯著的進展，沒有人敢誓言治癒癌症，甚至連癌症的本質、原因，與基因間的關係等，都尚未有明確的答案。目前基因組學、細胞生物學和人工智能等新興技術應用下，許多疾病療法蓬勃發展，唯獨癌症的總體死亡率無顯著下降，這問題值得深思。

《癌症大解密》旨在向讀者介紹癌症的本質、形成和發展的過程。歸結出癌症的特徵有持續增殖、不朽、移動以及瓦氏效應。而癌症的原因，則提出致癌物，可能是化學物質、物理性輻射或感染因素導致。因此，得到第一個癌症的範式推演。接著，談論癌症是否為基因疾病？對於體細胞突變理論，作者適度的推測，發現許多不合理之處，一個腫瘤可以同時有許多的基因突變，針對這些基因突變所製作的標靶藥物，效果不如預期，顯然將癌症歸咎於基因突變，過於單純化。

若將癌症比喻為植物，植物生長需要種子和土壤，種子好比致癌基因，土壤是環境和飲食。癌症要發展，勢必要種子加上肥沃的土壤，才能順利茁壯。但體細胞突變理論之中，環境被徹底忽略。

　　癌症細胞是來自於多細胞生物體內的細胞，但它們的行為與單細胞生物的行為非常相似。是什麼因素讓井然有序的多細胞生物，發展成為不受控以及具侵略性的單細胞生物特性呢？主要來自環境因素。如果我們把多細胞生物，比喻為一個分工合作，各司其職的都市化社會；單細胞生物比喻為不受控的生存者，只在乎個人生存。當法律和秩序崩潰時，城市會發生什麼？城市居民會越來越像生存者，做出許多不法的事情，只在乎個人生利益生存。問題不僅在於種子，也在於土壤。

　　為何癌症會如此常見？返祖理論可以完美地解釋為什麼癌症如此常見：癌症的起源已經存在於我們身體的每個細胞中，每個細胞最原始的來源都是單細胞生物演化而來，我們不需要建立它，我們只需要揭示它，讓細胞執行最原始的內建程式。

　　歸結癌症的形成，首先是慢性及亞急性的損傷，使多細胞轉變為單細胞特性；接著體內存在胰島素阻抗為核心的慢性疾病，營養感受器增加，提供豐沃的土壤；最後，癌細胞從原始腫瘤脫離，進入血液循環中，進行遠端侵略，這過程中，基於強烈生存壓力之下，不斷突變，日益茁壯。這些新見解，帶來許多嶄新的癌症治療方法。可藉由篩檢減少的癌症，發生率及死亡率均有下降；然而，作者觀察到與肥胖相關的癌症，發生率卻逐年上升，其中的關鍵是日益西化的飲食習慣，造成胰島素阻抗，使體內促生長因子過度增加。但這是環境因素，可以改善。

癌症的特性異於其他疾病，多年來是醫學界難以真正突破的困境。透過不同於以往的觀點，發展出新的藥物系統及免疫介入治療，追蹤並與之抗衡。作者透過深入淺出的語言，向讀者傳達癌症的研究和治療的知識以及觀點。對於癌症有興趣的讀者、想要預防癌症或正在接受癌症治療的人士都是一本具有價值的資源。

周曉慧　醫師

預防醫學及抗衰老醫學醫師

推薦序

健康從改善生活開始

我們身處在一個充滿挑戰與機遇的世界中,癌症是其中之一。然而,這項挑戰對我們來說也充滿了機遇——機遇在於我們如何理解它、對待它,以及如何將我們的理解和行動轉化為保護我們自己和所愛之人免受其威脅的策略。傑森・方博士的《癌症大解密》就是一本能帶給我們這種理解和策略的革命性書籍。

透過傑森・方博士的視角,我們能夠以一種全新的方式來看待癌症。他挑戰了過去我們對於癌症的傳統觀點,並提供了一種更全面、更深入的理解框架。他的思考並非僅僅停留在表面,而是深入到癌症的本質,將癌症視為一種複雜的生物系統,並從中找出可能的治療策略。

除此之外,傑森・方博士還讓我們明白,我們每個人都能夠成為自己健康的主人。他鼓勵我們以積極的態度來面對自己的健康問題,並認為每一個人都有能力通過改變自己的生活方式,來降低癌症的風險。這種觀點對於我們每一個人來說是極其重要,因為它不僅能夠讓我們對抗癌症,更能夠讓我們過上更健康、更充實的生活。

傑森・方博士的《癌症大解密》將深入淺出地講解這些原理,

並以他的臨床經驗為例，說明如何將這些原理實踐在我們的日常生活中，包含系統性的減重、策略性斷食等。無論您是正在尋求對抗癌症的策略，還是對維護和提升自己的健康有著深刻的追求，這本書都將為您提供寶貴的指南和建議。

我們對癌症的理解正在不斷地進步，而傑森·方博士的這本書就是這個進步過程中的重要一環。它將引領我們走向一個更充滿希望的未來，一個我們能夠更有效地預防和對抗癌症的未來。無論您的來自任何背景，這本書都將給您帶來深刻的啟示和豐富的知識。

讓我們與傑森·方博士一起，走上這條追求更健康、更長壽、更快樂人生的道路。我確信，這本書將會為您的生活帶來深遠的影響。願我們的每一天都充滿了健康和快樂。

再次誠摯地邀請您閱讀《癌症大解密》，期待您在閱讀的旅程中收穫豐富。

最誠摯的祝福，

顏榮郎 醫師

顏博士活力診所院長

目　次

▼

CONTENTS

癌症是過度生長的表現

癌症範式 1.0

第 **1** 章

戰壕戰爭

　　我曾經參加過一次醫院會議，其中一個新計畫的主管呈現了該計畫去年的成就。這個新計畫從社區籌集了一百多萬美元的資金，期望很高。我當時沒有被現場展示的成果所感動，但我保持沉默，因為那不是我的事情，而且因為我的母親教導我，如果你沒有什麼好話要說，就不要說話。然而，這並沒有阻止我認為這個計畫浪費了寶貴的時間和資源。

　　在我周邊，其他與會者都在表達他們的支持。做得好！恭喜！幹得好！即使每個人都清楚去年的成果不大有價值，我周圍的大多數醫學專業人員也跟隨著這種情緒，表示一切都很好，非常好。包括我在內，沒有人站起來大喊：「國王沒有穿衣服！」

　　這個問題不僅存在於我的醫院，而是所有公共衛生領域都普遍存在；這是任何官僚機構的運作方式。儘管在人際關係中保持批評性的觀點通常是有用的，但當涉及到科學進步時，卻沒有用處。為了解決問題，我們需要知道問題的存在。只有這樣，我們才能了解現有解決方案的不足之處並對其進行改進。畢竟，生命取決於它。但在醫學研究中，有別於指定論述的觀點是不受歡迎的。

　　這個問題跨越了整個學科領域，例如肥胖症、第二型糖尿病，以及是的，癌症研究。

肥胖

　　我們正在見證世界史上最大的肥胖症流行病。看一下全球肥胖的任何統計數據，你會發現情況十分糟糕。1985 年，美國沒有一個州肥胖率超過 10%。到了 2016 年，美國疾病控制和預防中心（CDC）報告指出，沒有一個州的肥胖率低於 20%，只有三個州的肥胖率低於 25%❶。嚇人！我們不能僅僅歸咎於基因不好，因為這種變化是在過去的 31 年內發生的：僅僅一個世代。我們顯然需要介入，提供可持續的解決方案，幫助人們減重，然後保持健康體重。

　　幾十年來，我們一直自欺欺人地認為，我們對肥胖有一個處方：計算卡路里。美國疾病控制和預防中心建議：「要減重，必須消耗比攝入的卡路里更多的熱量。由於一磅脂肪大約含有 3,500 卡路里，您需要每天減少 500 至 1000 卡路里的攝取量，才能每週減重 1 ～ 2 磅。」這是相當標準的建議，您可以在世界各地的醫生和營養師中找到重複的建議，並在雜誌、教科書和報紙中報導。與我在醫學院學到的飲食建議相同。任何其他減重方法建議的醫生通常被認為是騙子。但是醫學界對卡路里的痴迷關注並沒有在對抗肥胖流行病取得任何成功。如果我們不承認我們的解決方案相當地缺乏成效，我們將無力對抗日益增加的肥胖潮流。

　　很少有人能承認「少吃多動」的建議行不通。然而，解決肥胖症流行病的關鍵第一步是承認我們的缺陷。計算卡路里的建議既不實用也無效。相反地，正如我所主張的，我們必須承認肥胖症是一種賀爾蒙失調而不是卡路里失調。讓我們接受事實，向前邁進，這樣我們就可以開發真正有效的干預措施。只有這樣，我們才有機會扭轉這場公共衛生危機。正如著名經濟學家約翰‧梅納德‧凱恩斯所說：「困難不在於開發新思想，而在於擺脫舊思想。」

第二型糖尿病

第二型糖尿病的可怕流行與肥胖症非常相似。根據疾病控制和預防中心的數據，大約十分之一的美國人患有第二型糖尿病。更糟糕的是，這個數字在過去幾十年中持續上升，看不到任何拯救的希望（參見圖1.1）。

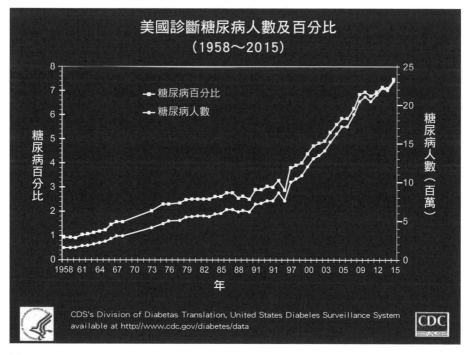

圖 1.1

降低血糖的藥物，如胰島素，是治療第二型糖尿病的標準方法。隨著時間的推移，患者通常需要越來越高劑量的藥物。如果您服用更多的胰島素，那麼顯然您的第二型糖尿病已變得更嚴重。然而，我們醫療界（研究人員、醫生）仍然堅持第二型糖尿病是一種慢性和進展性疾病，這就是事實。

這些都不是真的。當患者減重時，他們的第二型糖尿病幾乎總能得到改善。我們不需要給糖尿病患者開立更多的藥物，我們需要修正他們的飲食。但我們卻一直不願承認我們的治療方法存在缺陷。這意味著偏離我們研究人員和醫生勇敢對抗可怕疾病的公認論述。承認問題嗎？不可能。結果是什麼？持續的流行病。就像肥胖症一樣，如果我們能承認主流治療協議遠遠不符合可接受的水準，那麼我們將繼續無力幫助那些受苦受難的人們。

癌症

最後，我們談到了癌症。我們肯定正在對抗癌症取得重大進展，對吧？幾乎每天，我們都會聽到一些癌症突破或醫學奇蹟的報告，由我們的先鋒科學家發現。不幸的是，對現有數據的冷靜分析表明，癌症研究的進展落後於幾乎所有其他醫學領域。

在 20 世紀初，癌症並沒有引起太多關注。對公共健康的最大威脅是像肺炎、腸胃感染和結核病等傳染病。而在 1928 年，英國研究人員亞歷山大·弗萊明（Alexander Fleming）發現了改變世界的青黴素，公共衛生狀況得到了改善。美國人的壽命開始上升，焦點轉向心臟病和癌症等慢性疾病。

在 1940 年代，美國控制癌症協會（ASCC，後來成為美國癌症協會）強調早期檢測和積極治療的重要性。美國控制癌症協會倡導定期使用子宮頸抹片檢查，用以篩檢子宮頸癌。結果驚人地成功：由於更早期的發現，子宮頸癌的死亡率大幅下降。這是一個好的開始，但其他類型的癌症死亡率仍在上升。

當時美國總統理查·尼克森（Richard Nixon）認為，一切該停止了，他在 1971 年國情咨文中宣布對癌症宣戰，提出了「一個尋找癌症治療方法的密集運動」。他簽署了國家癌症法案，注入了近 16 億美元用於癌症研究。樂觀且情緒高漲。美國以曼哈頓計畫開啟了原子時代，該國剛剛通過阿波羅計畫將人類送上了月球。癌症？肯定也可以被征服。一些科學家熱情地預測，到 1976 年，即美國兩百週年之時，癌症將被治癒。

兩百年紀念來了又走了，但治癌症的方法仍然遙遙無期。到了 1981 年，「對抗癌症戰爭」已經進入第十個年頭，紐約時報質疑這場為期十年、高度宣傳的戰爭是否「對抗這個可怕的疾病帶來了實質進展，還是……是一場耗資 75 億美元的嚴重失誤？」[2] 癌症死亡率持續上升，過去十年的努力甚至沒有減緩它無情的上升速度。到目前為止，對抗癌症的戰爭已經是一次完全的失敗。

對國家癌症研究所（NCI）的內部人員，如同時擔任《新英格蘭醫學雜誌》顧問和哈佛公共衛生學院講師的約翰·貝拉爾博士（John Bailar III）而言，這並不是新聞。在 1986 年，貝拉爾博士在《新英格蘭醫學雜誌》的社論中質疑整個癌症研究計畫有效性。[3]

在這篇文章中，貝拉爾博士指出從 1962 年到 1982 年，死於癌症的美國人數增加了 56%（參見圖 1.2）。即使考慮到人口增長，這仍然代表癌症死亡率增加了 25%，而當時幾乎所有其他疾病的死亡率都在快速下降；除癌症以外其他原因的粗死亡率減少了 24%。貝拉爾博士指出這些數據「沒有證據表明 35 年來強烈且不斷增長的改善癌症治療的努力對臨床結果的最基本衡量標準——死亡率——有太多整體影響。確實，就整個癌症而言，我們慢慢地失去了立足點。」

他大聲質疑，「為什麼癌症是唯一年齡調整後死亡率仍在增加的主要死因？」

美國癌症死亡率

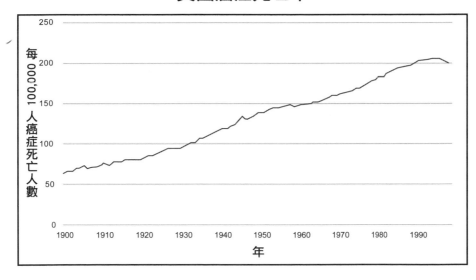

圖 1.2　癌症死亡，1900-2000

作為發表在世界上最知名的醫學期刊上的癌症戰爭的內部人員，貝拉爾博士有效地大聲疾呼：「國王沒有穿衣服！」他意識到需要在癌症研究的淤積泥沼中注入新的思維，而這些研究已經在重複同樣失敗的癌症範式中徹底變得僵化。貝拉爾博士認識到了醫學界的失敗，勇敢地邁出了在癌症戰爭中取得進展的第一步。

不幸的是，其他的癌症機構尚未準備好承認問題。貝拉爾博士的文章遭到了嚴厲批評；它被稱為「錯誤」是最好的狀況，最壞的情況則是「應該受譴責的」。在學術界的禮貌世界中，這種語言等同於最高的粗言穢語。[4] 貝拉爾博士幾乎在他曾經領導的領域中成為普遍憎惡的對象。他的動機和智力經常受到質疑。

當時是國家癌症研究所主任的文森特・德維塔博士（Vincent DeVita Jr.）稱貝拉爾博士的社論是不負責任和誤導性的，暗示貝拉爾博士本人已經「脫離現實」。[5] 美國臨床腫瘤學會的主席稱貝拉爾博士是「我們時代的大反對者」。雖然人身攻擊很多，但統計數據是不可否認的。癌症正在變得更加嚴重，但沒有人願意承認這一點。研究界回應這信息的方式是殺死信使。他們說一切都很棒，即使屍體堆積如山。

11 年後，當貝拉爾博士發表了一篇名為「癌症不敗」[6] 的追蹤文章時，情況幾乎沒有改變。自 1982 年至 1994 年，癌症的死亡率又增加了 2.7%。癌症之戰不僅失敗，而且是慘敗。然而，癌症界仍然無法承認存在問題。是的，有一些顯著的成功案例。自 1970 年代以來，兒童的癌症死亡率下降了約 50%。但是，癌症是老年人的典型疾病，因此這只是一次小規模戰役的重大勝利。1993 年因癌症死亡的 529,904 人中，只有 1,699 人（3%）是兒童。癌症正在向我們的臉部使出毀滅性上勾拳，而我們卻只能亂弄它的時髦髮型。

在整個 1980 年代和 1990 年代的基因研究中，揭示出癌症是一種基因疾病，使癌症之戰重新振作。我們認為，癌症是一種基因疾病。在癌症之戰中開啟了新的戰線，將我們的努力集中在尋找癌症的基因弱點上。

　　一個規模龐大、耗資數百萬美元的國際合作，監督了 2003 年完成的人類基因組計畫。研究界確信這張基因地圖提供了打贏癌症戰役的勝利計畫。現在，我們擁有了整個人類基因組的完整圖表，但令人驚訝的是，這並未使我們更接近戰勝癌症。在 2005 年，更具野心的癌症基因組圖譜計畫（TCGA）啟動了。數以百計的人類基因組被繪製出來，試圖揭示癌症的弱點。這項巨大的研究工作來來去去，而癌症繼續平靜地進展，不受干擾，就像浴缸內的洗澡水一樣。

　　我們動用了人類的創造力、龐大的研究預算和籌款努力，創造了新武器，以穿透癌症的堅不可摧的外殼。我們相信，對抗癌症的戰爭將是一場高科技的智能武器戰。然而，實際情況更像是第一次世界大戰的壕溝戰。前線從未移動，戰爭在沒有明顯進展的情況下拖延，而屍體不斷堆積。

　　癌症的僵局與醫學其他領域的迅猛進步形成鮮明對比。從 1969 年到 2014 年，儘管人口不斷增加，美國的心臟病總死亡人數約下降了 17%。但是癌症呢？在同一時期，癌症死亡人數驚人地增加了 84%（參見圖 1.3）。

　　於 2009 年，《紐約時報》刊登的標題反映了此現實：「在治愈癌症的過程中尚未取得進展」[7]，從 1950 年到 2005 年調整後的癌症死亡率僅下降了 5％，相比之下，心臟病死亡率下降了 64％，流感和肺炎的死亡率下降了 58％。美國總統再一次，這次則是巴拉克・歐巴馬（Barack Obama）承諾「發起一個新的努力，征服一種幾乎觸及每個美國人生命的疾病，包括我在內，通過在我們的時代尋找治愈癌症的方法。」[8] 諾貝爾獎得主詹姆斯・沃森（James Watson），DNA 雙螺旋結構的共同發現者，在 2009 年發表於《紐約時報》的一篇評論中傷心地指出，2006 年癌症奪去了 56 萬美國人的生命，比「戰爭」開始的 1970 年多了 20 萬人。[9]

每年心臟病與癌症死亡率

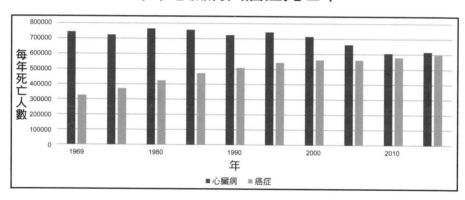

圖 1.3

　　癌症戰爭不是因為缺乏資金而停滯不前。2019 年國家癌症研究所的預算為 57.4 億美元，全部來自納稅人的錢。[10] 非營利組織像雨後春筍般增多。據統計，致力於癌症領域的非營利組織比心臟病、愛滋病、阿茲海默症和中風領域的非營利組織總和還多。美國癌症協會每年籌集超過 8 億美元的捐款來支持「這個事業」。

　　也許在這一點上，你正在想，那麼所有我們在新聞中聽到的關於癌症突破是什麼情況呢？所有這些資金必須是拯救了生命吧？的確，治療方面已經取得了進展，這些治療肯定有所作為。然而，它們並沒有如你認為的拯救那麼多的生命。

癌症藥物如果表現出有效性且毒性極小，就會獲得美國食品藥物管理局（FDA）的批准。但是，有效性可以用許多不同的方式來定義，並非所有定義都包括拯救生命。不幸的是，從 1990 年到 2002 年[11]，美國食品藥物管理局批准的藥物中，68％的藥物是用於治療癌症的，但未必顯示出延長壽命的改善。

如果這些藥物無法改善存活率，那它們有什麼作用呢？最常見的批准理由是所謂的「部分腫瘤反應率」，這意味著這些藥物被證明可以使原發腫瘤體積減小超過 50％。聽起來相當不錯，但當你考慮到這種測量幾乎與生存率無關時，這種效果就顯得完全不重要了。

癌症之所以致命，是因為它具有擴散或轉移的傾向；癌症之所以致命，是因為它會擴散，而不是因為它很大。不會轉移的癌症稱為「良性」，因為它們很少引起重大疾病；會轉移的癌症則稱為「惡性」，因為它們有殺死人的傾向。

例如，非常常見的脂肪瘤約影響 50 歲人口的 2％，是脂肪細胞的良性癌症。它可能會長到重達 50 磅。儘管它有如此巨大的體積，但這種良性癌症仍然不會危及生命。然而，一種名為黑色素瘤（一種皮膚癌）的惡性瘤可能僅重 0.1 磅，因其易於擴散而致命數千倍。一旦開始擴散，許多癌症都變得不可阻擋。

因此，一旦癌症轉移，手術或放射線等局部治療的效果有限。外科醫生在尋求「完全切除」時會不遺餘力。他們會從癌症患者身上切下大片正常組織，以去除即使是最微弱的癌細胞痕跡。對癌症進行手術是為了預防轉移，而不是因為腫瘤太大。藥物能否縮小腫瘤對整體患者的生存率沒有實質性影響。一種能摧毀一半腫瘤的藥物並不比切除一半癌症的手術更有效，換句話說，幾乎沒有什麼用。只切除一半的癌症和完全沒有切除一樣。

然而，大多數新的癌症藥物的批准僅基於這種可疑的「有效性」指標。從 1990 年到 2002 年，有 71 種藥物獲得了相對應的批准，其中，包括 45 種是全新的藥物。其中只有 12 種藥物被證明能挽救生命，大多數只能延長生命幾個星期或幾個月。

在同一時間，「癌症突破」一詞出現在 691 篇出版文章中。奇怪的數學關係是這樣的：691 個突破＝71 個癌症藥物批准＝45 種新藥＝只有 12 種藥物能稍微延長病人的壽命。在癌症戰爭中，所有這些閃亮的新武器都像是一把斷劍上的寶石把手。到了 2000 年代中期，對癌症戰爭的希望迅速消退。接著，一件奇怪的事情發生了，我們開始取得勝利。

一個新的黎明

在所有的絕望和悲觀中，希望的跡象出現了。調整了年齡和人口增長率的癌症死亡率在 1990 年代初達到了峰值，現在一直在穩步下降。是什麼改變了呢？一些功勞必須歸功於自 1960 年代以來一直由公共衛生官員持續努力推崇戒菸。但是，我們對癌症的認識範式正在慢慢進行革命，這有助於新治療方法的發展，推動了我們最近和希望持續進展。

在癌症研究中最迫切的問題也是最難捉摸的：癌症是什麼？在這場長達數十年的戰爭中，我們根本不了解這個古老的敵人。曼哈頓計畫有一個明確的目標：分裂原子。第二次世界大戰有一個明確的敵人：阿道夫・希特勒。阿波羅計畫有一個具體的任務：把一個人送上月球，然後帶他回來，如果運氣好的話，還能活著。但是，癌症是什麼？它是一個模糊的對手，有數百種不同的變異形式要辨別。對於貧困、毒品和恐怖主義等不明確的概念的戰爭通常以挫敗告終。

如果你從錯誤的角度解決問題，你就沒有任何解決問題的機會。如果你面對的方向不正確，無論你跑得多快，你都永遠無法到達目的地。

本書探索癌症的故事，並不意味著提供癌症的治療方法。就目前而言，治療癌症大多仍然不可能。相反，我的目標是記錄我們對於這個人類疾病最大的謎團的認識，與所經歷的驚人旅程。或許這是科學界最奇怪且最有趣的故事。癌症到底是什麼？它是如何形成的？

在過去的一百年中，我們對癌症的理解經歷了三次主要的範式轉變。首先，我們認為癌症是一種過度生長的疾病。這當然是正確的，但這並不能解釋為什麼癌症會生長。接下來，我們認為癌症是一種積累了基因突變引起過度生長的疾病。這也當然是正確的，但也不能解釋為什麼這些基因突變會積累。最近，一種全新的對癌症的理解出現了。

令人難以置信的是，癌症與我們遇到的其他任何疾病都不相同。它不是感染性疾病，也不是自體免疫性疾病，不是血管疾病，也不是毒素疾病。癌症最初源於我們自己的細胞，但會逐漸演變成外來物種。從這種理解範式中，開發出了新的藥物，對癌症產生威脅，是第一次在戰壕中結束這場戰爭。

第 **2** 章

癌症的歷史

癌症是一種史前的疾病，早在古埃及時代起就被認識到了。1930 年翻譯的愛德溫‧史密斯紙草內容收錄了大約於公元前 2625 年活躍的埃及醫生印和闐（Imhotep）的醫學教學。其中，描述了一個「乳房凸起的腫塊」，觸感冰涼堅硬的病例。

感染和膿腫通常會發炎，被觸摸時會感到熱和疼痛。相比之下，這腫塊堅實、冰冷，並且不痛──是更嚴重的情況。至於治療建議，作者沒有提供。希臘歷史學家希羅多德（Herodotus）約於公元前 440 年寫道，波斯女王阿托莎（Atossa）可能患有炎性乳腺癌。在秘魯的一個有一千年歷史的墓地中，木乃伊化的遺骸顯示出骨頭腫瘤，因當地乾燥的氣候而保存下來。考古學家路易斯‧利基（Louis Leakey）發掘的一個 200 萬年歷史的人類下顎骨顯示出淋巴瘤的跡象，這是一種罕見的血癌。❶ 癌症至少可以追溯到人類的黎明時期。

癌症作為一個永恆的對手，至少一直存在我們存在的時間裡。它的長壽使它在疾病中獨一無二。疾病來了又走了，天花和黑死病曾經摧毀了世界，但已經從現代健康問題的聖殿中消失了。但是癌症呢？癌症一直存在於起點，存在於中間。現在仍然存在著，比以往任何時候都更加嚴重。

儘管醫學知識數千年不斷進步，癌症仍在肆虐。癌症在古代可能很罕見，因為它是一種老年疾病，而當時的壽命很短。如果人們死於饑荒、瘟疫和戰爭，那麼癌症就不是一個大問題。

　　希臘醫生希波克拉底（Hippocrates, 公元前約 460 年～公元前約 370 年），通常被稱為現代醫學之父，可能已經恰當地使用「螃蟹」（karkinos）這個詞來命名我們的古老敵人——癌症。這是對癌症的驚人敏銳和準確的描述。在顯微鏡下檢查，癌症會從主體延伸出多個針狀的突起，緊緊地抓住相鄰的組織。就像其同名的小型版本一樣，癌症通過在身體中從一個位置到另一個位置爬行的能力，使自己與其他致命疾病區分開來。你大腿上的一個傷口不會轉移成你頭上的一個傷口，但你肺部的癌症很容易成為你肝臟的癌症。

　　公元二世紀，希臘醫生加倫使用 oncos（意為「腫塊」）來描述癌症，因為它通常被檢測為硬結節。從這個詞根，衍生出了「腫瘤學」（癌症科學）、「腫瘤學家」（癌症專家）和「腫瘤學的」（與癌症相關）等詞語。加倫還使用後綴 -oma 來表示癌症。因此，肝癌是肝臟的癌症，肉瘤是軟組織的癌症，黑色素瘤是含有黑色素的皮膚細胞的癌症。羅馬百科全書作者塞爾蘇斯（Celsus, 公元前約 25 年～公元 50 年），在醫學著作《醫學》中將希臘詞 karkinos 翻譯為英語單詞 canccr。詞語「腫瘤」用於描述任何局部異常細胞的生長，可以是良性的或惡性的。

　　癌症最初被理解為組織的生長過度、無節制和不可控。正常的組織有著明確的生長模式。例如，一個正常的腎臟從出生開始生長，直到成年後停止。除非有其他疾病介入，否則它就只是保持原來的大小。一個正常的腎臟不會繼續生長直到占據整個腹部空間。

然而，癌細胞會繼續生長直到它們死亡或者你死亡。

癌症通常分為良性和惡性兩種。良性癌症會生長，但不會轉移。一些例子包括脂肪瘤和基底細胞皮膚癌。這些癌症可能變得很大，但我們對良性癌症並不過度擔心，因為它們很少致命。但能夠移動和擴散，即轉移，是造成大多數癌症死亡的原因。

惡性癌症是我們通常認知的癌症，而在本書中，我們只考慮惡性癌症。各種類型的癌症（如乳腺癌、大腸直腸癌、前列腺癌、肺癌、骨髓瘤等）通常以它們起源的細胞命名。可能有和身體細胞類型一樣多的癌症類型。這些癌症不僅會無限制地繼續生長，而且具有離開原位到遠處重新建立的能力。

所有的癌症都源自正常的細胞。乳腺癌起源於正常的乳腺細胞；前列腺癌起源於正常的前列腺細胞；皮膚癌起源於正常的皮膚細胞。這是癌症特別令人困擾和不尋常的部分——它最初源於我們自己，癌症不是外來入侵者，它是一場內部的起義。對癌症的戰爭就是對自己的戰爭。

雖然所有類型的癌症都是不同的，但本書試圖作為整體來討論癌症的起源，關注癌症之間的相似之處而不是差異。是本書的根本問題：在某些情況下，是什麼讓某些人的正常細胞變成癌細胞，而另一些人卻沒有？換句話說，是什麼導致了癌症？

古希臘人相信疾病的體液理論，認為所有疾病都是由四種體液（血液、痰液、黃膽汁和黑膽汁）不平衡引起的。炎症是血液過多的結果；膿皰是痰液過多的結果；黃疸是黃膽汁過多的結果。

癌症被認為是黑膽汁過多的內在疾病。黑膽汁的局部積聚表現為腫瘤，可以觸摸到結節。然而，這種疾病本身是一種涉及整個身體的全身性過剩症。

　　因此，癌症的治療旨在去除這種過多的黑膽汁，其中包括那些老古董但仍有效的治療方法：放血、通便和瀉藥。單純切除腫瘤是沒有效果的，因為癌症被認為是一種全身性疾病。這是古代醫師又一個令人驚訝的精明觀察，也使許多癌症患者免於受到在古代相當可怕的手術之苦。在無消毒劑、麻醉劑和止痛藥的情況下，你更有可能死於手術而非癌症。

　　體液理論持續了數個世紀，但它有一個很大的問題。四種體液中有三種已經被確定了——血液、淋巴和黃膽汁——但黑膽汁在哪裡呢？醫生們四處尋找，但找不到任何黑膽汁。被認為是黑膽汁局部外突的腫瘤也被檢查過，但找不到任何黑膽汁。如果黑膽汁是引起癌症的原因，那它在哪裡呢？

　　到了 18 世紀，淋巴理論取代了體液理論，認為癌症是由於淋巴積聚不流通，發生發酵和變質所致。再次強調，儘管這個理論是不正確的，但它包含了有關癌症本質的一些令人驚訝的精闢觀察。首先，它認識到癌細胞源自身體自身的正常細胞，這些細胞不知何故變得反常。其次，它認識到癌症自然趨勢沿著淋巴引流路線和淋巴結構擴散。

　　顯微鏡的發展和可靠的染料使得科學又跨出一大步。到 1838 年，注意力從液體轉移到細胞上，開始有成為細胞論的態勢。

　　德國病理學家約翰尼斯・米勒（Johannes Müller）表示癌症不是由淋巴引起，而是起源於細胞。他相信癌症起源於細胞之間的芽狀元素或芽基（blastema）。同年，病理學家——羅伯特・卡斯維爾（Robert Carswell）檢查了幾種廣泛的癌症，首次提出癌症可能透過血液循環移動。

　　癌症只是細胞，雖然它們看起來很奇怪，而且生長不受調控。這就是我所謂的癌症範式 1.0，也是對了解癌症的第一個偉大現代範式。癌症是一種過度生長的疾病。如果問題是生長過多，那麼顯而易見的解決方案就是殺死它。這種邏輯帶來手術、放射線和化療，並且仍然是許多癌症治療方案的基礎。

手術

　　癌症的手術治療可以追溯到公元 2 世紀，當時亞歷山大的利奧尼達斯描述了一種合乎邏輯的、分步進行的乳腺癌手術，即切除所有癌組織和一定的健康組織邊緣。即使使用燒灼來止血，手術仍然充滿了危險。手術器械沒有消毒，如果您手術後出現感染，也沒有抗生素。大多數人不會讓這些古老的外科醫生切割頭髮，更別說動我們的身體了。於 1653 年特別令人毛骨悚然的發明是乳房切除術，用於切除患有癌症的乳房。

　　現代麻醉和防腐劑的出現，將手術從野蠻、儀式化的犧牲轉變成相當合理的醫療程序。古希臘人將癌症視為一種全身性疾病，但 19 世紀的醫生越來越將癌症視為一種局部疾病，可以通過手術治療。顯而易見的解決方案是簡單地切除它——他們這麼做了。隨著手術技術和知識的增長，幾乎在所有情況下都可以選擇局部腫瘤切除。這種手術是否有用是完全不同的問題。

　　癌症不可避免地會再次發作，通常是在切口處。同樣，癌症就像一隻螃蟹，向相鄰組織發出看不見的微小鉗子。這些微小的殘留癌細胞不可避免地導致復發。因此，醫生開始接受一個新理論：如果手術切除一點是好的，那麼也許更多的手術切除甚至更好。

在 20 世紀初期，威廉·哈爾斯特（William Halsted）醫生推崇越來越激進的手術方法，以徹底消除乳腺癌的「根和莖」。「根除」這個詞，例如「根除性切除乳房術」或「根除性攝護腺切除術」，源自拉丁詞「根」的含義。除了受影響的乳房外，哈爾斯特還切除了大量正常組織，包括幾乎整個胸壁、胸肌和可能含有癌細胞種子的淋巴結。手術併發症是可怕的，但被認為值得。根除性切除乳房可能會讓患者毀容和疼痛，但是如果癌症復發，沒有手術的後果就是死亡。哈爾斯特認為，更少侵入性的手術是一種錯誤的善意。這成為未來 50 年乳腺癌標準手術治療，使得乳房切除術看起來幾乎可以與之相提並論。

哈爾斯特的結果既是非常好，也是非常壞。局部乳腺癌的患者療效極佳，而轉移性乳腺癌的患者則療效極差。一旦癌症轉移，手術的程度基本上就無關緊要了，因為這是對全身性疾病的局部治療。到 1948 年，研究人員表明，相較於哈爾斯特的方法，較少侵入性的手術可以實現類似的局部疾病控制，且手術併發症極少。

到 1970 年代，術前的 X 光和 CT 掃描技術使轉移癌的早期檢測成為可能，從而避免了不必要的手術。此外，現在醫生們可以確定腫瘤的位置，並在動刀之前精確地劃定必要的手術入侵範圍。

今天，我們知道這樣的有針對性手術在早期發現癌症時潛在地能夠治癒。現代技術的進步不斷降低手術併發症，自 1970 年代以來，手術死亡率已經下降了 90% 以上。❷ 手術仍然是對抗癌症的重要武器，但必須在適當的時間和適當的情況下進行。

放射線療法

1895 年，德國物理學家威廉·倫特根（Wilhelm Röntgen）發現了 X 射線，這是一種高能電磁輻射形式，為此他獲得了 1901 年的諾貝爾獎。這些看不見的 X 射線可以損害和殺死活體組織。僅一年後，一名美國醫學生埃米爾·格魯貝（Emil Grubbe）通過照射一名晚期乳腺癌患者，開創了輻射腫瘤學的專業領域。❸ 格魯貝也是真空管製造商，他曾將自己的手暴露在這種新的 X 射線技術下，引起了一種發炎性皮疹，他向一位醫生前輩展示了這一情況。醫生注意到組織受損，建議這些新型的 X 射線可能有其他治療用途，並提出狼瘡或癌症是可能的候選疾病。

巧合的是，當時格魯貝正在照顧一位同時罹患狼瘡和乳腺癌的患者。1896 年 1 月 29 日，他讓乳腺癌暴露在 X 射線源下一個小時。一個小時！現代 X 射線治療只需要幾秒鐘。回憶起自己手部的損傷，格魯貝貼心地用附近中國茶箱的鉛板保護乳腺癌周圍的區域。想想如果他不是喝茶的人會發生什麼，真是令人不寒而慄。

與此同時，同年在法國，物理學家亨利·貝克勒爾（Henri Becquerel）與傳奇科學家瑪麗（Marie）和皮埃爾·居里（Pierre Curie）發現了輻射的自發發射現象。三人因此獲得了諾貝爾獎的殊榮。

1901 年，當貝克勒爾將一管純鐳（哎呀！）放在背心口袋裡時，他發現管子下面的皮膚嚴重燒傷。巴黎聖路易醫院的研究人員使用他的鐳來開發更強大和精確的 X 射線治療。到了 1903 年，研究人員聲稱通過鐳治療治癒了一例宮頸癌。❹ 到 1913 年，「熱陰極管」被用來控制輻射的質量和數量，首次實現了定量劑量，而不是隨意地對疑似病灶進行 X 射線掃描。

放射腫瘤學的早期階段是從 1900 年到 1920 年，由效率高的德國人主導，他們喜歡用少量大劑量的輻射治療。雖然有些令人印象深刻的緩解和副作用，但持久的治癒很少。燒傷和身體損傷是不可避免的，到了 1927 年，法國科學家意識到單次巨大的輻射劑量會傷害覆蓋皮膚而不會對癌症有太多影響。相反，分散多日給予較小劑量的輻射（稱為分段放射線治療）可以打擊潛在目標，而不會造成太多表面副作用。這是因為癌細胞對 X 射線的損傷比周圍正常組織更敏感。

分段放射線治療利用這種敏感性差異，優先殺死癌細胞，同時只對正常細胞造成損傷，而這些細胞有機會恢復。這仍然是今天放射線治療的首選方法。到了 1970 年代，尼克森總統對癌症發動的戰爭提供了急需的資金，以發展這種高科技療法。

手術和放射線療法的最大問題在於它們本質上是局部治療。如果癌症仍然局限在一個區域，那麼這些治療是有效的，但如果癌症已經轉移，這些局部治療很少能帶來康復的希望。幸運地，更為系統性的治療方法（使用藥物）的發展也在同時進行。

化學治療

對於普遍存在的癌症，一個合理的解決方案是使用「化學療法」，將系統性、選擇性的毒素傳送到癌細胞所在的任何地方，但相對地不傷害正常細胞。在 1935 年，癌症調查辦公室（後來合併為國家癌症研究所）建立了一個有系統的癌症藥物篩選計畫，涉及超過三千種化學化合物。只有兩種進入臨床試驗，但由於毒性過高，兩者最終都失敗了。找到一種選擇性毒素並不是一件容易的事情。

突破是來自一個不太可能的來源：在第一次世界大戰中使用的致命毒氣。以淡淡胡椒味命名的氮芥氣體，最早是德國於 1917 年使用。由弗里茨·哈伯（Fritz Haber）開發，他是一位傑出的化學家，也是 1918 年諾貝爾獎的獲得者。這種致命的氣體被皮膚吸收，使肺部起泡並灼傷。受害者死亡緩慢，需要長達六週的時間才能完成致命的旅程。

有趣的是，芥子氣對骨髓和白血球只有特定的傾向性破壞[5]，換句話說，它是一種選擇性毒藥。於 1929 年，以色列研究人員艾薩克·貝倫布盧姆（Isaac Berenblum）在研究焦油的致癌效應時，試圖通過芥子氣的刺激效應來促進癌症發生，但反而使癌症退化。[6]

耶魯大學的兩名醫生提出了一個假設，即這種選擇性毒藥可以用於治療一種稱為非何杰金淋巴瘤的癌症，以殺死異常的白血球。在成功進行動物試驗後，他們在一位人類志願者身上進行了實驗，這位志願者現在以他的縮寫 J.D. 而聞名。這位 48 歲的男子患有晚期、對輻射治療無效的淋巴瘤，在他的下巴和胸部長有如此之大的腫瘤，以至於他無法吞嚥或交叉雙臂。在沒有其他選擇的情況下，他同意接受這個秘密的實驗性治療。

1942 年 8 月，J.D. 接受了第一劑芥子氣，當時僅被稱為「X 物質」。[7] 到了第四天，他開始顯示出改善的跡象。到了第十天，癌症幾乎已經消失了。[8] 這種恢復幾乎是奇蹟般的，但是一個月後，淋巴瘤復發了，1942 年 12 月 1 日 J.D. 的病歷中只有一項記錄：「死亡」。儘管如此，這是一個很好的開始，證明了這個概念可以發揮作用。這種被稱為化療的治療方法剛剛誕生，儘管因為戰爭限制意味著結果直到 1946 年才被發表。至於芥子氣的衍生物，如氯氨醯胺（chlorambucil）和環磷醯胺（cyclophosphamide），仍然被用作化療藥物。

另一種化療方法利用葉酸代謝。葉酸是必需的 B 群維生素之一，是新細胞生產所需的。當身體缺乏它時，就無法產生新細胞，這會影響像癌症這樣的快速生長細胞。到了 1948 年，哈佛醫學院的病理學家西德尼·法伯（Sidney Farber）開創了使用阻斷葉酸的藥物治療某些類型的兒童白血病。❾ 療效驚人，癌症就這樣消失了。但不幸的是，它總是會再次復發。

化療的發展不斷前進。1950 年代對某些罕見癌症取得了一些顯著的成功。國家癌症研究所的研究員李敏秋博士在 1958 年報告指出，一種化療方案治癒了多例絨毛膜癌，一種胎盤腫瘤。❿ 當他堅持使用這種「瘋狂」的新療法時，很少有科學家相信他，甚至被要求離開國家癌症研究所的職位。他回到紐約的梅莫里爾·斯隆－凱特琳癌症中心，他對化療的洞察力後來在絨毛膜癌和轉移性睪丸癌中得到了證實。

多種類型的化療藥物的發展提供了更多選擇。如果一種毒藥不夠，為什麼不將多種毒藥結合成一種化學雞尾酒，讓任何癌細胞都無法承受呢？到了 1960 年代中期，艾米爾·弗賴里希（Emil Freirich）博士和艾米爾·弗萊（Emil Frei）博士將他們的四種藥物組合應用於兒童白血病患，最終將緩解率提高到當時聞所未聞的 60%。⓫

晚期何杰金淋巴瘤的緩解率從幾乎為零飆升至近 80%。[12]

到了 1970 年，何杰金淋巴瘤被認為是種絕大部分可以治癒的疾病，前景相當看好，化療已從「毒藥」跨足到了「藥物治療」的尊貴地位。

大多數化療藥物都是選擇性毒素，偏好殺死快速生長的細胞。因為癌細胞生長迅速，它們特別容易受到化療影響。如果你幸運的話，你可以在殺死病人之前殺死癌細胞。像頭髮毛囊、胃和腸道內壁等快速生長的正常細胞也會遭受副作用的影響，導致脫髮和噁心／嘔吐等著名的副作用。因為這些經典藥物帶有負面的內涵，新一代的藥物，如多種標靶抗體，通常不被稱為「化療」。

癌症範式 1.0

癌症範式 1.0，也就是我所稱的癌症範式，認為癌症是細胞無節制生長的結果。如果問題是生長過多，那麼解決方案就是殺死這些細胞。為了達成殺死細胞的目的，你需要使用細胞大規模毀滅的武器，包括切除（手術）、燃燒（放射線治療）和毒殺（化療）。對於局部癌症，你可以使用局部破壞性的方法（手術或放射線治療）；對於轉移性癌症，你需要使用全身性的毒藥（化療）。

癌症範式 1.0 是醫學上的一大進步，但它沒有回答最基本的問題：是什麼導致細胞無節制生長？癌症的根本原因是什麼？要理解這一點，我們需要知道：什麼是癌症。

第 **3** 章

什麼是癌症？

　　傳奇生物學家查爾斯‧達爾文被認為是第一個討論所謂「合併分類問題」❶的科學家。19 世紀初，分類是自然科學研究的基本部分。生物學家環遊世界尋找新的動植物標本。經過仔細觀察，這些標本被歸為科學類別，例如物種、家族、門和界。

　　在建立類別時，合併者和分割者是對立的派系。一些動物應該被歸為一個單一的類別，還是應該被分成不同的類別？例如，人類、熊和鯨魚可以被歸為哺乳動物，但也可以根據它們生活的地方作為區分。合併會減少類別的數量，而分割則會增加類別的數量。兩者都提供不同但重要的信息。分割突顯個體差異，合併則凸顯相似之處。

　　癌症一詞並非指單一疾病，而是指一系列因某些特性相關的許多不同疾病。根據使用的定義，我們至少可以辨認出一百種不同類型的癌症。傳統上，癌症生物學家傾向於分類，將每種癌症視為基於其起源細胞的單獨疾病。癌症細胞源於正常的人體細胞，因此保留了許多原始細胞的特徵。例如，乳腺癌細胞可能像健康的乳腺細胞一樣擁有賀爾蒙受體，如雌激素和黃體酮。

　　就像健康的攝護腺細胞一樣，攝護腺癌細胞會產生攝護腺特異性抗原（PSA），可以通過血液測量。

　　人體幾乎每種細胞都有可能產生癌症。有固體器官和組織的癌症，其中最常見的是肺癌、乳腺癌、大腸直腸癌、攝護腺癌和皮膚癌。還有血液的癌症，有時被稱為「液體」癌症，因為它們不會出現單個大的腫瘤（癌細胞的塊狀物）。這些包括類似白血病、骨髓瘤和淋巴瘤等疾病。每種細胞引起不同類型的癌症，具有個別的自然病程和預後。例如，乳腺癌的行為表現和治療完全不同於急性白血病。因此，將癌症分為單獨的疾病在治療上可能很有用，但這樣做強調了它們的差異而非相似之處。當我們關注各種癌症的獨特特徵時，並沒有讓我們更接近解開癌症這一個單一實體的神秘面紗。

著名的癌症研究者道格・哈納漢（Doug Hanahan）和羅伯特・溫伯格（Robert Weinberg）認識到，癌症是一系列不同的疾病，通過某些特徵聯繫在一起。但是，這些特徵是什麼呢？在關於癌症的廣泛文獻中，沒有人將少數原則分類以解釋癌症的相似之處。於是，在 2000 年，他們決定將惡性轉化的原則編成代表性論文〈癌症的標誌〉（The Hallmarks of Cancer）[2]，發表在《Cell》雜誌上。

作者們對此的期望不高，認為他們的工作很快就會被遺忘。

但這篇論文有一些特別之處，迅速成為癌症研究史上最具影響力的論文。它奠定了將癌症理解為單一疾病而非許多具體疾病的基礎。哈納漢和溫伯格成為了眾多分類者中的歸納者。他們提出了關鍵問題：是什麼使癌症成為癌症？

癌症的特徵

於 2000 年，哈納漢和溫伯格最初的回顧列出了大多數癌症共有的六個基本特徵。2011 年，又識別出並加入了另外兩個基本特徵。[3]

儘管有數百種不同的癌症，所有癌症都共享這八個共同點，這些都是癌細胞生存的關鍵特徵。如果沒有這八個特徵中的大多數，癌症將不再是癌症。

癌症的八個基本特徵

 1. 維持增殖訊號；

 2. 逃避生長抑制因子；

 3. 抵抗細胞死亡；

 4. 賦予複製的不死能力；

 5. 促進血管新生；

 6. 活化侵襲和轉移；

 7. 解除細胞能量控制；

 8. 逃避免疫系統毀滅。

第一項特徵：維持增殖訊號

  第一項特徵，也可以說是最基本的特徵，就是癌細胞持續複製和增長，而正常細胞則不會。人體內含有數萬億個細胞，因此生長必須被嚴密調節和協調。在兒童和青少年期間，新細胞的出生超過了舊細胞的死亡，所以孩子會長大。成年後，新細胞的數量與舊細胞的死亡恰好相等，整體增長就停止了。

  這兩種基因就像你的汽車上的加速器和煞車一樣。原發癌基因能夠促進生長，而腫瘤抑制基因則減緩生長。通常，這些基因彼此之間能夠平衡地發揮作用。

  如果原發癌基因被過度活化（就像踩油門一樣），或是腫瘤抑制基因被抑制（就像放開煞車一樣），就可能出現異常生長。在某些正常情況下，例如傷口癒合，生長途徑會短暫地被啟動。傷口癒合後，生長應該再次減緩至中立狀態。但癌細胞會保持這種增殖信號，即使不再有利也會持續生長。當基因突變導致原發癌基因過度活化時，它們被稱為致癌基因。在 1970 年代，第一個被確認的致癌基因叫做 src，因為它引起了一種叫做肉瘤的軟組織癌症。

癌症並非只是一堆不斷生長並吞噬路上一切的細胞，就像經典科幻電影《幽浮魔點》中的主角一樣。癌細胞在追求成長成為大腫瘤時面臨許多挑戰，當它們轉移時甚至會面臨更多挑戰。在不同的時候，癌症必須增殖、生長新的血管，並脫落轉移。單個的基因突變通常無法做到這些事情，因此需要其他的特徵。

第二項特徵：逃避生長抑制因子

我們身體中許多正常基因會積極抑制細胞生長。第一個腫瘤抑制基因（Rb）是在兒童罕見的視網膜母細胞瘤中發現的。一種使 Rb 基因失活的基因突變會釋放細胞生長的制動器，這會促進生長，從而引發癌症的發展。在癌症中最常受影響的基因之一是腫瘤抑制基因，包括 p53 基因，估計在人類癌症中有多達 50% 的基因突變。

大家都知道的腫瘤抑制基因稱為乳腺癌一型和二型，通常簡寫為 BRCA1 和 BRCA2，估計占總乳腺癌發病率的 5%。

第三項特徵：抵抗細胞死亡

整個組織的生長量僅是新細胞數與死亡細胞數的差異。當正常細胞老化或受到無法修復的損傷時，它們會經歷一個被稱為細胞凋亡的程序性死亡過程。這種正常的細胞「到期日」通過允許細胞的自然更新，使我們的身體運作順利。例如，紅血球的壽命只有三個月左右就會死亡，由新的紅血球取代。皮膚細胞每幾天就會更新。就像更換汽車發動機中的機油般，在添加新機油之前，必須先排出舊機油。在身體內，必須清除舊的或損壞的細胞，以便為新的細胞騰出空間。細胞凋亡是細胞在其有用壽命結束後有序處理的過程。

細胞死亡可通過壞死或細胞凋亡發生。壞死是一種非故意且無法控制的細胞死亡。如果您不小心用錘子敲擊手指，細胞會以一種雜亂無章的方式死亡。細胞的內容物會像雞蛋砸在人行道上時一樣四散。這會造成巨大的混亂，引起顯著的炎症，使身體必須努力清理。壞死是一個有毒過程，應該盡可能避免。

細胞凋亡是一個需要能量的主動過程。這種受控制的細胞死亡對於生存是如此關鍵，以至於從果蠅到蠕蟲再到老鼠和人類的生物中，細胞凋亡在演化過程中一直被保留下來。[4] 細胞凋亡和壞死的區別就像是一個計畫精良的晚宴與你的伴侶把二十個喧鬧的同事帶回家裡的區別。兩者都是大型宴會，但一個是經過精心控制且愉悅的，而另一個會導致很多混亂和喊叫，最終有人會在沙發上睡覺。

細胞凋亡是一種受控的細胞死亡機制，對所有多細胞生物都普遍存在。讓老化的細胞（例如皮膚細胞）死亡並以新的細胞替換它們可以使整個有機體恢復活力，儘管個別細胞必須死亡。為了避免過度生長，刪除的老細胞數量必須仔細平衡新細胞的數量。癌細胞抵抗細胞凋亡，改變細胞分裂和細胞死亡的平衡，並允許過度生長。[5] 如果死亡的細胞數量減少，那麼整個組織很可能會生長，有利於癌症的發生。

第四項特徵：賦予複製的不死能力

在 1958 年，科學界普遍認為，於實驗室培養的人類細胞是不朽的，因為它們可以無限制地複製自己。畢竟，生長在養分溶液中的真菌或細菌可以無限次地複製自己。但賓夕法尼亞大學威斯塔研究所的科學家倫納德‧海弗利克（Leonard Hayflick）卻無論如何都無法讓人類細胞活過一定的壽命。他最初擔心自己可能犯了一些初級的錯誤。也許他沒有提供正確的營養物或沒有適當地清除廢棄物？但是無論他做什麼都無法讓細胞活得更長久。

經過三年的疲憊實驗後，他提出了一個激進的新觀點，即細胞只分裂有限次數後就停止。[6] 這個發現對於理解衰老和癌症都非常基礎，但當時並沒有立即被科學界接受，根據海弗利克的說法，這需要「十到十五年的痛苦時光」才能普遍被接受。他懊悔地回憶說「擊沉半個世紀的信仰不容易，即使在科學界也是如此。」[7] 我們現在知道，人類細胞確實是有限的，不能無限繁殖。這種細胞壽命的限制現在被稱為海弗利克極限。

細胞通常只能複製 40 到 70 次後停止自我複製。海弗利克（Hayflick）正確地覺察到這是一種細胞老化的形式，發生在細胞核中，那裡包含染色體。諾貝爾獎得主伊麗莎白‧布萊克本（Elizabeth Blackburn）和卡羅爾‧格萊德（Carol Greider）隨後證明，細胞在使用端粒時「計算」複製的次數，以接近海弗利克極限。端粒是染色體末端的帽子，可在細胞分裂期間保護 DNA，每一個細胞週期都會使端粒變短。當端粒變得太短，細胞就無法再分裂，並啟動細胞凋亡或程序性細胞死亡。這個過程為防止癌細胞的不受控制增殖提供了自然保護。細胞的年齡不是以年計算，而是以細胞複製的次數計算。

雖然正常細胞是有生命限制的，但癌細胞卻是不朽的；與細菌一樣，它們不受海弗利克極限的限制，可以無限複製。癌細胞會產生一種稱為端粒酶的酵素，它會增加染色體末端的端粒長度。由於端粒帽永不磨損，細胞可以無限分裂。這阻礙了自然細胞老化過程（衰老）和定時細胞死亡（細胞凋亡）。在細胞培養中，您可以永遠增殖癌細胞。

　　如今已廣為人知，我們對癌症的理解歸功於一位名叫亨麗埃塔・拉克斯（Henrietta Lacks）的女士。1951 年 10 月 4 日，拉克斯在約翰霍普金斯醫院因為子宮頸癌去世，當時她只有 31 歲。從她的身體中取出的癌細胞——值得注意的是，這並未經過她的同意——自從那時起就已經起了醫學革命。科學家們首次在人體外無限繁殖細胞株。這些名為海拉（HeLa）的細胞以拉克斯的名字命名，已被用於研究疫苗、基因學、藥物開發和癌症等領域。已經種植了超過 5 千萬噸的海拉細胞，並且它們在超過 6 萬份科學論文中扮演了重要角色。 **8**

　　正常細胞到達海弗利克極限後，就無法再進行分裂。癌細胞像數位檔案一樣繁殖。

　　你可以以原封不動的以 100% 精確度傳輸或複製它們。從生物的角度來看，殺死有缺陷或老化的細胞株可以使事情順利運行。當你的衣服隨著時間出現破洞，你需要扔掉它們並買新的。這比繼續穿舊的、褪色的、破爛的 1970 年代喇叭褲要好得多。當細胞超過其有用壽命時，它們會被殺死並被替換。癌細胞逃避這種細胞凋亡過程，實現了複製的不死性。

第五項特徵：促使血管新生

血管生成是建立新的血管的過程，這帶來新鮮的氧氣和營養物質，並帶走廢物。當腫瘤生長時，新細胞距離血管越來越遠，就像郊區分區中的新房屋距離主要道路越來越遠一樣。新房屋需要建造新的道路，新的癌細胞需要建造新的血管。

血管生成需要多種不同細胞類型生長信號的密切協調。例如，乳腺腫瘤不能簡單地在現有血管遠處不斷製造新的乳腺癌細胞。某種程度上，癌症必須誘導現有的血管生長分支，就像新房屋必須將其廢水接入現有的污水系統一樣。這涉及生長新的平滑肌細胞、結締組織和內皮細胞（內襯），是一項極其複雜的任務，必須完成才能使腫瘤生長。

第六項特徵：活化侵襲和轉移

侵入其他組織並轉移的能力是使癌症致命的原因，估計占癌症死亡的 90％。一旦這些轉移部位建立起來，原本的腫瘤發生的變化已經不重要。不能轉移的癌症被稱為良性腫瘤，因為它們很容易治療，幾乎不會導致死亡。良性腫瘤具備所有其他已列出的五種特徵。

如果缺乏轉移的能力，癌症對健康的影響更像是一種困擾而不是嚴重的健康問題。

轉移也許是最難實現的特徵，需要完成多個複雜的中間步驟。轉移性癌細胞必須先擺脫周圍的結構，因為通常由黏附分子緊緊地結合在一起。這就是為什麼你通常不會在血液或肺部中發現乳腺細胞等細胞漂浮的原因。脫離的癌細胞必須在血液中存活，然後在轉移部位定居下來，這是一個完全不同於它原本生長的環境。在轉移途徑的每一步中，癌細胞都需要獲得完全不同的極其複雜的技能，需要對現有途徑進行多種基因突變。這就像人類在火星表面行走而不穿太空服，期望能茁壯成長一樣。

傳統上，我們認為轉移是在癌症的自然歷程中較晚發生的，經過原發腫瘤的長時間生長期之後。我們長期以來一直認為癌症在局部相對穩定的情況下，直到開始向血液中脫落一些癌細胞。然而，新的證據表明，在早期癌症中可能會脫落微轉移，但這些脫落的細胞通常不會存活。

新出現特徵

2011 年，哈納漢（Hanahan）和溫伯格（Weinberg）更新了他們的評論，增加了兩個新興的特徵和兩個使癌細胞更容易達成其特徵的能力特徵。第一個能力特徵是基因體不穩定性和突變。癌症通過突變正常基因來實現它的特徵，而不穩定的基因物質使這更容易實現。第二個能力特徵是促進腫瘤的發炎反應。炎症反應是對組織損傷或刺激的自然反應。這通常是一種保護性反應，但在某些情況下，它可能促進了癌症的進展。

第七項特徵：解除細胞能量控制

細胞需要可靠的能量來執行每天數百次的例行清潔任務。細胞能量儲存在一種分子中，稱為三磷酸腺苷（ATP）。利用氧氣（有氧呼吸）和不利用氧氣（厭氧發酵）有兩種方式代謝葡萄糖以獲得能量。一種名為氧化磷酸化（OxPhos）的化學過程是能量提取的最有效方法。這個過程將葡萄糖和氧氣一起燃燒，產生 36 個 ATP 分子以及 1 種廢物二氧化碳，它被呼出。氧化磷酸化發生在細胞的一個部分，稱為粒線體，這些粒線體通常被稱為細胞的「發電廠」。

當氧氣不可用時，細胞使用一種化學過程稱為糖解，燃燒葡萄糖，僅產生 2 個 ATP 分子，以及以乳酸形式的廢物。在適當的情況下，是一個合理的權衡——能夠以更低效率生成 ATP，但不需要氧氣。例如，高強度的運動如短跑需要大量能量。血流量不足以提供所需的氧氣，因此肌肉使用厭氧（無氧）糖解。在過度運動後，產生的乳酸造成常見的肌肉灼熱感。這在缺乏氧氣的情況下產生能量，但每個葡萄糖分子僅能生成 2 個 ATP 分子，而非 36 個。因此，在肌肉疲勞並必須停止休息之前，您無法短跑很遠。當血流量足夠清除乳酸積聚時，您開始恢復。

相較於糖解，每個葡萄糖分子可以透過粒線體的氧化磷酸化過程產生 18 倍的能量。由於這種更高的效率，若有足夠的氧氣，正常細胞幾乎總是使用氧化磷酸化。但奇怪的是，癌細胞並不這樣做。

幾乎所有的癌細胞，即使在有足夠氧氣存在的情況下，仍普遍使用效率較低的糖解途徑。 [9] 這不是一個新發現，早在 1927 年就由歷史上最偉大的生物化學家之一奧托·瓦爾堡（Otto Warburg）首次描述。這種代謝重新編程發生在約 80％ 的癌症中，被稱為瓦氏效應（Warburg effect）。

由於瓦氏效應（有氧糖解）能量效率較低，癌細胞需要更多的葡萄糖來維持代謝。為了補償，癌細胞在其細胞表面表達更多的葡萄糖轉運蛋白 -1（GLUT1）。這增加了癌細胞從血液中運輸葡萄糖進入細胞的速率。正電子發射斷層掃描（PET）利用了癌細胞對葡萄糖的親和力。放射性標記的葡萄糖被注入體內，細胞有時間吸收它。掃描顯示那些更快地吸收葡萄糖的區域，這些「熱點」是癌症活動的證據。

這是一個非常引人入勝的悖論。癌症生長迅速，應該需要更多能量，那為什麼它會故意選擇能量生成較低效的途徑呢？這是一個非常迷人的異常現象。

第八項特徵：逃避免疫系統摧毀

免疫系統會積極尋找並摧毀癌細胞。例如，我們正常免疫系統中的自然殺手細胞不斷巡邏血液，尋找細菌、病毒和癌細胞等外來入侵者。因此，免疫系統受損的患者，如愛滋病毒陽性者或服用免疫抑制藥物的人（如移植接受者），更容易患癌症。

為了生存，癌細胞必須想辦法逃避一個專門設計來殺死它們的免疫系統。當癌細胞在組織內生長時，腫瘤可能會在某種程度上受到保護，不被必須穿透組織的免疫細胞攻擊。然而，當癌細胞通過血液擴散時，它會直接暴露在敵對的免疫細胞環繞之下。

定義癌症

這八個特徵代表了對於區分癌症是什麼或不是什麼的特徵行為方面達成的最佳科學共識。將不同的癌症歸為一種疾病，會失去更細微的細節，但更容易看到大局。例如，這八個特徵可以進一步簡化為四個（參見圖 3.1）。

當某種疾病表現出以下特點時，它可以被視為癌症：

- 生長——它能夠維持增殖信號（第 1 個特徵）、逃避生長抑制劑（2）、抵抗細胞死亡（3）並誘導血管新生（5）；
- 具有不朽性——它實現了複製不死性（4）；
- 移動——它能夠啟動侵入和轉移（6），逃避免疫細胞的破壞（8）；
- 使用瓦氏效應——它破壞細胞能量代謝的調節（7）。

癌症範式 1.0

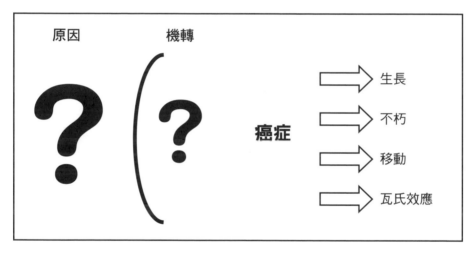

圖 3.1

在某些情況下，數十甚至數百種基因突變是必要的，才能使細胞產生這四個特徵。辨識這些特徵是一個很好的開始，但僅僅描述癌症的主要特點並沒有告訴我們任何有關癌症發展的原因和機制。

很多人認為我們不知道癌症的原因，但事實上，我們已經對此了解了很多。

第 **4** 章

致癌物

　　什麼是癌症的起因？這是一個百萬（或者說是十億）美元問題。大多數人，包括很多醫學專業人員，會回答說癌症是由基因突變引起的。梅奧診所在其網站上直言不諱地表示：「癌症是由細胞內部 DNA 發生變化（突變）引起的。」❶ 這並不完全正確。除了一些罕見情況外，基因突變只是疾病的機制，而不是起因。一個發生了多次基因突變的細胞才會形成癌症。這就是癌症的形成過程。但是，為什麼會發生這些突變呢？這才是癌症的根本原因。例如，是什麼導致了肺癌？你更正確地說，吸菸引起了癌症，而不是說細胞 X、Y 和 Z 的基因突變引起了癌症。

　　導致癌症形成的因子被稱為致癌物質，我們對它們已有幾個世紀的認識。1761 年，倫敦的醫生、植物學家和醫學作家約翰‧希爾博士（Dr. John Hill）描述了第一種外部致癌物質，一種無煙菸草。❷ 菸草最初是由美洲原住民使用的。歐洲探險家把天花帶到了新大陸，也帶回了菸草到舊大陸。我不確定哪種物質會隨著時間的推移殺死更多的人。到 1614 年，菸草在歐洲廣泛銷售，倫敦光是就有大約 7 千家菸草商店。吸菸被認為相當粗俗和不衛生，在有禮貌的社會中被用吸鼻菸取而代之，吸鼻菸是將一小撮研磨的菸草吸入鼻孔，通常是在將其放在手背與拇指和食指之間後進行的。（由於這個原因，這個區域在醫學上仍然有時被稱為「解剖鼻菸盒」。）希爾博士描述了兩個鼻子上的「息肉」，他認為這些息肉是惡性的。

這是首次對致癌物質進行描述，這種物質是一種會導致癌症的化學物質。如今，很少人使用吸鼻菸，這種做法基本已經過時，就像使用單片眼鏡和長大衣一樣，因此在臨床上的意義有限。

雖然吸鼻菸與癌症之間的聯繫是暗示性的，但更具決定性的致癌化學物質證據是由珀西瓦爾‧波特爵士（Sir Percivall Pott, 1714 ～ 1788 年）提供的。波特爵士被認為是他那個時代最偉大的外科醫生之一，他在聖巴托洛繆醫院受過學徒訓練，並獲得了理髮師和外科醫生協會考官會的大文憑。❸ 在 1756 年踝關節複合骨折後，他在強制休養期間為各種醫學話題帶來了突破性的新觀點。作為一位敏銳的疾病觀察者，他因腳踝骨折的「波特氏骨折」、由結核病引起的「波特氏病」和發現陰囊癌的原因而被人們所記憶。

在 1775 年，波特描述了陰囊癌的蔓延，這是倫敦煙囪掃帚特別困擾的疾病。1666 年倫敦大火迫使制定新的防火條例，要求使用更小、更曲折的煙囪配置。這降低了發生大火的機會，但使得清潔這些新型煙囪的長直刷更加困難。此外，這種螺旋式設計積累了更多的煤煙和焦油，需要更頻繁的清潔。所以，煙囪變得更小、更骯髒、更難清潔。解決方法？派小孩去清潔它們！

煙囪清潔學徒的年紀最小只有 3 歲半，但大部分都是 6 歲以上，因為年紀太小的孩子身體太弱，難以長時間工作，或是容易死亡。學徒協議要求每週洗澡，但大部分遵循倫敦煙囪掃把的傳統，一年只洗 3 次澡。畢竟，如果明天要爬進一個又灰塵、又骯髒、又危險的煙囪裡工作，今天為什麼要洗澡呢？

與此同時，於 1773 年，一位名為喬納斯·漢威（Jonas Hanway）的有影響力的英國人得知，每 100 名孤兒中只有 7 名能夠存活超過一年。孩子們常常被分配到工作室，那裡的條件令人沮喪。漢威說服立法者限制兒童勞動，迫使成千上萬的飢餓兒童流落街頭無法工作。對許多人來說，避免餓死的唯一選擇就是冒著生命危險爬上熱氣騰騰的煙囪，清理一些煤塵。主要的煙囪清掃師通常會雇用幾 10 名兒童學徒，只要他們能負擔得起餐食。

　　倫敦的煙囪掃除童工有著無數可怕痛苦的死亡方式。他們會被卡在煙囪裡、從高處跌落、窒息於灰燼之下，或是被燒死。如果他們在青春期前存活下來，通常還會有最後一個恐怖的後果等待著他們：煙囪掃除工癌症。年僅 8 歲的孩子被診斷出患有陰囊癌。它始於所謂的煤渣疣。如果足夠早期發現，煤渣疣會被用剃刀切除。但如果沒有，癌症會侵入皮膚，進入陰囊和睪丸，然後進入腹部。這非常痛苦和具有破壞性，通常在這個時候已經是致命的。

　　顯然，這是一個職業風險，因為在任何其他情況下，睪丸癌非常罕見。在英格蘭以外的地方，由於有更好的防護服，這種疾病也相當罕見。波特意識到，煤煙會附著在陰囊皮膚的皺褶中，引起慢性刺激，從而引起睪丸癌。當煙囪清潔工的困境被認識到後，相關法律被制定出來保護孩子，這種疾病再次消失在人們的視野中。

　　煤焦油中的主要化學成分苯芘（benzopyrene）可能是主要致癌物質。儘管煤煙是最為研究的化學致癌物質之一，但這只是眾多致癌物質中的第一個案例。

石棉

從某些方面來說，石棉是工業時代完美的材料。它是一種豐富的天然礦物，可編織成輕質布料。它既防火又是優秀的絕緣材料。隨著世界從馬車轉向蒸汽機、汽車和工業機器，對於防火和抗電材料的需求呈指數級增長。不幸的是，它也會導致癌症。

石棉是防護服裝、絕緣材料和其他家庭產品的理想化合物。石棉纖維柔軟、柔韌很容易製成衣服或牆壁、管道的絕緣材料。第二次世界大戰中，防火材料的需求急劇增加，特別是在海軍船艦上。在北美地區，石棉常常被混合到混凝土和其他建築材料中，以提高防火安全性。最終，通過絕緣和加熱、冷卻系統，它進入了北美的建築物中，使數百萬人的家暴露在石棉中。

石棉自古埃及時代就被使用。根據古希臘歷史學家希羅多德的書面記錄，石棉裹著法老的遺體以保護它們。古羅馬人將石棉編織成桌布和餐巾，然後只需將其扔進火中即可清潔。這是一個很有趣的派對把戲。

然而，即使在當時，人們已經意識到石棉的毒性影響。希臘地理學家斯特拉博（Strabo）曾寫道，從石棉礦場中採礦的奴隸經常會患上「肺病」。❹ 在羅馬，石棉工人試圖通過用山羊膀胱的薄膜遮住鼻子和嘴來保護自己。

石棉是有用而昂貴的，而人的生命卻是廉價的。因此，每當需要一種防火織物時，石棉就會應運而生。防火貨幣？義大利政府自1800 年代起在鈔票上使用石棉。防火服裝？巴黎消防隊在 1850 年代穿著石棉夾克。工業革命的曙光使石棉在 20 世紀初成為全球性的產業。過去一百年來，全球開採了 3 千萬噸以上的石棉，而在這段時間裡，它已成為最普遍的環境危害之一。

肺部疾病隨著石棉的流行度呈拋物線上升。第一起因石棉死亡的記錄發生於 1906 年。在屍體檢驗中，一名 33 歲的石棉紡織工的肺部發現了大量石棉纖維，石棉從內部有效地使紡織工窒息而死。但美國對石棉的消耗量直到 1973 年才達到高峰，許多年之後才知曉其健康影響。石棉纖維無法被看到、嗅到或品嚐到。沒有急性的健康問題，石棉接觸可能持續數十年。人體無法降解或處理石棉，一旦吸入，它會在肺部積聚，引起逐漸進展的疤痕形成。

癌症？是的，這也是一個問題。到 1938 年，報告顯示石棉會引起罕見的肺內壁癌症，稱為胸膜間皮瘤癌。**5** 承認石棉是一種致癌物質和承認其存在是完全不同的問題，因為石棉公司為反駁有關其高利潤產品的事實而鬥爭了很長時間。

在 1940 年代，研究員勒羅伊・加德納（Leroy Gardner）博士證明了石棉的致癌潛力，當時他實驗室中吸入石棉的老鼠中有 82％發生癌症。

這引起了更大的關注。加德納博士非常希望公開他的新科學結果，但是他的贊助商約翰斯・曼維爾（Johns-Manville）公司提醒他有合同保密的條款。根據研究協議，該公司有審查權。這些研究最初是為了證明石棉的安全性，但結果卻相反。但是在四十多年的時間裡，這些潛在拯救生命的科學結果沒有曝光。**6**

隱瞞這些重要的資訊讓公司獲得了豐厚的利潤。就像古羅馬一樣，石棉受到重視，而人的生命卻被視為可有可無。到了 1973 年，第一宗針對石棉製造商的訴訟獲勝，為其他人打開了大門。這很快迫使所有石棉生產商破產。針對石棉製造商的索賠仍在繼續，構成了美國歷史上最大的集體訴訟行動之一。直到 1980 年代的激烈訴訟案件才終於公開了加德納博士和他的企業贊助商之間令人心碎的通信。

在 1950 年代，在石棉被廣泛應用於家居建材之前，惡性間皮瘤的基線發生率估計為每 100 萬人中 1 至 2 例。[7] 到了 1976 年，發病率已經飆升到每 100 萬人中的 15,000 例，這可怕的發生率增加了 1,500,000％。[8] 在 1940 年代出生的男性預計有 1％終身患上惡性間皮瘤的風險，這相當致命。從一種極其罕見幾乎無人聞聽的疾病到影響整個大比例人口的癌症，惡性間皮瘤只能歸因於環境原因：石棉。世界衛生組織（WHO）直到 1986 年才發布其第一份石棉警告，此時石棉的危險已經顯而易見了。[9] 現在，由於馬早已離開馬房，因此是時候關閉門了。

石棉和菸草是最早被認識的化學致癌物質之一，但它們並不會是最後一個。

國際癌症研究機構（IARC）是世界衛生組織的一部分，維護著已知和懷疑對人類具有致癌作用的物質名單，分為以下幾組：

- 一級：對人類具有致癌作用；
- 二 A 級：很可能（發生率 > 50%）對人類具有致癌作用；
- 二 B 級：可能（發生率 ≤50%）對人類具有致癌作用；
- 三級：無法分類；
- 四級：對人類可能沒有致癌作用。

一級致癌物包含從乙醛、砷到氯乙烯等多種人造化學物質，但許多天然物質也出現在該清單上，例如黴菌毒素（存在於發霉的蘑菇中）和木屑。某些藥物也是致癌物，例如化療藥物環磷醯胺。有趣的是，用於治療癌症的藥物也可能會導致癌症。放射線有時用於治療癌症，但也可能導致癌症。真是諷刺。

截至 2018 年，有 120 種物質被列為一級致癌物。🔟 相比之下，四級中只有一種物質（己內醯胺，用於製造尼龍、纖維和塑料）。奇怪，有很多東西可以明確地導致癌症，卻只有一個東西可能不會。（我們稍後會回到這個想法。）

放射線

在 X 射線和放射性領域中最偉大的科學家之一，也是最早因此去世的科學家之一。瑪麗・居里（Marie Curie，1867-1934）出生於波蘭，是五個孩子中最小的一個，也是一位神童。1891 年，她移居巴黎，並遇到了她的丈夫皮埃爾（Pierre）。他們一起工作，直到死亡分開了他們的合作。

1898 年 2 月，居里夫婦正在使用含鈾的閃鋅礦工作，發現它發射的輻射遠遠超出他們的預期。推斷存在一種未知的放射性物質，居里夫婦發現了一個新元素，以瑪麗的祖國為榮，將其命名為釙。釙比鈾放射性強 330 倍。

但即使提取了釙，剩餘的閃鋅礦仍然放射性，因此居里夫婦處理剩餘的材料，以提取微量的另一種新元素。在 1898 年發現釙僅幾個月後，居里夫婦分離了純鐳。皮埃爾・居里寫下「鐳」這個詞的筆記本仍然高度放射性。鐳是迄今為止發現的最具放射性的物質。

瑪麗・居里因發現放射性而獲得 1903 年的諾貝爾物理學獎。她的丈夫皮埃爾在 1906 年因巴黎街頭意外去世，但這並沒有阻止她的巨大科學成就。1911 年，她獲得了諾貝爾化學獎，成為歷史上唯一一個獲得物理學和化學獎的人。

新發現的鐳元素在黑暗中發出光芒，這很快引起了公眾的興趣。很快就開始製造含鐳的消費品，例如發光手錶。在數百萬只手錶刻度盤上數千名年輕女性費力地手工繪製鐳。由於涉及細節，「鐳女郎」們會用嘴巴沾濕畫筆，不知不覺中攝入了含鐳的顏料。

於 1922 年，情況變得非常嚴重，「鐳女郎」們開始出現身體崩解的現象。她們的牙齒似乎無故脫落。一位牙醫注意到，他輕輕碰觸時，整個下顎骨就破裂了。到了 1923 年，這種嚴重的骨頭惡化已經廣為人知，被稱為「鐳下顎病」。攝入的鐳已經附著在下顎的骨頭中，持續散發著輻射，基本上使周圍的骨頭和組織逐漸消失。

一名鐳塵女工的喉嚨組織退化，流血至頸靜脈而死亡。另一名女工在漆黑的家中走動時，注意到她的骨骼在鏡子中發光。她的身體吸收了太多的鐳，以至於她成為了一個「幽靈女孩」。那些身體沒有崩解成塵土的人，往往會長出柔軟組織的巨大、怪物般大小的癌症，稱為肉瘤。到了 20 世紀 30 年代，長期輻射暴露導致癌症已成為一個被充分證實的事實。

今天，輻射工作者通常穿戴防護鉛袍，但瑪麗・居禮和她的同事們日復一日地在一個受到最強烈輻射轟擊的環境中工作，完全沒有受到保護。他們也未逃避輻射疾病的恐怖，因為他們逐一神秘死亡。瑪麗・居禮數十年的輻射暴露讓她長期患病，因為鐳摧毀了她的骨髓（再生不良性貧血）。1995 年，當瑪麗和皮埃爾·居禮的遺體轉移到巴黎先賢祠中，因此兩人成為法國最重要的歷史人物之一，鉛製棺材用來保護遊客免受他們危險的放射性殘骸的影響。他們將在這些防護殼中至少再待上 1500 年。瑪麗·居禮的個人筆記和文物，也具有高度的放射性，在公開展出時需要特別小心。

瑪麗和皮埃爾·居禮的女兒伊蓮·若利歐 - 居禮（Irène Joliot-Curie）和女婿弗雷德里克·若利歐 - 居禮（Jean Frédéric Joliot-Curie）接過了接力棒，繼續了家族在輻射方面的開拓性工作。這兩人共同發現了人造放射性，因此於 1935 年被授予諾貝爾化學獎。但伊蓮也未能幸免於輻射疾病的詛咒，她在巴黎居禮研究所醫院因白血病去世，享年 57 歲。

輻射劑量與癌症風險成正比。輻射被分類為電離輻射和非電離輻射。電離輻射攜帶足夠的能量，可以破壞分子鍵，將它們分解成離子，損壞細胞的 DNA，存活下來的細胞則留下不穩定的染色體，在細胞複製時更容易發生突變。⓫

輻射已經被列為一級致癌物數十年了。非離子輻射較不強烈，因此通常可以在不造成持續組織損傷的情況下消散。

雖然慢性輻射是致癌物，但急性輻射可能沒有一開始所擔心的那麼致癌。二戰結束時，美國轟炸機「安洛拉蓋」在 1945 年 8 月 6 日將第一顆原子彈投下在日本廣島市，造成估計有 8 萬人立即死亡，更多人後來因輻射暴露和燒傷而死亡。⓬ 但對倖存者來說，最大的擔憂是由於這次大規模輻射暴露而產生的潛在癌症風險。1950年，原爆災害調查委員會（ABCC）和壽命研究（LSS）在接下來的 65 年中監測了原爆倖存者及其子女。儘管肯定存在著癌症超額發生，但其程度並不像最初擔心的那麼嚴重。下圖顯示了可以歸因於原子彈的癌症超額發生率，以清晰的條形圖顯示。[13] 陰影區域顯示基線癌症風險（參見圖 4.1）。

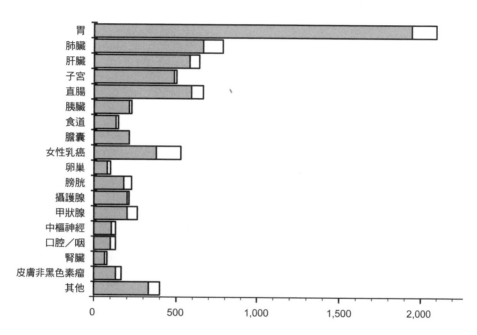

B. R. Jordan, "The Hiroshima/Nagasaki Survivor Studies: Discrepancies between Results and General Perception," Genetics 203, no. 4 (2016): 1505–12.

圖 4.1

　　原子彈倖存者通常被認為受到嚴重的癌症影響，其子女也可能因此變得醜陋，但令人感到欣慰地，實際上情況並非如此。癌症發生率的確有所上升，但增長非常小（通常不到 5％），壽命只縮短了幾個月。風險是真實存在的，但其程度往往被誇大了。

癌症大解密
The Cancer Code

地球上所有生命都不斷受到自然界產生的離子輻射，它來自外層空間。細胞通過增強抗氧化防禦和輻射誘導的細胞凋亡來保護自己。[14] 當細胞受到輻射不可逆損傷時，它們會進行儀式性自殺並被從體內清除。那麼，讓我們回到最初的問題：是什麼導致了癌症（見圖 4.2）？

癌症範式 1.0

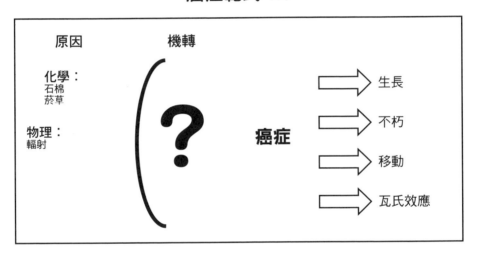

圖 4.2

我們知道某些化學物質會導致癌症。我們也知道像輻射這樣的物理因素會引起癌症（見圖 4.2）。但很快，一個古怪的理論被提出：如果癌症是由病毒引起的，該怎麼辦？

第 **5** 章

癌症病毒化

當愛爾蘭外科醫師丹尼斯・帕森斯・伯基特（Denis Parsons Burkitt）11 歲時，因一次受傷導致一隻眼睛失明。他投入學習中，在完成外科培訓後，加入了愛爾蘭陸軍醫學隊。他被派往非洲駐扎，並在那裡進行了他最重要的發現。在視力上的損失他得到了洞察力上的彌補，成為了在他的時代裡最具影響力的醫生之一。

於 1957 年，伯基特驚訝地治療了一名 5 歲男孩，他患有多個下顎腫瘤。在他多年的醫學培訓中，從未見過這樣的情況。但這只是許多患有奇怪腫瘤的病人中的第一個。不久之後，他看到第二個孩子的下顎有四個腫瘤，腹部有多個腫瘤。切片結果顯示為「小圓細胞肉瘤」，也就是癌症。

接連有 2 名兒童罕見地患上這種（對於他而言）極度不尋常的癌症，引起了伯基特的好奇心。回顧當地醫院的記錄，驚人的發現還有其他 29 名兒童患有類似的癌症。這種癌症在非洲似乎很常見，但伯基特對此一無所知，醫學文獻中也沒有提到過。於是在 1958 年，他在《英國外科雜誌》 **1** 上發表了他的研究發現。

並非整個非洲都同樣受到影響。在他的論文發表後不久，當地的癌症專家向伯基特展示了這種特定的癌症，表示它雖然在非洲某些地區很常見，但在南非卻從未見過。

伯基特感到很有趣，開始追蹤「淋巴瘤帶，穿過非洲大陸的中央地帶」（參見圖 5.1）。❷ 事實上，癌症遵循明確的地理分布。在他的地圖裡，他確定海拔高度和距離赤道的距離是癌症發病率的主要因素。這表明溫度是人群易感染該病的關鍵因素。在非洲，這種疾病的區域分布不是不尋常的。例如，由蚊子傳播的傳染病也遵循相同的模式。但這是一種癌症，而不是感染病。

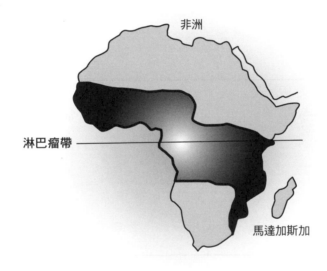

I. Magrath, "Denis Burkitt and the African Lymphoma,"
Ecancermedicalscience 3, no. 159 (2009): doi: 10.3332/ecancer.2009.159.

圖 5.1

一種致癌病毒？也許這個想法並不像一開始看起來那麼荒謬。1910 年，洛克菲勒研究所的雞病毒學家佩頓・勞斯（Peyton Rous）將一種肉瘤從一隻雞傳染給另一隻雞。

這種致癌物質被命名為勞斯肉瘤病毒（RSV），勞斯因此獲得了 1966 年的諾貝爾醫學獎。1935 年，已發現一種乳頭狀病毒可導致兔子的腫瘤，在 1940 年代，在老鼠和貓身上也分離出可引起白血病的病毒。但是病毒是否會導致人類癌症？病毒引起的癌症可能對於某些研究實驗室中的少數雞來說是真實的，但在臨床醫學中幾乎是未知的。無論你的想法如何，數據就是數據。

非洲兒童的癌症在溫度不低於華氏 60 度，每年至少有 20 英吋降雨量的地區很常見，這正是蚊子繁殖所需的條件。非洲的淋巴瘤帶基本上與瘧疾、黃熱病和錐蟲病（睡眠病）的流行區域完全相同，這些都是由蚊子傳播的疾病。伯基特懷疑這種癌症，現在被稱為伯基特淋巴瘤，與感染有關。1961 年，伯基特將一些腫瘤樣本送到倫敦，由病理學家邁克爾・安東尼・艾普斯坦（Michael Anthony Epstein）檢查，他擁有現代電子顯微鏡的使用權。

艾普斯坦勞苦地在培養基中培養腫瘤細胞，並識別出一種類似於疱疹的病毒顆粒。這種以前未知的病毒，也是後來已知的第一種致癌病毒，現在稱為艾普斯坦 - 巴爾病毒（EBV，又稱為人類疱疹病毒第四型）。[3] 事實證明，這是世界上最常見的病毒之一，估計有 90％的成年人曾經接觸過。[4] 在發達國家，初次 EBV 感染通常發生在青少年時期，有時伴隨傳染性單核細胞增多症或稱為「單細胞」的症狀。EBV 是通過唾液傳播的，有時被稱為「接吻病」。然而，在非洲，初始感染通常在出生時發生。例如，在烏干達，估計

80％以下 1 歲兒童已經暴露於 EBV，而在美國不到 50％。如果整個世界幾乎都感染了 EBV，為什麼只有一些孩子會患癌症？且為什麼淋巴瘤局限於「淋巴瘤帶」？這些都是很好的問題，到目前為止還沒有確定的答案。

伯基特淋巴瘤可能是由 EBV 與瘧疾的共同感染所引起。[5] 在 1960 年代，非洲的桑給巴爾島和彭巴島噴灑了有毒的殺蟲劑 DDT 以根除蚊子。瘧疾率急劇下降，從 70％降至 5％，淋巴瘤率也隨之急劇下降。當高度有毒的 DDT 被禁止使用後，瘧疾率逐漸上升，伴隨著淋巴瘤一起上升，就像海洋與鹽一樣密不可分。

在坦桑尼亞，使用氯喹作為瘧疾預防措施，使伯基特淋巴瘤驚人地減少了 82％。當藥物耐藥性增加迫使停止該計畫後，瘧疾率上升，淋巴瘤率增加了 273％。[6] 疾病的具體機制仍不確定，但瘧疾可能會刺激 B 淋巴細胞的過度產生（淋巴瘤中的惡性細胞）。這些細胞然後被 EBV 感染，EBV 以某種方式觸發它們轉化為癌細胞。

在世界其他地區，EBV 會引起完全不同的癌症，稱為鼻咽癌（NPC）。這是一種全球罕見的癌症，但在香港、台灣以及阿拉斯加和格陵蘭的原住民因紐特人中很常見。2012 年，它僅占全球癌症的 0.71％，但其中 71％發生在東南亞地區。[7] 不知道為什麼 EBV 會在不同的人群中引起不同的疾病，儘管幾乎所有人都會接觸到它。在中國南方，它是第三大常見的癌症[8]，比歐美地區常見的頻率高出十倍以上。

與伯基特淋巴瘤一樣，鼻咽癌與嬰兒期的 EBV 感染有關。在香港，幾乎 100％的兒童在十歲之前已經接觸過 EBV。移民到其他國家的亞洲人患鼻咽癌的比例遠低於原居地，這個事實反駁了單純遺傳易感性的觀點。中國人移民到美國後，鼻咽癌的風險下降了約50％。[9] 有人推測與中國一度流行的飲食主食鹹魚可能是缺失的關鍵。中國的鹽漬過程效率低下，允許顯著的腐敗和化學物質 N- 亞硝胺化合物的產生，它是一種已知的致癌物質。

特殊病毒癌症計畫

　　癌症可能是由感染引起的發現，令人振奮不已。它打開了一個可怕的可能性，即癌症是具有傳染性的。然而，就像潘朵拉魔盒中剩下的希望一樣，它也提供了一種可能性，那就是它是可以治療的。細菌可以被抗生素殺死。雖然抗病毒藥物還沒有被開發出來，但疫苗已經問世了，一旦廣泛使用，這些疫苗就極其有效地根除了病毒，防止了病毒爆發。像麻疹、腮腺炎、小兒麻痺症和水痘等病毒感染，曾經是兒童成長的一個必經階段，現在已經大大減少了。

　　國家癌症研究所競相探索這些令人振奮的新可能性。於 1964 年，特殊病毒癌症計畫（Special Virus Cancer Program，SVCP）成立，負責辨認其他可能致癌的病毒原因。在接下來的十年中，特殊病毒癌症計畫獲得了總共十分之一的癌症研究資金——幾乎 5 億美元。相比之下，用於研究飲食在癌症中的角色的資金不到這個額度的二十分之一。

　　特殊病毒癌症計畫是一個巨大的計畫，也是尼克森總統的抗癌戰爭的核心。數百隻猴子被接種人類的腫瘤，以查看是否可以傳染。然而，最終該項目沒有產生多少有用的數據。科學界對特殊病毒癌症計畫的評價相當低，認為其目標是政治而非科學。[10] 科學家懷疑它的真正目的是製造進展的假象，而非取得真正的進展。一位著名的研究人員指出：「特殊病毒癌症計畫極其無效，甚至可能產生負面效應。」其他研究人員嘲諷地表示，它的口號應該是「沒有什麼太蠢，不能試一試」。

缺乏監督導致承包商自行獲得數百萬美元的交易，而《紐約時報》報導，特殊病毒癌症計畫的經理們「經常也是他們分配大量資金的受益者。」由於國家癌症顧問委員會對利益衝突的嚴厲批評，特殊病毒癌症計畫在 1974 年被重新組織。⓫回顧該項目，耗資巨大且無意義是我們心中浮現的詞語。該計畫於 1980 年正式終止，使得大多數科學界人士相信感染和病毒與癌症幾乎沒有關係。然而，僅僅幾年之後，新的證據再次浮出水面，指出感染仍然是某些癌症的主要原因。

B 型肝炎與 C 型肝炎

病毒性肝炎（肝臟發炎）在醫學文獻中已被描述了幾千年。最明顯的表現是黃疸，即眼睛和皮膚明顯變黃。A 型肝炎病毒是第一種被識別的病毒，通常在擁擠的城市和軍營中發現，通過糞便汙染傳播。A 型肝炎會引起急性疾病，但不會引起慢性病。其他形式的傳染性肝炎，如經由身體液體（例如血液和性接觸）的汙染，則會引起慢性肝臟疾病。

在 20 世紀初期，注射器的普及不慎增加了病毒性肝炎的傳播。由於注射器和針頭昂貴，因此通常會重複使用，且往往缺乏充分的消毒。1885 年，德國不來梅的造船工人進行大規模疫苗接種後爆發了黃疸病，而在德國梅爾齊希的一家精神病院，25％的疫苗接受者發生了黃疸病。

第二次世界大戰，輸血的使用量快速增加，也讓病毒性肝炎的傳播成為風險因子。1947 年，「B 型肝炎」的概念被接受，但該病毒本身還未被鑑定。之後，巴里·布隆伯格（Barry Blumberg）博士出現了，他最終獲得了 1976 年的諾貝爾醫學獎。

布隆伯格是一位美國醫師和遺傳學家，他的主要研究興趣是人口的多樣性，而不是肝病或病毒。當他研究人類血液中蛋白質的多樣性時，他想到輸血可能會導致新蛋白質的形成。在 1961 年，他發現了一種新的蛋白質，稱之為澳洲抗原，因為它是在一位澳洲土著男子的血清中發現的。[12] 追蹤澳洲抗原的蹤跡最終使布隆伯格發現 B 型肝炎病毒，一種影響人類的最小 DNA 病毒之一。B 型肝炎病毒在亞洲地區很常見，通常是由母親傳染給孩子，導致許多無症狀的兒童變成慢性感染者，這大大增加了他們患肝癌的機會。

在 1981 年，研究發現慢性 B 型肝炎感染增加了 200 倍的肝癌風險。[13] 在 2008 年全球男性中，肝癌是第 5 個最常見的癌症，女性中則是第 7 個。特別是中國，約占這些案例和死亡的 50％。[14] B 型肝炎疫苗在 20 世紀 80 年代初開始提供，亞洲的全國性疫苗接種計畫已幾乎消除了兒童群體中的肝癌。B 型肝炎疫苗現在已納入全球至少 177 個國家的國家嬰兒免疫計畫中。慢性感染和肝疾病大幅減少，對未來肝癌的發展帶來了有益的影響。

在 1960 年代確認了 B 型肝炎後，因輸血引起的肝炎減少了，但並未完全消失，這暗示著另一種尚未被識別出的血液傳播病毒可能會引起慢性肝病。[15] 這種肝炎被稱「非 A 非 B 型肝炎」，因為它既不是 A 型肝炎也不是 B 型肝炎。（科學家有時很有趣。我不清楚為什麼沒有立即有人說：「大家好，這不是 A 型肝炎，也不是 B 型肝炎。所以，我們能不能都同意叫它，我不知道，C 型肝炎？」）

直到 1989 年才識別出 C 型肝炎病毒，這是因為血液中的病毒量比 B 型肝炎低數千倍，B 型肝炎和 C 型肝炎都會導致慢性肝病。在其高峰時期，C 型肝炎在全球感染了約 1.6 億人，並且在許多患者中引起了肝癌。它主要通過共用感染的針頭傳播。在二戰後的時期，尤其是在義大利，重複使用針頭接種疫苗導致了早期的 C 型肝炎爆發。此後，主要的傳播途徑是非法藥物使用者共用針頭。如今，尖端的抗病毒藥物可以治癒多達 90％感染該病毒的患者，為未來帶來了顯著的希望。

只有在慢性感染和炎症數十年後，肝癌才會發展。大約 80％的肝癌與 B 型肝炎（HBV）和 C 型肝炎（HCV）病毒有關。估計 B 型肝炎病毒引起 50％至 55％的肝癌，而 C 型肝炎病毒引起 25％至 30％的肝癌。

人類乳突病毒

在 1970 年代，位於海德堡的德國癌症研究中心的哈拉德・祖爾豪森博士（Dr. Harald zur Hausen）注意到許多科學報告中指出女性的生殖器疣會「轉變」為癌症。已知有數百種不同亞型的人類乳頭狀瘤病毒（HPV）會導致生殖器疣。基於這個觀察，他合理地提出人類乳頭狀瘤病毒既會引起生殖器疣也會導致子宮頸癌。

由於最近特殊病毒癌症計畫的慘敗，所以癌症研究人員對他的理論並不特別接受。之後，在接受諾貝爾獎委員會採訪時，祖爾豪森回憶道：「當時我的提議不是受歡迎的。」[16]

在他的觀察引起迴響後，祖爾豪森將研究重心放在了人類乳頭狀瘤病毒上。1979 年，他首次從生殖器疣中分離出人類乳頭狀瘤病毒 6 亞型，但這個亞型與子宮頸癌沒有任何關聯。接下來，他堅持不懈地分離出人類乳頭狀瘤病毒 11 亞型，但這個亞型對子宮頸癌也基本無關。1983 年，他分離出了人類乳頭狀瘤病毒 16 亞型，成功！在所有子宮頸癌病例中，約有一半都發現了來自人類乳頭狀瘤病毒 16 亞型的病毒 DNA。祖爾豪森剛剛發現了無可辯駁的證據，證明人類乳頭狀瘤病毒 16 亞型感染在子宮頸癌中發揮了重要作用。一年後，他分離出了人類乳頭狀瘤病毒 16 和 18 兩種亞型，這兩種亞型現在被認為是引起大多數子宮頸癌的病毒亞型。

截至 1999 年，人類乳頭狀瘤病毒在 99.7％的子宮頸癌中被發現。人類乳頭狀瘤病毒類型超過一百種，其中有十三種會導致癌症。[17] 在北美，16 型和 18 型最常見，占子宮頸癌的 70％至 80％。直到十多年後，祖爾豪森才收集到足夠的科學證據，於 2008 年獲得諾貝爾醫學獎。

革命性的循環已經完整地實現——從辨識和分離病毒，到在癌細胞內檢測，再到開發可保護高達 95％不受人類乳頭狀瘤病毒感染的疫苗。即使在今天，子宮頸癌仍然是全球重大負擔。估計在 2012 年，全球有約 500,000 個新病例和 266,000 例死亡。[18] 但自 2007 年開始針對人類乳頭狀瘤病毒亞型 16 和 18 亞型的疫苗接種計畫已經成功降低了 50％以上的感染和癌前病變的風險。[19] 癌症疫苗的長期夢想正在迅速實現。

幽門螺旋桿菌

在抗癌戰爭中最令人困惑的成功之一是全球對抗胃癌取得驚人的進步。但讓人疑惑的是，幾十年來，研究人員完全不知道為什麼胃癌正在退縮。這就像不知道如何打網球就贏得溫布頓一樣。胃癌特別致命，因為缺乏早期警告症狀。診斷時常常已經太晚了。

這不是一個微不足道的成功。在 1930 年代，胃癌是美國和歐洲癌症死亡的主要原因。[20] 然而，到 2019 年，它在美國僅排名第七，成為與癌症有關的死亡原因。世界上最惡性的癌症之一正在穩步失去勢頭，但我們幾乎不知道原因。

胃癌的發病率在世界各地差異很大。日本人患胃癌的比例是美國人的十倍，但當他們移民到美國時，他們的胃癌風險會急劇下降，表明這是一個環境問題，而不是遺傳問題。在日本的日本人患胃癌的風險比在美國的日本人要高得多。是什麼原因導致胃癌發病率的差異和穩步下降？答案來自於兩位研究胃潰瘍的不知名的澳大利亞醫師，這是一個意外的發現。

於 1981 年，巴里・馬歇爾（Barry Marshall）博士和羅賓・沃倫（Robin Warren）博士在從患者的胃中取出的病理切片上發現了一些奇怪的細菌。這些細菌已經被觀察了一個多世紀，但它們被隨意地解釋為在處理切片時產生的隨機染色。當時，所有人都相信胃是一個完全無菌的環境。人們認為胃酸產生了一個嚴峻、充滿敵意和高度酸性的環境，殺死了所有的細菌。在 1980 年代，任何科學家都會認為細菌在胃中可以存活的可能性是可笑的，除了馬歇爾和沃倫博士。

相信這些細菌是真實存在，馬歇爾試圖從切片樣本中培養它們。在前 33 次嘗試中他失敗了，但在第 34 位和第 35 位病人身上，實驗室技術人員犯了一個幸運的錯誤。

細菌培養通常在兩天後就被丟棄，因為人們認為沒有活著的細菌。但第 34 位和第 35 位病人的培養液卻被意外地放置在培養箱中太長時間，結果變成陽性。細菌確實存在，只是生長速度比平常要慢很多。馬歇爾鑑定這種生長緩慢的細菌為幽門螺旋桿菌（H. pylori），是引起消化性潰瘍疾病的病原體。

令人驚訝的是，幽門螺旋桿菌可以在胃中存活數十年。它使用蛋白質尿素酶來中和高度酸性的環境，並在自己的保護套裝置中生長。基因研究顯示，幽門螺旋桿菌已經在人類胃中生存了超過 58,000 年。[21] 這整個時期，幽門螺旋桿菌一直藏匿在顯眼的視野中。

然而，馬歇爾面臨到的問題，就是沒有人相信他。他感到絕望，於是他從一位患有胃炎的病人中培養出細菌，「在混濁的湯中攪拌著生物體，然後喝下去。」[22] 這很噁心，但是很有效。五天後，馬歇爾患上了胃部感染，證明了幽門螺旋桿菌導致了引起潰瘍的炎症。

這是一個驚人的發現。直到 1980 年代，世界上幾乎所有的醫生和研究人員都認為胃潰瘍是由於過度的壓力所致。治療消化性潰瘍的方法主要是嘗試放鬆。你可以想像，散步和冥想對這種感染沒有多大作用。

了解到大多數胃潰瘍是由細菌引起的，意味著抗生素可以治癒這種疾病。包括兩種不同的抗生素在內的三種藥物混合物，在一到兩週內治癒了約 80％的幽門螺旋桿菌感染病例。[23] 由於這些發現，馬歇爾和沃倫獲得了 2005 年諾貝爾醫學獎。

大約有全球一半的人口感染了幽門螺旋桿菌，儘管大多數感染者沒有任何症狀。許多亞洲地區的城市過度擁擠和衛生條件不佳，為幽門螺旋桿菌感染率更高的環境打下了基礎。到了 1990 年代中期，人們注意到幽門螺旋桿菌感染的全球普遍性和胃癌發病率之間的驚人相似之處。例如，在韓國，一個胃癌發病率極高的國家，超過 20 歲的成年人中有 90% 感染幽門螺旋桿菌。[24] 很快就清楚了，幽門螺旋桿菌不僅會引起慢性感染和潰瘍，還會引起胃癌。

　　幽門螺旋桿菌感染與高達 16 倍的癌症風險相關。[25] 幽門螺旋桿菌感染始於慢性炎症（胃炎），進而發展成萎縮、化生、異型增生和癌症。在 1994 年，國際癌症研究機構（IARC）將幽門螺旋桿菌列為一級致癌物質（確定）人類。據估計，它單獨對全球癌症負擔負責 5.5%。[26]

　　近幾十年來，由於改善了衛生和住房條件，幽門螺旋桿菌感染已經有所減少。減少幽門螺旋桿菌意味著減少胃癌——這可能是我們在減少胃癌方面取得驚人成功的關鍵。我們在不知道原因的情況下贏得了這場戰爭。使用抗生素根治幽門螺旋桿菌可以減少慢性炎症導致的胃癌。[27] 幽門螺旋桿菌感染者還可能發生一種罕見的胃癌，稱為黏膜相關淋巴組織淋巴瘤（MALT）。在早期階段，根除幽門螺旋桿菌可以完全治癒黏膜相關淋巴組織淋巴瘤。[28] 在幽門螺旋桿菌感染者中，只有 10% 會患上消化性潰瘍疾病，1% 至 3% 會患上胃癌，少於 1% 會患上黏膜相關淋巴組織淋巴瘤。[29] 但當這些數字乘以全球一半的人口時，這些數字就變得非常重要。

癌症範式

讓我們回到最初的問題：是什麼導致癌症？像石棉、菸草和煤塵這樣的化學致癌物質會導致癌症。像輻射這樣的物理致癌物質會導致癌症。

病毒和細菌感染也是致癌物質——這並不罕見，估計有 18％的癌症起源於感染性疾病。[30] 主要的致癌因子是幽門螺旋菌、人類乳頭狀瘤病毒、B 型和 C 型肝炎病毒、EB 病毒、HIV 和其他的一些病原體。

癌症範式 1.0

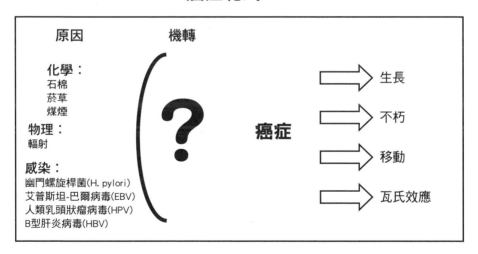

圖 5.2

到了 1960 年代，所有的因素似乎都逐漸到位。我們知道了許多導致癌症的基本因素。但是，對於整個癌症而言，這些不同的因素有什麼共同之處呢？有什麼統一的機制呢？對於這個重要的問題，癌症範式 1.0 無法回答（參見圖 5.2）。但到了 1970 年代，一個新的理解範式正在建立中。

PART

02

癌症是一種基因疾病

───

癌症範式 2.0

第 6 章

體細胞突變理論

基因革命

於 1866 年，格雷戈・孟德爾（Gregor Mendel）發表了一篇探討植物雜交的論文，其中描述了扁豆的皺紋和圓形等特徵，這開創了遺傳學的領域。在 1906 年，生物學家威廉・貝特森（William Bateson）創造了「遺傳學」這個詞，用以表示新興的「遺傳和變異科學」。 **1** 該領域描述了一些特徵，如眼睛顏色和頭髮顏色，這些特徵是由稱為基因的脫氧核糖核酸（DNA）部分編碼的，而這些基因則位於染色體內。

德國生物學家泰奧多・博維里（Theodor Boveri）在 1902 年發現，一些海膽卵子有異常的染色體數量，卻長得非常旺盛，就像癌細胞一樣。他猜測，染色體內的某些基因會刺激生長，而這些基因的突變則會導致過度生長。 **2** 博維里還假設其他基因負責停止生長。當你割傷時，身體必須啟動基因，信號細胞進行增殖和修復傷口。傷口癒合後，其他基因必須告訴細胞停止生長。博維里在他的 1914 年著作《惡性腫瘤的起源》中概述了他的基本假設。 **3**

博維里的基本假設在發現了那些準確的基因後得到證實，這些基因現在被稱為致癌基因（促進細胞生長的基因）和腫瘤抑制基因

（抑制細胞生長的基因）。人類第一個致癌基因是在 1970 年代發現，當時發現某些羅氏肉瘤病毒（RSV）的菌株會導致雞癌症，但其他菌株則不會。通過比較兩種病毒基因組，研究人員分離出了負責致癌轉化的 src 基因，這是世界上第一個致癌基因。於 1976 年，諾貝爾獎得主哈羅德·瓦爾姆斯（Harold Varmus）和邁克·畢夏普（Mike Bishop）通過發現 src 基因的人類等效物，立即將 src 從雞的病毒怪物變成了大多數人類（和動物）癌症遺傳學中的關鍵角色。

大多數癌症包含對致癌基因和／或腫瘤抑制基因的眾多改變。Src 通常增加細胞生長，就像汽車的加速器增加運動一樣。羅氏肉瘤病毒會導致 src 發生突變，不恰當地活化它，從而造成癌症中觀察到的無節制生長。到 1970 年代末，發現了另外兩個高度普遍的人類致癌基因，即 myc 和 egfr 基因。[4]

腫瘤抑制基因通常像汽車的制動器般停止細胞生長。使這些基因失活的突變將促進細胞生長，就如同釋放制動器會使汽車加速一樣。在 1979 年鑑定出來的 p53 腫瘤抑制基因是人類癌症中最常見的突變基因。[5]

這些新的發現似乎提供了一個完美的解釋，為什麼癌細胞會快速生長。致癌基因的活化突變和腫瘤抑制基因的失活突變都可以加速細胞生長，進而造成癌症。這凝聚成了被廣泛接受的體細胞突變理論（SMT），將癌症主要視為由累積的基因突變引起的疾病。

體細胞包括除了生殖細胞（如精子和卵細胞）以外的身體內的所有細胞。這些體細胞（如乳腺、肺或攝護腺）中的突變會累積，而這些突變隨機聚集可能足以引起癌症。對於癌症的這種看法，我稱之為癌症範式 2.0（見圖 6.1），在 1970 年代主導了癌症研究，今

天仍然受到美國癌症協會的支持，該協會明確表示：「癌症是由細胞 DNA 的變化——其基因『藍圖』引起的。」 [6]

支持這種觀點的研究者假設特定的遺傳基因突變會導致癌症，而不需要外部因素。家族遺傳性癌症相對不常見，只占約 5％的癌症，讓絕大多數（95％）的癌症成為散發性突變。然而，體細胞突變理論證明了癌症可以像一種基因突變疾病那樣簡單。

例如，視網膜母細胞瘤腫瘤抑制基因中的一個單一遺傳基因突變會導致兒童罕見的眼部癌症。希佩爾 - 林道（von Hippel-Lindau）腫瘤抑制基因的遺傳突變會增加腎癌風險。在乳腺癌中，BRCA1 和 BRCA2 基因是最著名的易感基因，會帶來高患乳腺癌的風險，但這些基因僅估計占乳腺癌病例的 5％。總體而言，遺傳基因缺陷對於癌症的貢獻很小，但那些罕見的病例確認了癌症發生潛在的統一機制。

遺傳突變會導致癌症。化學物質、輻射和病毒也可以導致基因突變或其他基因編碼變化，從而導致癌細胞的不受控制生長。猜對了！這個謎團的各個部分完美地拼合在一起。很少有單一突變就足以使正常細胞變成癌細胞，正常細胞包含各種機制來修復受損的 DNA，因此如果損傷輕微，通常可以糾正。但是，如果 DNA 修復無法跟上造成的損害，那麼突變就會積累。當幾個關鍵突變匯聚時，就會引發癌症。大多數常見的癌症需要多個突變。

但是突變是如何累積的呢？石棉、菸草煙或輻射都可能導致基因變異，但這些並不針對任何特定的基因或染色體。從體細胞突變理論的含蓄回答中可以得出，這些突變並非有計畫的，而是更多或少地隨機累積。當所有關鍵的突變一起發生時，這只是個人運氣不佳而已。

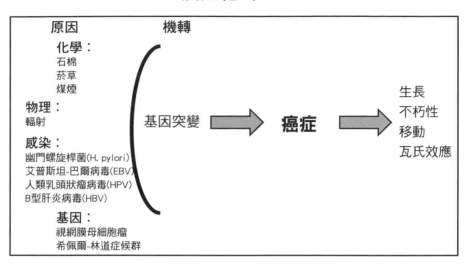

癌症範式 2.0

原因　　　機轉

化學：
　石棉
　菸草
　煤煙

物理：
　輻射

感染：
　幽門螺旋桿菌(H. pylori)
　艾普斯坦-巴爾病毒(EBV)
　人類乳頭狀瘤病毒(HPV)
　B型肝炎病毒(HBV)

基因：
　視網膜母細胞瘤
　希佩爾-林道症候群

基因突變　　→　　癌症　　→　　生長
　　　　　　　　　　　　　　　　不朽性
　　　　　　　　　　　　　　　　移動
　　　　　　　　　　　　　　　　瓦氏效應

圖 6.1

　　於 1970 年代開發出的新基因工具顯示，癌細胞確實充滿了基因突變。到了 1980 年代，經由動物模型證實，化學物質、輻射和病毒，這些已知的癌症基因，可以使致癌基因和腫瘤抑制基因突變，並引起癌症。當老鼠接觸化學致癌物質時，牠們會患上皮膚癌，而這些癌症的致癌基因會發生突變。[7] 化學物質、X 射線、病毒和遺傳性基因疾病的生理效應大相逕庭，但都會導致癌症。它們的共同點是都會導致 DNA 損傷和基因突變。

　　致癌物質會導致癌症，因為它具有突變性，即它會增加基因突變的速率。鑒於突變是隨機累積的，更多的突變會增加罹患癌症的風險，就像購買更多的彩票會增加贏得大獎的機會一樣。體細胞突變理論建議了以下事件鏈，如圖 6.2 所示：

1. 正常體細胞（例如肺部、乳腺或前列腺）受到 DNA 損傷。
2. 如果 DNA 損傷的速率超過修復速率，則隨機基因會發生突變。
3. 生長控制基因（致癌基因或腫瘤抑制基因）的機會性突變導致過度和持續的生長。這是癌變轉化的重要第一步，但不是唯一的步驟，因為生長只代表癌症的許多特徵之一。
4. 其他基因突變會隨時間隨機累積。當某些關鍵能力（標誌）共同出現時，細胞就會完全轉化成癌症。

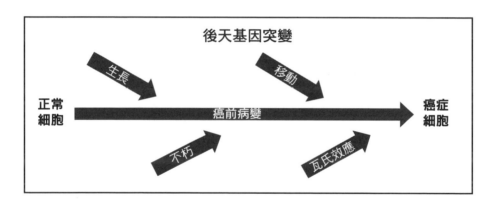

圖 6.2

　　大多數常見的癌症需要多個突變。這就像棒球比賽一樣。一個大的打擊，就像一個全壘打，本身就能得分。

　　單一的恐怖性突變，例如視網膜母細胞瘤，可能會導致癌症。但在棒球比賽中，你也可以通過組合多個安打得分。多個基因突變也可以結合成為癌症。增加突變率，例如吸菸，會增加突變風險。

如果發生足夠的突變，細胞最終將在機會的情況下變成癌症，就像無限數量的猴子隨機敲擊無限數量的打字機鍵一樣，最終會產生小說《戰爭與和平》。

這些隨機突變賦予了癌症繁榮所需的所有「超能力」。持續生長的能力、成為不朽的能力、移動的能力以及使用瓦氏效應的能力，都超出了正常細胞的能力範圍。累積了定義了癌細胞行為的所有超能力之後，這些細胞就會複製和生長。由此產生的癌細胞團，即腫瘤，是這個原始癌細胞的基因複製。

體細胞突變理論的基本假設包括：

1. 癌症是由獲得多個 DNA 突變引起的。
2. 這些突變是隨機累積的。
3. 腫瘤中的細胞都來自於一個原始的複製細胞。

大部分的基因突變都是致命的，但少部分是中性或有益的。隨機獲得所有必要的突變，將細胞轉化為癌症的機率很小，但如果突變率足夠高，那麼它必定會發生。這種小的成功機率解釋了為什麼癌症通常需要數十年才能發展，以及為什麼在 45 歲以上的人中癌症風險急劇上升（參見圖 6.3）。[8]

癌症發生的體細胞突變理論將所有已知的癌症原因整合成一個相互關聯、統一的理論。這一範式將研究重點從外在因素（化學物質、輻射和病毒）轉向內在缺陷（基因突變）。所有這些不同的致癌因素通過引起基因突變來創造癌症的種子。種子和土壤對於生長都是重要的，但根據體細胞突變理論，種子是最重要的成分。癌細胞與正常細胞相似，因為它們是從正常細胞中衍生出來的。癌細胞並不是外來的入侵者，而是我們自己細胞的突變版本。我們已經看到了敵人，那就是我們自己。

根據年齡，新發生癌症百分比：所有癌症

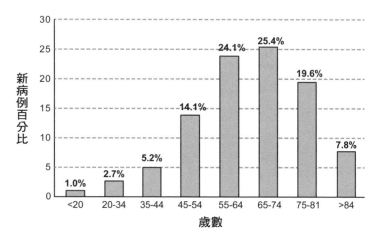

美國癌症登記 **2007-2011**，所有種族，所有性別

NCI, "Age and Cancer Risk," National Cancer Institute, April 29, 2015, https://www.cancer.gov/about-cancer/causes-prevention/risk/age.

圖 6.3

　　體細胞突變理論是一個突破性的發展，為研究和治療帶來了新的方向。現在，癌症被視為基因突變的細胞問題。如果我們能夠找到並治療這些突變，以邏輯來說，我們就能治癒癌症。體細胞突變理論帶來了一些令人驚嘆的預測和驚人的成功。我們不再僅僅使用癌症醫學的傳統工具——切割、燒灼或毒害——我們可以使用非常

精確的分子工具來開發全新的藥物治療方案來治癒癌症。到了 1980
年代，體細胞突變理論兌現了這一承諾，在抗癌戰爭中提供了一種
最炫目的武器之一。

費城染色體

於 1960 年，位於費城的賓夕法尼亞大學的彼得·諾威爾（Peter
Nowell）和大衛·漢格福德（David Hungerford）在研究慢性骨髓性
白血病中的人類染色體。兩名罹患罕見血癌——慢性骨髓性白血病
（CML）的患者，共同擁有一種特殊的染色體異常。這很奇怪。其
中一條染色體的大小始終比正常情況小得多。**9** 這被稱為「費城染
色體」，以其發現城市命名。

當健康細胞正常分裂時，它們會為每個新的子細胞提供完全相
同的染色體。在費城染色體中，染色體 9 的一部分會移至染色體 12
上，反之亦然。這種異常幾乎在所有慢性骨髓性白血病病例中都會
發生，並且是慢性骨髓性白血病獨有，其他類型的癌症都沒有這種
特徵。

費城染色體產生了一種異常蛋白質，被稱為 bcr/abl 激酶，這種
蛋白質可以根據情況精確地切換細胞生長的開關。異常的 bcr/abl 蛋
白質打開細胞生長的「開關」，並永遠不會關閉。這種失控的生長
最終導致了癌症。研究人員尋找一種能夠阻斷這種激酶的藥物，在
1993 年，藥廠 Ciba-Geigy（現為 Novartis）選擇了最有希望的候選
藥物，名為伊馬替尼（imatinib），進行人體試驗。

人體藥物試驗通常包括三個階段。第一階段研究旨在評估藥物

的毒性。這允許研究人員確定安全劑量，以便進一步研究藥物的有效性。在這些早期試驗中，伊馬替尼在 54 名服用每天超過 300 毫克的慢性骨髓性白血病患者中，有 53 名患者的病情得到了顯著改善，這是一個奇蹟。研究人員希望在這一階段沒有患者死亡，但他們發現了一種幾乎可以治癒的方法。更好的是，這個劑量沒有顯著的藥物毒性證據。

　　大型的第二階段試驗測試藥效，約有三分之二的試驗藥物在此結束研究。如果藥物可以殺死一些癌細胞並成功地避免殺死任何患者，製藥研究人員通常會感到滿意。伊馬替尼像奧林匹克跨欄運動員一樣輕鬆通過第二階段。在早期慢性骨髓性白血病患者中，前所未有的 95% 完全清除了其白血病細胞。更令人驚訝的是，在接受治療的患者中，60% 的人無法再檢測到費城染色體。這種藥物不僅殺死了慢性骨髓性白血病的癌細胞，而且基本上是治癒了癌症。

　　這是一種神奇藥物，更令人興奮的是，它為這種新的基因癌症範式提供了概念證明。伊馬替尼將成為即將到來的新型標靶藥物的先鋒，承諾比化療等標準治療方法更具優越的療效，而且毒性更低。正如我們所討論的，化療藥物是一種選擇性毒藥，能比正常細胞稍微快一些殺死癌細胞。如果將化療視為一種地毯式轟炸，那麼這一代新藥將成為癌症武器庫中的「智能炸彈」，尋找特定的目標，摧毀癌細胞，而不會對周圍的正常細胞造成太多損害。

　　伊馬替尼，美國稱其為基利克（Gleevec），是一種以基因為中心的癌症治療法中無可爭議的超級明星。在伊馬替尼推出之前，慢性骨髓性白血病每年奪走了大約 2,300 個美國人的生命；伊馬替尼治療開始後，在 2009 年後慢性骨髓性白血病死亡人數減少到 470 人。

這種口服藥物幾乎沒有副作用，極其成功，被認為標誌著一個全新的精確標靶化療法時代的開始。

隨著伊馬替尼的推出，科學標誌著一個新時代的基因「治癒」癌症的開端。《時代》雜誌在 2001 年 5 月 28 日的封面上宣稱，「在抗癌戰爭中出現了新的彈藥，這些就是子彈。」——並附有伊馬替尼的照片。這是一種全新且更好的治療癌症的方式，正好趕上新世紀的到來。

癌症的遺傳範式在鬥爭的熔爐中證明了自己的實力。找到精確的基因異常導致了異常蛋白質的識別，進而發現了一種中和該蛋白質的藥物，幾乎治癒了該特定的癌症。是的，慢性骨髓性白血病是一種相對罕見的癌症，但這只是開始。不久之後，在乳腺癌方面又取得了另一個重大勝利，開發出了賀癌平（trastuzumab）這種藥物。與慢性骨髓性白血病不同，乳腺癌是一種重要的癌症，在女性癌症死亡率方面僅次於肺癌。

HER2 ／ NEU

1979 年，麻省理工學院的研究員羅伯特 · 溫伯格（Robert Weinberg）正在研究致癌基因。他從人鼠神經腫瘤中發現了一段被稱為 neu 的致癌 DNA 區段。1987 年，人類相應的區段被發現，稱為人類表皮生長因子受體 2（HER2），因此這個基因被稱為 HER2/neu，是一個強效致癌基因。高達 30％的乳腺癌病例中 HER2/neu 基因表達過度，高達正常的 100 倍。這些癌症比沒有 HER2/neu 基因表達過度的癌症更具侵略性，通常也更致命。

新成立且即將成為製藥巨頭的基因泰克（Genentech Inc.）使用 DNA 探針找到了 HER2/neu 基因，但問題仍然存在：他們將如何阻止它？標準藥物是可以在化學工廠中合成的小分子，但這些藥物都沒有像伊馬替尼成功地阻止 bcr/abl 激酶那樣特別阻止 HER2 蛋白質。但到了 1980 年代，基因革命的技術已經有了實質性的進展，基因泰克開創了一個全新的治療類別，這將為癌症治療帶來另一個重大進展。

一個健康的免疫系統會產生被稱為抗體的蛋白質來幫助對抗外來入侵者。抗體對它們的目標非常具體。例如，感染麻疹病毒會刺激身體產生可以識別麻疹的抗體。

當您成功地抵抗了感染後，您的身體會保留這些抗體。如果您再次接觸到麻疹，您先前存在的抗體將立即識別該病毒，並啟動免疫系統來摧毀它。這就是為什麼在您的一生中罹患麻疹感染超過一次很罕見的原因。抗體的作用是通過識別特定的 DNA 序列，基因泰克深刻地意識到 HER2/neu 也只是一個 DNA 序列。

在一項令人驚嘆的基因工程成就中，基因泰克的科學家們創造了一種可以結合和阻斷 HER2/neu 蛋白質的老鼠抗體。但是，注入到人體中的老鼠抗體會被人體免疫系統立即識別為外來物質並摧毀。基因泰克的巧妙解決方案是創造一種老鼠——人混合抗體，以高度特異性阻止 HER2/neu 基因，這成為被稱為賀癌平（Herceptin）的藥物。

但還有另一個問題。只有大約 30％ 的乳腺癌患者帶有異常的 HER2/neu 基因，因此將這種極為昂貴的藥物給每個乳腺癌患者使用將是非常浪費和昂貴難以負擔。因此，在另一次創新性的進展中，科學家們開發了一個簡單的基因測試。現在，只有那些表達異常

HER2/neu 基因的癌症患者才會被給予賀癌平。

這項令人興奮的進展開啟了治療學的新時代。藥物不僅成為精準引導的武器，還可以個人化。藥物不需要對每位患病患者都有效才能幫助其中一部分患者，我們可以只定義和治療預期受益的人。這種方法節省了金錢，也使患者免於不必要的副作用。太神奇了！醫學終於找到了基因治療的聖杯。如果我們能識別每個人的驅動癌症的少數突變，我們就可以選擇適當的藥物或抗體來使用。透過基因檢測，治療可以個人化以逆轉和潛在地治癒疾病。

甚至在獲得美國食品藥物管理局批准之前，乳癌患者就已經懇求基因泰克出於同情的理由發布該藥物。當時還沒有人知道它是否有效，但轉移性乳腺癌患者沒有其他選擇，而賀癌平是一盞閃亮的希望之燈。於 1995 年，基因泰克成立了有史以來第一個美國食品藥物管理局批准的癌症藥物擴大使用計畫。他們的直覺是正確的。到了 1998 年，美國食品藥物管理局批准賀癌平用於 HER2 陽性乳癌，準備開始大規模使用。到 2005 年，人體試驗顯示，賀癌平可將乳腺癌死亡風險降低約三分之一。[10] 精密、個人化癌症醫學的基因時代已經光輝地開始。從現在開始，這一切都將是美好的，對吧？

癌症範式 2.0

到了 21 世紀初，基因革命已經帶領我們跨越了一個重要的門檻。在對抗癌症的武器庫中，我們迄今為止所擁有的都是無差別殺細胞的方法：切除（手術）、燒毀（放射治療）和毒殺（化學療法）。相對於使用高度特異性的基因標靶抗體傳遞致命毒素，將癌症轟炸至毀滅的方法顯得粗糙落後了。使用這種新型武器可以只殺死「壞人」，從而避免老式治療方法常見的附帶損傷。我們似乎必勝無疑，一次次地給癌症重擊致命一擊。我們有了能夠穿透癌細胞堅硬甲殼的新武器，也有了對抗癌細胞致命鉗子的新防禦手段。下一步是像對慢性骨髓性白血病和 HER2/neu 陽性乳腺癌亞族群所做的那樣，為每種癌症繪製出其一或兩個基因突變的基因圖譜。

伊馬替尼證明了這個概念對於液體腫瘤，如慢性骨髓性白血病是行得通的，而賀癌平則證明了對實體腫瘤這個概念也是行得通的。只需要找到不同癌症的突變，然後設計出正確的藥物來摧毀它們。

治療──癌症範式 2.0

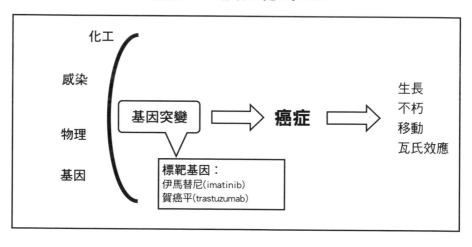

圖 6.4

癌症大解密
The Cancer Code

基因革命不可阻擋，也沒有減緩的跡象。相反地，技術進步和醫學知識的步伐正在加速。新藥雖然難以開發，但價格相對高昂，而前幾種藥品的利潤驚人。無數初創企業、大型製藥公司和大學紛紛加入這場新的淘金熱潮。有了人類基因組的地圖，尋找當時阻礙研究人員治癒癌症的突變體就像輕而易舉地打魚一樣簡單。

　　我們對於癌症的理解已經從「過度生長的疾病」進步到「引起過度生長的基因突變的疾病」（參見圖 6.4）。我們已經揭開了癌症起源的一層真相：致癌物通過引起基因突變來引起癌症。現在，既然我們了解了癌症的根本原因，我們可以開發拯救生命的藥物。

　　當我們踏入 21 世紀的轉角時，對許多人來說，我們似乎已經站在一個無癌症的世界的邊緣。伊馬替尼和賀癌平瞬間成為熱門藥品。但就像許多其他一時之選一樣，第一個熱門藥品最終被證明是最好的。

第 **7** 章

癌症的統一標準化判斷問題

　　在 2013 年，奧斯卡獎得主安吉麗娜·裘莉（Angelina Jolie）得知自己檢測出 BRCA1 基因突變，這大大增加了她罹患乳腺癌和卵巢癌的風險後，決定切除雙側乳房。她的母親在 56 歲時死於卵巢癌，裘莉的祖母和姑姑也是癌症患者。有六個孩子的 38 歲裘莉決定接受預防性的雙側乳房切除，以避免相同的命運；兩年後，她切除了卵巢，迫使她的身體進入早期更年期。

　　自發現 DNA 的雙螺旋結構以來已經過去了半個多世紀，那些被承諾的基因奇蹟療法在哪裡呢？最終，患者——即使是極其富有和有影響力的名人——也必須通過手術切除乳房和卵巢以預防癌症。看起來，我們的基因魔法對抗癌症的進展不比乳房切除術好多少。基因範式對癌症的理解出了什麼問題呢？

雙胞胎研究

　　反對癌症主要基於基因的證據最清楚的來自孿生研究。同卵孿生兒擁有相同的基因，而異卵孿生兒平均只分享 50% 的基因材料，與任何兩個兄弟姐妹一樣。在同一家庭成長的孿生兒也分享相似的環境影響。比較同卵孿生兒與異卵孿生兒，可以讓您了解基因對癌症發病率的影響程度。**1**

　　瑞典、丹麥和芬蘭孿生兒登記的一項大型研究得出結論，癌症成因中大多數風險並非基因所致。事實上，基因僅占風險的微不足道的 27%。風險的絕大部分（73%）是環境因素所致。作者得出結論：「遺傳因素對大多數腫瘤的易感性貢獻較小。」環境在癌症發展中是主要作用。

　　即使對於那些擁有 BRCA1 基因的人來說，這一統計數據也是成立的，BRCA1 基因常被稱為「乳腺癌的死亡判決。」患有 BRCA1 和 2 基因的患者在 50 歲前發展乳腺癌的風險在 1940 年之前出生者為 24%，而在之後出生者為 67%。

　　主要問題不在基因本身，而是允許這些癌症傾向展現的環境。**2** 換句話說，癌細胞的生長不僅取決於種子，更重要的是土壤。即使在已知有高度基因風險的癌症中，一個人的環境在是否發展癌症方面扮演著主要的角色。在大多數常見的癌症中，遺傳學只貢獻了風險的估計 20% 至 40%（參見圖 7.1）。

　　一份 32 年的雙胞胎登記研究表明，異卵雙胞胎罹患癌症的風險只有 5%，而同卵雙胞胎的風險則為 14%。**3** 當然，癌症與基因之間存在聯繫，但並不是像經常被認為的那樣壓倒性的絕對。癌症主要是由環境因素而非基因因素引起的。當我們觀察突然改變環境的人口時，癌症風險的變化變得更加清晰。

乳癌

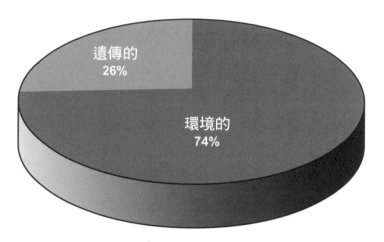

大腸直腸癌

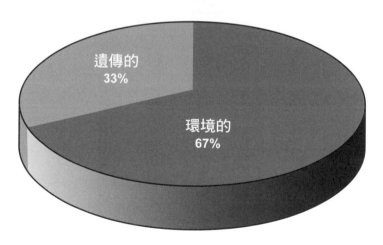

P. Lichtenstein et al., "Environmental and Heritable Factors in the Causation of
Cancer," New England Journal of Medicine 343 (2000): 78–85.

圖 7.1　癌症導因

原住民

　　癌症在古代社會中確實存在——在古埃及木乃伊的遺骸中就有發現——但與今天不同，它的發病率極為罕見。❹ 不幸的是，分析化石和木乃伊紀錄並不能提供特別有益的信息，因為古代人的預期壽命通常比現代人短得多，而我們知道隨著年齡的增加，癌症風險相對的也會增加。但有其他社會的例子，在這些社會中，生活方式在相對短的時間內發生了變化，例如北美土著人。

　　在 20 世紀初期，像北美洲原住民和加拿大原住民這樣的土著社會被認為基本上對癌症免疫。所有族裔中，原住民的癌症發生率最低。❺ 到了本世紀中葉，雖然已知癌症的存在，但仍然很罕見。在1960 年代和 70 年代，加拿大安大略省西北部的奧吉布瓦部落發現，其調整後的癌症發生率只有非原住民人口的一半至三分之一（參見圖 7.2）。❻

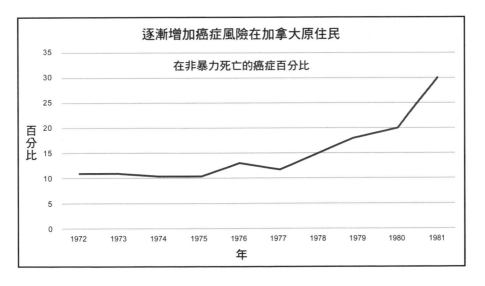

圖 7.2

奧吉布瓦原住民的癌症發病率在 1980 年代急劇上升，這正好與西方文化對他們生活方式的影響增加相吻合。在幾十年內，他們的基因庫不會有顯著的變化，再次指出了環境，主要是生活方式和飲食對癌症發生率的巨大影響。換句話說，基因的「種子」可能是相同的，但環境的變化「土壤」會顯著地改變癌症風險。

癌症的急劇增加發生在自 1970 年代初期以來原住民吸菸率穩定下降的情況下，本應減少癌症發生率。從 1975 年到 1981 年，癌症死亡率相對非暴力死亡人數增加了近 3 倍，從 10％ 增加到 30％。如果癌症主要是由基因突變引起的，那麼是什麼引起了這些突變？飲食和生活方式因素並不具有突變原特性，但這些因素顯然對癌症發病率產生了重大影響，這對體細胞突變理論模型構成了一個很大的問題。

加拿大北極地區因紐特人的癌症經驗與其他原住民族群的情況相似。自 1923 年起的早期描述表明，癌症在因紐特人中基本上不存在[7]；一份 1949 年的報告在十年時間內僅發現了 14 例癌症。[8]

二戰後，因被迫離開傳統居住地，而生活在較大的城市中的因紐特人，其生活方式從維生捕獵為主轉變為以服務和貿易為支柱的西方化生活方式。他們以往主要食用魚類和海洋哺乳動物（低碳水化合物和蔬菜，高蛋白質和脂肪）的傳統飲食，開始包含進口的食品，其中大多含有精製穀物和糖。隨著因紐特人生活方式在 1950 年代轉變，年齡調整後的癌症發病率增加了一倍以上（見圖 7.3）。

而影響因素，所導致因紐特人罹患的癌症類型也發生了改變。[9] 傳統上，因紐特人罹患的癌症是由於 EBV 引起的，包括鼻咽癌和唾液腺癌。當時和現在一樣，白人族群中最常見的癌症是肺癌、乳腺癌和大腸直腸癌。雖然因紐特人傳統的 EBV 相關癌症的發病率從 1950 年到 1997 年沒有增加，但與白人族群典型相關的與生活方式相關的癌症的發病率卻急劇增加。**10**

癌症發生率

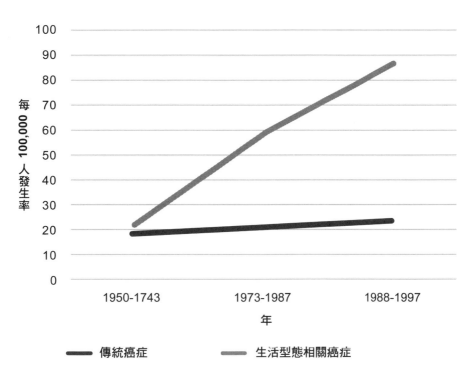

J. T. Friborg and M. Melbye, "Cancer Patterns in Inuit Populations,"
Lancet Oncology 9, no. 9 (2008): 892–900.

圖 7.3　因紐族群癌症發生模式

因為原住民族的基因組幾乎沒有變化，而且生活方式不會誘發基因突變，因此體細胞突變理論無法解釋環境變化如何導致癌症發病率的劇烈增加。基因的「種子」是一樣的，但環境中包括飲食和生活方式等改變了癌症的風險。

移民研究

體細胞突變理論假設致癌物質通過增加基因突變率的方式發揮作用，並預測從一個國家移民到另一個國家不應該顯著改變癌症發生率。例如，一名日本女性移民到美國不應該顯著改變她罹患乳腺癌的風險；一名日本男性移民到美國不應該顯著改變他患前列腺癌的率。但事實並非如此，移民到另一個國家的癌症風險大幅增加。

美國的乳癌發病率是中國或日本的 2 到 4 倍，即使對移民來說也是如此。一位移民到舊金山的中國女性，其患乳癌的風險比同樣在上海的中國女性高一倍。幾代人之後，這位中國移民女性家族的癌症風險趨近於舊金山的白人女性（參見圖 7.4）。對於移民到美國的日本人也有類似的數據。

癌症發病率高度依賴環境，主要是飲食和生活方式。亞洲女性在亞洲的癌症發病率最低，移民到美國的亞洲女性居中，而在美國出生和成長的亞裔美國女性最高。⓫

移民效應對於乳癌的影響 1983 ～ 1987

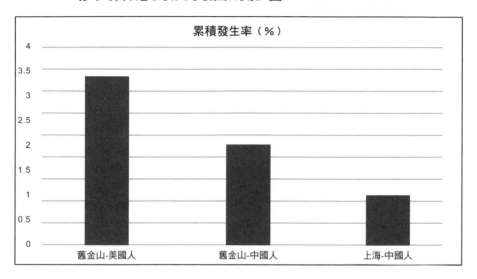

J Natl Cancer Inst. 1993 Nov 17;85(22):1819-27

R. G. Ziegler et al., "Migration Patterns and Breast Cancer Risk in Asian-American Women," *Journal of the National Cancer Institute* 85, no. 22 (November 17, 1993): 1819–27.

圖 7.4　移民改變乳癌風險

　　同樣的現象也可以在其他癌症中觀察到。一位移民到夏威夷的日本男性，患前列腺癌的風險約為居住在日本大阪的日本男性的7倍。對於胃癌，我們則看到相反的情況；在日本的日本男性的胃癌發病率幾乎是移民到夏威夷的日本男性的5倍。在這種情況下，我們知道這種降低風險很可能是因為受到幽門螺旋桿菌感染的減少（見圖 7.5）。[12]

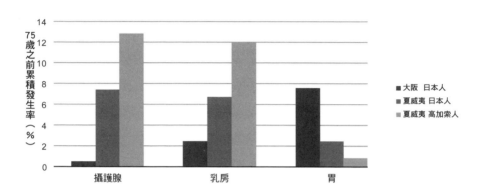

移民效應對於癌症的影響 1988 ～ 1992

縱軸：75 歲之前累積發生率（%）

圖例：
■ 大阪 日本人
■ 夏威夷 日本人
■ 夏威夷 高加索人

橫軸：攝護腺　乳房　胃

J. Peto, "Cancer Epidemiology in the Last Century and
the Next Decade," *Nature* 411, no. 6835 (May 17, 2001): 390–95.

圖 7.5　上世紀和接下來 10 年的癌症流行病學

　　這些大家都知曉的移民模式明顯與癌症主要是一種基因突變疾病的範式相矛盾。基因傾向至多可歸因風險的 30%。我們居住的環境，尤其是我們的飲食和生活方式，才是決定我們患癌症風險的最主要因素。癌症的基因範式過於近視，只注重了「種子」，但實際上，無論是「種子」還是「土壤」，它們的互動都決定了癌症風險。

人類基因組計畫及其發展

　　體細胞突變理論範式像一個無情的獨裁者統治著從 1970 年代到 2010 年代的癌症研究。不遵從體細胞突變理論規定的研究人員很快就發現自己處於研究版的西伯利亞古拉格。在體細胞突變理論統治下的癌症戰爭進展緩慢，最常見類型的癌症的生存率幾乎沒有改變，人們的壽命並沒有變長，癌症發病率也沒有下降。與 20 世紀末的幾乎所有其他人類努力形成了鮮明對比，技術（從生物技術和遺傳學到計算機和半導體）正在以人類史上前所未有的速度發展。網絡連接（網際網路、社交媒體）正在以驚人的速度發展。計算能力每 18 個月左右翻倍，太空旅行已成為現實。在醫學領域，隨著藥物、監測、干預和手術的進步，心臟病死亡率正在迅速下降，幾乎減少了一半。

但癌症呢？癌症就像不良少年。我們當然沒有忽略它。資金並不缺乏，每年癌症研究消耗數十億美元；僅 2019 年國家癌症研究所預算就達 57.4 億美元。如果加上慈善機構和其他資金，包括製藥業，癌症研究和計畫的資金支出可能超過每年 200 億美元。癌症研究人員也不缺乏，在本書出版時，美國國家醫學圖書館的 PubMed. gov 網站列出了 383 萬篇關於癌症主題的文章。383 萬篇文章！但是，儘管年復一年地進行了大量研究，投入了大量金錢和時間，早期 2000 年代的常見癌症仍然像 1971 年一樣致命。我們顯然正在輸掉尼克森的抗癌之戰。不，問題並不在於資金或研究人員的缺乏，而是缺乏新鮮的想法。

在一個充滿希望的開端之後，21 世紀初癌症治療的進展幾乎停滯不前。曾經被認為有望治癒的神奇藥物，看起來越來越像例外——對一些患者有用的治療方法，對大多數患者卻沒有影響。

人類基因組計畫於 2000 年完成，完成了整個人類基因組的定位，但未能對癌症問題提供重要的啟示，因此於 2005 年提出了一個新的、全面性的基因計畫。癌症基因組圖譜計畫（TCGA）的範圍比人類基因組計畫更為宏大。它不僅僅定序一個人類基因組，而是定序了數百個癌症患者的基因組。此項計畫的預估成本為 13.5 億美元，需九年時間才能完成。[13] 許多研究人員認為，癌症基因組圖譜計畫將是期待已久的癌症攻擊行動，它能讓我們認識敵人，並用我們自己的方式進行反擊。與人類基因組計畫只定序一個人類基因組不同，癌症基因組圖譜計畫將定序超過一萬個完整的基因組。

並非每個人都相信癌症基因組圖譜計畫是一個值得花費數十億研究美元的好點子。畢竟，我們剛剛完成了一個基因大型計畫，但所得成果微不足道。剛剛完成人類基因組計畫的克雷格・文特博士（Dr. Craig Venter）表示：「如果不清楚會得到什麼答案，從其他研究領域轉移十億或二十億美元，可能有更好的方法來推進癌症研究。」[14] 這是預言性的，但沒有被重視。

其他研究人員建議我們「繫好安全帶，準備迎接一些嚴重的『同樣的東西』。」[15] 當時沒有被充分認識到的一點是，這個巨型計畫只是無效研究的最終結果和延續，到目前為止，我們只在這場戰爭中贏得了一些小勝利，卻明顯地輸了這場戰爭。

如果體細胞突變理論並非戰勝癌症的答案，那麼把更多數十億美元投入無前途的研究，將會從其他潛在更有成效的途徑中損耗資源。拖延這項研究的代價將以人類生命來衡量。但是，體細胞突變理論是主流理論，不同意見並未受到熱烈的歡迎。最終，儘管基因範式揭示了很少關於癌症的秘密，醫學和科學界仍然繼續將數十億美元投入這個失敗的策略中。這就是我們在 2006 年所處的狀況，準備花費巨款進行另一個基於體細胞突變理論威信日益下降的癌症大型項目。2009 年，癌症基因組圖譜從國家衛生研究院獲得了另外 1

億美元的資助，以及來自美國政府的額外 1.75 億美元的刺激資金。癌症基因組圖譜計畫最終擴大為更大的國際癌症基因組聯盟，涉及 16 個國家，包括北美數十家研究機構的 150 多名研究人員。

到了 2018 年，癌症基因組圖譜計畫⓰的終極成果——《全癌症基因組圖譜》被宣布完成。成功地對 33 種不同癌症類型的超過一萬個腫瘤進行了詳細的基因組分析。現在，人類幾乎所有罹患癌症的基因密碼都已經被揭示。這個消息並沒有引起太多興奮，甚至在癌症研究界之外的人幾乎不知道這個消息。公平地說，即使在癌症研究界內部也鮮有人在意。《紐約時報》也沒有報導這個重大成果，《時代》雜誌也沒有專題報導。這幾乎就像我們登陸火星了，但沒有人注意到相同。發生了什麼事？像人類基因組計畫一樣，癌症基因組圖譜計畫超級項目未能為癌症研究提供太多有用的洞見，更糟糕的是，它沒有提供任何有用的治療方法。

當我們開始時，所有東西看起來都非常貼切，符合體細胞突變理論。發生了什麼問題呢？問題不在於我們找不到基因突變，問題在於我們發現了太多的突變，遠遠太多了。

強求一致

在古希臘神話中，普羅克魯斯特斯是海神波塞冬的兒子。他會邀請路過的旅客在他家過夜。當他向他們展示床鋪時，如果客人太高，他會砍掉他們的肢體，直到合適床鋪為止。如果他們太短，他會把他們拉伸在一個機器上，直到合適床鋪為止。偉大的當代思想家和哲學家納西姆·尼古拉斯·塔勒布（Nassim Nicholas Taleb）時常使用這個普羅克魯斯特斯床的寓言來描述事實常被扭曲以適應某個敘事。被廣泛且經常盲目遵循的癌症體細胞突變理論也需要一張普羅克魯斯特斯床來適應事實。

體細胞突變理論將癌症視為隨機累積基因突變的疾病。但究竟有多少突變呢？正如我們所提到的，有些癌症是由單一突變驅動的，但對於大多數常見的癌症而言，這種說法過於簡單化。為了將這些新事實塞進現有的同一標準判斷中，癌症研究人員現在提出了「雙重打擊假說」。這意味著需要結合 2 個突變才能產生癌症。當人們意識到這種假說也過於簡單化時，體細胞突變理論擴展到需要 3 到 4 個突變共同作用才能產生細胞過度生長等癌症所需特徵。每一次累積的突變都將正常細胞推向成為癌症的邊緣。因此，現在真正的問題是：需要多少基因突變才能引發癌症轉化？是 2 個？3 個？還是 4 個？

到了 2006 年，出現了一些令人不安的跡象，表明癌症突變比最初想象的更加複雜，遠遠複雜。約翰霍普金斯大學的癌症研究員貝爾特・福格爾斯泰因（Bert Vogelstein）博士發現，在 2 種最常見的實體腫瘤癌症（乳腺癌和大腸直腸癌）中，有 189 個基因的顯著突變。

這不是 2 個、3 個或 4 個基因突變，而是數百個。更糟糕的是，這些基因突變在不同的癌症之間是不同的。每個腫瘤平均帶有 11 個突變。例如，乳腺癌一號可能會有 11 個基因突變，但乳腺癌二號可能有 11 個完全不同的突變。在臨床上看起來相同的兩種乳腺癌可能在基因上完全不同，幾乎不相似。[17]

這些發現與費城染色體所提供的希望形成鮮明對比，因為每種特定癌症類型的案例都共享單一相同的突變。如果我們隨機選擇一百個慢性骨隨白血病的案例，幾乎所有案例都會有費城染色體的證據。但對於大多數常見癌症來說，一百個隨機選擇的案例有一百個不同的基因突變檔案，每一個都完全不同。原來常見的癌症比先前研究的更加複雜。不僅基因突變更多，而且這些突變會因人而異。這意味著對 A 個案有效的用於大腸直腸癌的藥物可能不適用於 B 個案。使用與伊馬替尼相同的「個人化、標靶治療」原則，對任何個體患者而言，需要 10 至 20 種不同的「智能炸彈」藥物。組合幾乎是無限的。

當癌症基因組圖譜計畫的第一批數據開始逐漸傳出時，對初步挑戰的艱巨性開始了解滲透。大多數癌症不僅僅有幾個基因突變，而是有 50 到 80 個突變，形成了基因的混亂。到 2015 年，研究人員已經確定了一千萬種不同的突變。一千萬種，[18] 這些突變不僅因病人而異，甚至在同一患者的同一惡性腫瘤中也會有所不同！他們不是在尋找乾草堆中的針，而是在針堆中尋找一根特定的針，這是一種更加痛苦的研究方法。

需要進一步對體細胞突變理論臨時修訂強求一致的觀念進行完善。多個單獨的基因突變被歸為「突變通路」。那些被認為對致癌作用重要的突變被稱為「驅動突變」。其他突變被認為沒有影響，被稱為「乘客突變」。這些「乘客突變」突然間被忽略了。其他研究人員試圖將這些突變分為「山」和「丘」。山是多數同類型癌症攜帶的突變。丘是只有少數攜帶的突變。研究人員在拼命地試圖理解越來越多的基因突變。

即使進行了這麼多的要求一致工作，研究估計每種乳腺癌或大腸直腸癌仍需要約 13 個驅動突變。[19] 在轉移性胰腺癌中需要 49 個突變。[20] 2013 年，貝爾特・福格爾斯泰因估計，超過 140 種不同的基因突變可以驅動癌細胞的生長，每個驅動突變僅會使細胞的選擇性生長優勢增加微小的 0.4％。[21] 單個基因突變不能驅動癌症。大多數癌症都有數十個甚至更多的突變，每個突變對癌細胞的生長只有微小的貢獻。一項更近期的 2015 年對超過兩千個乳腺癌樣本的分析發現，在驅動基因中有超過 40 個突變。[22]

不同的癌症具有不同的基因突變率。有些癌症有數百種突變，而有些根本沒有。癌症研究針對 210 人中發現了超過 1,000 種不同的基因突變。但有 73 種癌症完全沒有可識別的基因突變！這對體細胞突變理論（突變誘發癌症）來說顯然是一個問題。如果突變引起癌症，那麼在這個研究中有 35％的癌症沒有一個基因突變，這怎麼可能呢？總共識別出了 120 種不同的驅動基因突變。[23] 肺癌和皮膚黑色素瘤每個腫瘤包含近 200 個基因突變，乳腺癌則更接近 50 個，急性白血病更接近 10 個。[24]

對於體細胞突變理論來說，另一個重要的問題是所有癌細胞都是從原始癌細胞複製而來的這個想法。特定患者的所有癌細胞應該是原始癌細胞的基因複製品，但這顯然也不是真的。在同一個患者中，轉移性癌細胞在基因上與原始腫瘤不同。轉移的癌細胞可能因為 20 個或更多的基因改變而不同。[25] 這種基因異質性的程度是完全出乎意料的。即使在同一個腫瘤中，細胞也攜帶不同的突變。以下是癌症在基因突變方面的差異：

- 不同類型的癌症有不同的基因突變。
- 不同患者中相同類型的癌症有不同的基因突變。

- 在同一個患者中，與原癌相比，原癌和轉移癌有不同的基因突變。
- 在同一個患者中，相同癌症在轉移的不同部位有不同的基因突變。
- 在同一個患者的同一個腫瘤中，細胞攜帶不同的基因突變。

艱困的事實讓研究界無法否認：癌細胞在基因上的差異比它們的相似之處更多。尋找癌症基因突變的任務過於成功。[26] 癌症是一個令人困惑的基因雜燴，幾乎沒有任何相互關聯。基因突變無處不在，卻又不容易找到。有些癌症有數百種基因突變；而有些則完全沒有。發展癌症所需的突變率遠高於人體細胞已知的突變率。正常細胞幾乎不會以接近產生癌症所需的速度發生突變。基因範式出現了裂縫，而突變像野草一樣侵入其中。

第 **8** 章

分母問題

到了 21 世紀初，數百個潛在的致癌基因已經被識別出來。研究人員到處都在發現致癌基因和腫瘤抑制基因。理論上，正常的生長調節基因中任何一個的單一突變都可能導致癌症。那麼為什麼不是每個人都會得癌症呢？

在監測研究中，存在一個常見的問題，稱為分母問題。假設我們分析了一百位優秀的棒球選手，發現他們每個人都有肝臟。我們可能會得出結論，擁有肝臟使你成為一個優秀的棒球選手。但這是一種邏輯謬誤，因為許多有肝臟的人不是優秀的棒球選手。這就是分母問題。在所有有肝臟的人中，有多少人是優秀的棒球選手，相對於不是優秀的棒球選手的人數呢？

如果我們拿取一百個癌症樣本，並發現所有一百個樣本都有基因突變，我們可能會得出結論，擁有基因突變是癌症發展的關鍵。但這個結論在邏輯上並不成立，因為我們仍缺少一個重要的信息：分母。如果一百個非癌組織樣本也包含基因突變，這顯然會減少基因突變在癌症起源中的重要性。為了評估基因突變對於癌症的重要性，我們需要進行以下比較：

如果不知道分母，我們就無法知道基因突變的重要性。有多少細胞存在基因突變但不是癌症？這個數字非常高。一個細胞的 DNA

完整結構中有 4% 可能存在突變，但該細胞仍可看起來和表現得很正常。這是一個非常高的耐受程度。[1] 如果我們估計一個人的體內有 2 萬 5 千個基因，那麼您可以有大約 1 千個基因突變而不會發展成癌症。

癌組織中的基因突變
非癌組織中的基因突變

癌症患者確實有很多基因突變，但沒有癌症的人也有很多。有些健康的人甚至擁有與癌症患者相同的基因突變。一份對 31,717 個癌症病例進行的詳細分析於 2012 年得出結論：「大部分，若非全部，在癌症受影響的群體中觀察到的異常，在沒有癌症的對象中也同樣可見。」[2] 這些發現為體細胞突變理論模型帶來了真正的問題。癌症基因組圖譜指出了大量基因突變，但未問及的重要問題是：多少正常細胞在癌症途徑中擁有完全相同的突變，但不會發展成癌症？體細胞突變理論預測正常細胞將擁有少量或沒有關鍵突變，但這個預測是錯誤的。最近對完全沒有癌症的美容手術棄置皮膚進行的基因測序取得了驚人的結果。近四分之一的樣本中都含有已知與癌症有關的突變，但沒有癌症存在。[3]

對於沒有癌症病史的器官捐贈者的研究也得出了更令人驚嘆的結果。沒有任何疾病或癌症證據的平均健康細胞每個細胞至少包含「數百個突變，在 20 多歲的人中上升到每個細胞超過 2,000 個突變，直到晚年。」[4] 例如，NOTCH1 致癌基因被認為是食道癌的主要驅動突變之一，約占所有此類癌症的 10％，但在沒有癌症的病人中，這種基因也被發現存在於高達 80％的所有食道細胞中。

高達 80％！在中年和老年標本中，單獨這個致癌基因就發現了 2,055 個突變，但都沒有發展成癌症。換句話說，種子已經存在，但癌症沒有生長。

這些證據指向一個簡單而令人驚嘆的事實：認為一個致癌基因突變或腫瘤抑制基因突變是大多數癌症生長的起源過於簡單化了。體細胞突變理論忽略了分母問題，但仍存在另一個問題。基因突變是癌症的近因，而非根本原因。

近因及根本原因

對於任何疾病而言，了解其根本原因（稱為病因學）是所有理性治療的基礎。根本原因和最終結果之間存在許多中間的步驟，稱為近因。這些通常很明顯。疾病的根本原因是我們通常認為該事件的「真正」原因，往往需要更高層次的思考才能確定。

例如，肝衰竭是由纖維性瘢痕（稱為肝硬化）引起的。這些資訊是正確的，但不太有用。相反，我們想知道是什麼導致了肝硬化。如果您知道肝硬化是由 C 型肝炎病毒引起的，則可以開立抗病毒藥物來治療它。如果您知道肝硬化是由酒精引起的，則可以建議患者避免飲酒。肝衰竭的確是由肝硬化引起的，但肝硬化只是近因。成功的治療取決於了解最終或根本原因（參見圖 8.1）。

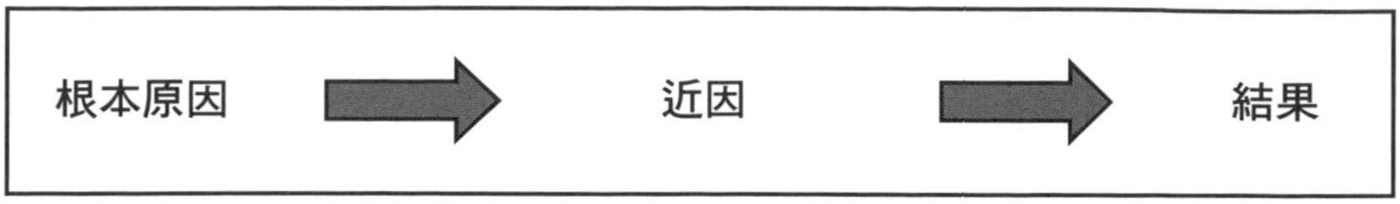

| 根本原因 | ➡ | 近因 | ➡ | 結果 |

圖 8.1

　　這種方法不僅適用於醫學領域，還適用於大多數解決問題的場合。例如，當重力超過升力時，飛機就會墜毀。從這種簡單的分析中，您可能會得出結論，防止飛機墜毀的關鍵是通過建造更大的機翼增加升力，或通過減輕重量減少重力。這兩個解決方案幾乎沒有用，因為它們涉及到的只是近因，而非根本原因。

　　為了了解問題，您必須在邏輯思考上提高一個層次。為什麼重力超過了升力？我們可以列舉飛機上出現問題的所有零件及其原因：翼上的裂紋、尾部的裂紋、引擎故障、電氣故障等等。這就是飛機墜毀的原因（近因），但這仍然沒有解決為什麼的問題。為什麼會出現這些問題？根本原因可能是維護不良、飛行員訓練不足、惡劣天氣，或其他任何根本原因。

　　針對根本原因的解決方案，例如更好的飛機維護、更好的飛行員培訓或更好的天氣預報，非常有效。而增加機翼面積、降低重量或加大引擎的解決方案則無效。對原因進行高級分析可以提供有效的解決方案。治療根本原因會成功，而治療近因則不會（參見圖8.2）。這如何應用於癌症？遺傳突變只是癌症的近因。是什麼驅使這些突變發生？

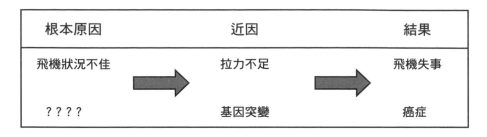

根本原因	近因	結果
飛機狀況不佳	拉力不足	飛機失事
????	基因突變	癌症

圖 8.2

　　在癌症研究中，我們花費了大量的資源來分類數千種不同的突變。例如，肺癌的致癌基因 AKT1、ALK、BFAF、EGFR、HER2、KRAS 和 NRAS 都有突變。這是癌症的發展過程，但並不是原因。這些都是近因，但不是根本原因。如果我問你，「什麼導致了肺癌？」你會回答「肺癌是由 AKT1 基因的突變引起的」還是「肺癌是由吸菸引起的」？如果我們知道了根本原因，吸菸引起的各種基因突變都沒有多大意義。我們通過知道吸菸導致癌症來挽救更多的生命，這是我們可以採取的最成功的抗癌措施之一。

　　一旦我們確認職業暴露（例如煤煙、石棉）是癌症的根本原因，預防措施就能大幅降低風險。一旦我們確認病毒和感染是癌症的原因，預防措施（例如對 B 型肝炎或人類乳頭瘤病毒的疫苗接種，改善衛生環境）就能降低風險。但我們必須找到根本原因，而不是特定的肝癌、子宮頸癌或胃癌基因突變。在幾乎所有的人類疾病中，治療根本原因而非近因是成功的關鍵。

　　癌症包含許多基因突變；這是毫無疑問的。我們花了數十年的時間對它們進行了分類。但是為什麼會發生這些基因突變呢？是什麼驅動力量產生了這些基因突變呢？癌症範例 2.0 提出這些突變純粹是因為機會而累積的（參見圖 8.3）。已知的癌症根本原因（化學物質、輻射和病毒）會增加突變率，使一些突變隨機聚合成癌症。再次地，無限數量的猴子隨機敲打無限數量的打字機鍵盤最終會輸出出版巨著《戰爭與和平》。

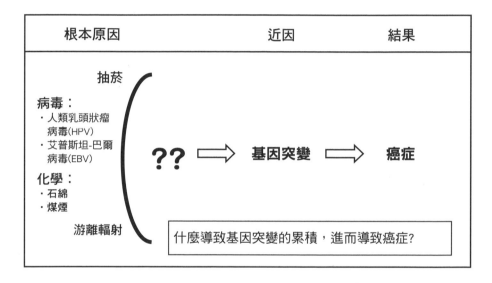

圖 8.3

這是體細胞突變理論中致命的缺陷之一。突變正在累積，但它們的發生絕非隨機。考慮到數百種突變密切合作來創造癌症，這些突變看起來是有目的且協調一致的。

細胞就像是精密調校的手錶，每個部分都有其用途。隨意拆下一顆螺絲不會讓手錶運作得更好，反而可能會導致失靈。在細胞中，隨機的突變最有可能是有害的甚至致命的。因此，僅僅是憑藉機會地組合起來的兩百個隨機突變，並沒有殺死細胞，反而賦予了它強大的新能力的機率，比我贏得強力球彩票的機率還要小。

一般人口的基因突變率非常低，遠遠低於推動如此多的癌症所需的速率。將五十到兩百個基因突變隨機組裝成一個一致的形式的過程是如此非常複雜，以至於癌症應該是一種極為罕見的疾病。但癌症並不罕見。相反，它非常普遍，是美國人口的第二大殺手。估計50%的一般人口到80歲時將患有結腸腺瘤（癌前病變）。[5]超過80%的90歲以上男性將呈現攝護腺癌的證據。[6]乳腺癌的終生風險估計為9名婦女中有1人。

體細胞突變理論還有另一個致命的缺陷。如果所有的癌症突變都是隨機累積的，那麼為什麼所有的癌症都具有如此多相同的特徵？為了成為癌症，細胞必須獲得一些特殊的新能力。我們已經討論了癌症的四個特徵：它會生長、變得不朽、移動、並使用瓦氏效應。每一種癌症在病程中如何隨機發展出這些神奇的能力？如何讓兩百種不同的隨機突變仍然產生相同的結果？如果那些打字的猴子生產了一百份《戰爭與和平》，但沒有其他經典小說，那就不是隨機的。那些猴子試圖寫出《戰爭與和平》。細胞也試圖發展成癌症。

如果一家航空公司每年都會發生數百起空難，而其他航空公司則沒有，那麼這絕對不是隨機的。在癌症方面，石棉會導致DNA損壞、基因突變，並引發稱為間皮瘤的癌症，但不會引發乳腺癌或大腸直腸癌。世界上幾乎沒有其他東西會引發間皮瘤癌症。因此，石棉引起的基因損傷顯然不是隨機的。這些癌症的特徵是精心挑選的。某種東西正在推動癌基因和腫瘤抑制基因突變，向著生長、移動、不朽和瓦氏效應方向發展。癌症範式的下一個重大飛躍將是理解是什麼推動了這些變化。

荒謬的簡化主義

體細胞突變理論簡單、引人入勝、優雅，但大多數不正確。2002年，癌症研究者哈恩（Hahn）和溫伯格（Weinberg）在《新英格蘭醫學雜誌》上發表了一篇文章，指出：「關於癌症分子基礎的實際研究進展大多令人失望。分子分析顯示，與其揭示癌細胞內部運作的少量基因和生化決定因素，不如說揭示了一個令人困惑的複雜因素陣列。」[7] 下一個癌症範式需要理解這個令人困惑的因素陣列。

一個癌症範式有效性的最終測試是其開發革命性治療方法的能力。體細胞突變理論起初帶來了巨大的希望，提供了非凡的藥物伊馬替尼和賀癌平，但這些突破證明是例外，而不是規律。此後，源自癌症基因範式的成功治療幾乎已經停滯不前；對有用的基因標靶藥物的慷慨估計只有 5 種。我想我們都可以同意，在 50 年的基因研究中，只有 5 種藥物幾乎無法贏得癌症戰爭。

開發針對基因的癌症藥物還有另一個問題：藥物抗性。如果基因靶點不斷變化，你怎麼可能開發出有效的治療方法呢？一旦你針對一條路徑，癌症就會找到另一種方法來繞過它。癌症可以啟動不同的基因來繞過我們嘗試封鎖的任何路徑。我們是在攻擊癌症的強項，而不是它的弱點。癌症通常含有數百種突變。封鎖單一突變不太可能成功阻止生長，因為還有其他 99 種突變。癌症可以在我們放在它面前的任何東西的周圍突變，因為這就是癌症最擅長的事情。

基因突變可能解釋了癌症如何持續生長的機制，但它們並不能解釋基因為什麼會發生突變的根本問題。體細胞突變理論失敗是因為只單純從基因角度探討，而不探討外在的環境因素。因為環境因素也會影響癌症風險。種子很重要，但土壤更為關鍵。

癌症範式 2.0 將癌症視為基因彩票，但癌症不僅僅是壞運氣的問題。大多數已知的癌症風險都是由環境因素而非基因引起的。吸菸、輻射、感染等都是環境因素，而飲食則是癌症醫學中鮮有探討的最後一個未知領域。好消息是，這些因素在很大程度上是可以被我們控制的。

體細胞突變理論是一個經典的案例，因為只看到了眼前的樹木而無法看到整個森林。當你身處在森林中央時，看起來並不會很壯觀，你只會看到一棵樹，再看到另一棵樹，再看到第三棵樹，好像也沒什麼了不起的。但如果你從直升機上看到類似優勝美地這樣的國家森林公園，你就可以欣賞到它令人驚嘆的美麗風光。再來一個類比，假如你正在研究《獨立宣言》的重要性，你會仔細檢查每一個字母，就像癌症研究人員會非常仔細地研究每一個新的基因突變。你會創建一個「完整字母地圖」，就像癌症研究人員創建了一個癌症基因組地圖。字母 A、E 和 T 出現了數百次（假設），但 Z 和 X 幾乎沒有出現。這種詳盡的努力有助於你理解獨立的美國在世界歷史上的角色嗎？當然不會。

在科學上，這被稱為「荒謬簡化主義」。將一個問題化簡到最小的組成部分，必然會錯過大局。你不能通過費盡心思地記錄每個司機的煞車和加速來理解高峰時間的交通情況。是的，這些個體的煞車和加速的組合導致了交通擠塞。但是，知道這個細節是沒有用的。這些不是隨機的行為。那些司機為什麼要煞車和加速呢？同樣地，你不能通過費盡心思地記錄腫瘤抑制基因（煞車）和致癌基因（加速器）中數千個基因突變來理解癌症。是的，這些個體的基因突變共同導致了癌症。但是，知道這個細節通常是沒有用的。

體細胞突變理論讓我們過度關注癌症問題的基因組成，但卻發現到一堆鬼話。我們在數百個致癌基因和腫瘤抑制基因中找到了散布著成千上萬個不同的基因突變，但這並沒有幫助我們整合整個故事。每個突變只描述了拼圖中微小的一部分，而對新突變進行無情的監測卻消耗了癌症研究其他領域的生命力。

堅持認為癌症是一種收集基因突變的疾病，就像堅持認為《獨立宣言》只是一系列的字母。雖然這是真的，但這樣又有什麼用呢？這如何幫助我們理解癌症？

結論

體細胞突變理論確實推進了我們對癌症的認識，但並非我們預期的方式。它沒有解碼基因組成分，反而發現了涉及的基因突變數量之多，令人困惑。單一個大腸直腸癌約含有一百個不同的基因突變，而這些突變模式在不同患者之間差異巨大。[8] 其他研究估計人類大腸直腸癌有一萬一千個突變。[9]

體細胞突變理論試圖通過添加一系列臨時修改來調整這些意外發現。有些突變被稱為「驅動基因」，很重要；而其他突變被稱為

「乘客基因」，則不重要。它並不是單一的基因複製，而是隨著時間演化的複製的變化。如此反覆進行，體細胞突變理論的複雜性不斷增加，最終變成不再是簡潔優美的理論，而是一堆雜亂無章的臨時添加。

最終，所有這些修改的重壓下，整個體細胞突變理論崩潰了。它無法被修改得足夠符合癌症已知的事實。更糟糕的是，它除了提供了少數有效的治療方法外，未能取得更多的成果。與此同時，癌症遠落後於幾乎所有其他醫學領域，患者們死亡了。是時候離開這個約束的床了。

第 9 章

虛假的曙光

　　伊馬替尼是個人化、精準癌症醫學時代的第一個藥物，是真正的改變者。隨著伊馬替尼的引入，一名患有慢性骨髓性白血病的患者可以合理地期望活得像沒有這種疾病的人一樣長壽且健康。**1**

　　在伊馬替尼之前，一名被診斷出慢性骨髓性白血病的 65 歲男性預計壽命不到 5 年，而沒有這種疾病的人預計壽命為 15 年。有了伊馬替尼，那個患有慢性骨髓性白血病的男性的預期壽命幾乎與沒有患病時一樣長。

　　然而，其他基因標靶藥物雖然有效，但並不一定能夠成為真正的改變者。這種情況也出現在被譽為過去 20 年基因醫學最大突破之一的間變性淋巴瘤激酶（ALK）抑制劑截剋瘤（crizotinib）身上。該藥已被證明可以治療某些類型的肺癌（非小細胞），但其效益有限。最近的一個統合分析研究發現，截剋瘤的證據很少能夠證明該藥物有助於提高整體生存率。**2** 是否能成為真正的改變者，還有待商榷。2019 年，一個月份的截剋瘤藥費就高達 19,589.30 美元。**3**

　　遺傳學革命中許多容易達成的目標已經實現。最近開發出來的藥物的效益逐漸減少。但是，儘管效益不佳，研究人員仍然緩慢地改變方向。即使到了 2017 年，紀念斯隆凱特琳癌症中心（Memorial Sloan Kettering Cancer Center）前首席醫師何塞・巴塞爾加（Dr. José

Baselga）仍呼籲增加資金來繼續推動他所稱的「基因組驅動的腫瘤學」。[4]「癌症是一種基因組疾病」，他毫不客氣地說道，絕望地引用了如今已經過時的 1990 年代發現的伊馬替尼。但巴塞爾加本人卻因為在 2018 年被《紐約時報》揭露他在去年撰寫的 87% 的文章中未披露財務利益衝突而被迫下台，深陷不名譽之中。[5]

個人化、精準癌症治療的性感想法深受患者、醫生和資金機構的歡迎。[6] 在 2015 年，巴拉克・歐巴馬總統無法抗拒這個美妙的想法，向「精準醫學倡議合作計畫」注資數百萬美元。然而，即使到了那時，也有證據已經表明，基因學為基礎的精準醫學無法實現其最初的崇高承諾。[7]

個人化、精密癌症治療依賴於兩個關鍵步驟：偵測特定於患者的基因突變；以及提供針對該突變的有標靶性的藥物。我們已經在第一步驟上取得成功，已識別出數千種基因變異，遠遠超過我們能夠調查的範圍。但第二步呢？我們是否能夠實際提供藥物來針對這種突變？2015 年，在德州大學安德森癌症中心的專科癌症醫院，連續 2,000 位患者接受完整基因測試，僅有 83 位最終配對到有針對性的治療，代表了可悲的 4% 成功率。[8]

國家癌症研究所在其分子分析治療選擇（NCI-MATCH）試驗中表現也不如意。[9] 在繪製了 795 個癌症基因組後，國家癌症研究所只有 2% 能夠配對到有針對性的治療；而且並非所有配對都會對治療作出反應。即使按照極度樂觀的反應率為 50%，這只會有 1% 反應率在個人化癌症照護，預期的存活率改善也只會以月為單位。這是 2018 年癌症基因醫學中最先進的治療方法，但效果並不好。

這種不佳的結果並不是由於缺乏可用的藥物。食品藥品監督管理局一直在以前所未有的速度批准大量新的「基因驅動」癌症藥物。從 2006 年到 2018 年，共有 31 種新的藥物針對晚期或轉移性癌症得到了批准。聽起來相當驚人。每年幾乎有 3 種新藥物被注射到最嚴重的癌症患者體內。然而，儘管有這麼多新的藥物和癌症基因組測序技術的快速進步，一項 2018 年的研究估計，只有微小的 4.9% 的患者實際上從基因標靶治療中獲得了一些益處。🔟 即使在經過 50 年的密集研究後，這種癌症範式仍然對超過 95% 的人失敗了，這不是一個好的結果。為什麼這麼多「新」基因藥物只帶來了如此少的好處呢？

其中一個原因是，大部分所謂的「新藥物」其實並非全新，而只是現有藥物的仿製品。開發創新藥物需要付出艱苦的努力，而且承擔相當大的財務風險。即使是非常有效的藥物，也可能因為無法承受的副作用而失敗。複製現有藥物，而不是創新，是一種更有利可圖的策略。如果 A 藥公司成功開發了一種阻斷 A 基因標靶癌症藥物，那麼至少還有五家其他藥廠會很快開發出 5 種幾乎相同的藥物。為了避開專利保護，他們只需在遠端化學側鏈上改變一些分子，就可以稱其為新藥物。這些仿製藥幾乎沒有財務風險，因為它們幾乎可以確保有效。

假設你是賣兒童書籍的店家。你可以寫一本原創小說，或者只是完全抄襲《哈利波特》系列，但把主角的名字改成「亨利波特」。這本小說好看嗎？是。能賺錢嗎？是。創新嗎？一點也不。因此，像伊馬替尼（imatinib）、尼洛替尼（nilotinib）和達沙替尼（dasatinib）這樣的藥物不斷湧現，它們都是同一分子的基本變化形式。

大型製藥公司花費的所有研究資金並沒有找到新的基因治療方

法，而只是帶來了更多嚴重的「千篇一律」。抄襲比創新更好的企業策略，之於益處可能微不足道，但利潤卻能最大化。有其他方式可以讓進展看起來更好。在許多醫學研究的系統中，使用替代性指標是最好的方式之一。

替代性指標

替代性指標是指單獨看來沒有意義的結果，但它們可以預測我們實際關心的結果。相信替代性指標的危險在於它們並不總是準確反映所需的結果。例如，因為可以減少心臟病發作後的心室異常搏動（稱為心室異位搏動）這個替代性指標，兩種心臟藥物恩卡因胺（encainide）和氟卡胺酯（flecainide）被廣泛開立。然而，一個正確的臨床試驗證明這兩種藥物顯著增加了突然死亡的風險。[11] 這些藥物並沒有拯救病人的生命，反而結束了它們。

在癌症試驗中，疾病無惡化存活期（PFS）和反應率（RR）是兩種常用的替代性指標，用於我們最感興趣的結果，即總體生存率。疾病無惡化存活期被測量為治療開始到疾病進展的時間，定義為腫瘤大小增加不到20％。在這種情況下，反應率是腫瘤收縮超過30％的患者百分比。為了有用，這些替代性指標必須預測臨床結果——總體生存率，但它們沒有。[12] 壓倒性多數研究（82％）發現替代性指標和總體生存率之間的相關性很低。[13] 疾病無惡化存活期和反應率都是基於僅通過減少腫瘤大小來獲得的替代結果，但存活於癌症幾乎完全取決於阻止轉移，這是一個根本不同的問題。（參見圖 9.1）僅因一個結果容易測量並不代表它有意義。

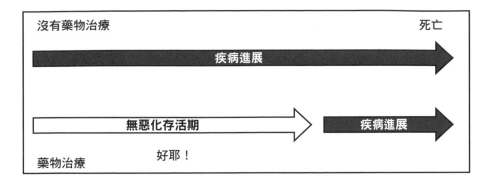

圖 9.1

　　在一個腫瘤的整體致死率中，大小只是其中一個因素，且可以說是最不重要的因素之一。當癌細胞變異變得更具侵略性或更易轉移時，癌症會變得更加致命，而像疾病無惡化存活期和反應率這樣基於大小的替代性指標幾乎不起任何作用。讓腫瘤縮小 30％對生存幾乎沒有影響，因為癌症有一種不可思議的能力可以重新生長。

　　手術永遠不會只切除腫瘤質量的 30％，因為那是無益的。外科醫生竭盡所能確保他們「取得了全部」，因為即使微小的腫瘤部分被遺漏，就代表了癌症肯定會復發。儘管只有微小的 6％的藥物達到了完全緩解的閾值，但從 2006 年到 2018 年，有 59 種腫瘤藥物是基於反應率而獲得了美國食品藥品管理局批准的。

　　使用便宜但有缺陷的替代性指標代表總體生存率，所有這些重大問題都是大家都知道的。在 1992 年之前，不到 3％的試驗使用替代性指標，然後事情改變了。從 2009 年到 2014 年，三分之二的美國食品藥品管理局批准是基於使用疾病無惡化存活期為替代性指標的試驗。[14] 對於被授予「突破」稱號的癌症藥物，96％依賴替代性終點。⑮ 發生了什麼事情？

　　1992 年，美國食品藥物管理局創建了一個加速通道，允許基於替代結果批准藥物。為了補償，藥品製造商承諾進行批准後研究以確認藥物的效益。藥品公司急於使用這些降低的目標來獲得藥物批准⑯，但確認性研究表明只有 16％的藥物批准實際上改善了整體生存益處，意味著有 84％沒有。如果這是學校，16％的成績不會是 A 或 B，甚至不是 F。而像是提交論文，然後得到 H 等級。這很糟糕，真的非常糟糕。⑰

　　對於代理指標的依賴已經導致了昂貴的錯誤。2008 年，美國食品藥品管理局根據 5.9 個月的疾病無惡化存活期改善，⑱ 批准了針對轉移性乳腺癌的癌思停（bevacizumab），即使整體存活率沒有改善。隨後的研究發現，無惡化存活期有所減少，而整體存活率或生活質量並沒有好處，而且有大量的毒性。美國食品藥品管理局於 2011 年撤銷了癌思停對於乳腺癌的批准。⑲

　　癌思停的警醒故事一再被忽視。2012 年，依據替代試驗結果，癌伏妥（everolimus）被批准用於轉移性乳癌的治療。⑳ 到了 2014 年，後續研究清楚地顯示此藥並未提供任何實質上的好處。㉑ 2015 年，愛乳適（Palbociclib）被批准用於乳癌治療，然而後續的研究再次未能發現任何存活效益。㉒ 與此同時，成千上萬的男人和女人承受著痛苦，但對奇蹟般的治療仍抱有希望，但他們眼中的希望卻漸漸消失，他們康復的夢想，就如同他們的銀行帳戶，被逐漸消耗。

　　採用替代結果能夠提早核准，這有助於節省時間。您會認為對於時間寶貴的癌症患者來說，這是一件好事。但實際上有多少時間被節省了？一種現代的癌症藥物需要平均 7.3 年才能上市㉓，其中

38% 是基於反應率而批准，34% 是基於無惡化存活期而批准。使用替代結果通常可以節省大約 11 個月的時間。這樣的時間節省是否真的值得超過 80％的錯誤率呢？

已經有 5 種癌症藥物透過加速審批程序獲得批准，但當隨後的研究最終顯示它們是無用的時，這些藥物被撤回了。這些藥物曾經在市場上銷售了 3.4 至 11.5 年之久[24]，對一個脆弱的公眾進行宣傳。這是可恥的。

想像一下，你賣掉了你的房子以支付癌症治療費用，卻不知道被譽為最新、最偉大的藥物實際上是毫無用處的。更糟糕的是，接受這種藥物治療意味著你無法接受可能有一些好處的其他治療。

儘管在 2002 年至 2014 年間批准了 72 種「新型」癌症藥物，但平均藥物僅能延長平均 2.1 個月的壽命。[25] 這只是平均值，大多數藥物甚至沒有提供任何生存好處。新癌症藥物表現不佳的嚴峻現實[26]，與公眾認為醫學界在對抗癌症的戰爭中取得了巨大進步的觀念形成了鮮明對比。[27] 一項研究發現，媒體上被譽為「改變遊戲規則」的一半藥物尚未獲得 FDA 批准使用；這些過度宣傳的藥物其中 14％的甚至未經人體測試。科學家治癒了成千上萬隻老鼠的癌症，但對人類癌症的治療成效不佳。癌症研究帶來了大量的宣傳和興奮，但實際進展很少。突破是令人心碎的罕見現象。

癌症治療的最終目標是提高整體存活率和生活質量。這些以患者為中心的結果很難實現，且測量成本高昂。為了顯示沒有真正存在的好處，您可以使用替代結局，客氣地改變目標。[28] 對於製藥公司來說，積極的研究意味著美國食品藥品管理局的批准，進而意味著收入。但是，使用中的許多藥物效果有限，那麼製藥公司該怎麼辦呢？當然是提高價格！

提高價格

當伊馬替尼在 2001 年推出時，每年的成本為 26,400 美元。確實是高昂的價格，但它真的是一種神奇的藥物，值得每一分錢。到了 2003 年，全球銷售額已達 47 億美元，成為暢銷藥物，為藥物開發者帶來了巨大、應得的回報。價格（通貨膨脹調整後）在 2005 年開始逐漸上升，每年上漲約 5%。到了 2010 年，價格每年上漲 10%以上的通貨膨脹率。[29] 此外更重要的是，越來越多的病人活得更長時間，進一步增加了公司的收入。對於大型製藥公司來說，這是一個雙重的幸運。

- 更多的慢性骨髓細胞性白血病病人存活＝更多的客戶。
- 更多的客戶＋每位病人更高的價格＝更多的錢。

到了 2016 年，這種奇蹟藥物一年的費用已經超過了 120,000 美元。此時，這種藥物已經在市場上銷售了 15 年。在醫學科學領域，這已經是古老的歷史了，不再是前沿技術，而是醫學院的教材。實際製造成本，即使加上 50%的利潤率，估計也只有每年 216 美元。當新的伊馬替尼競爭對手出現時，價格應該會下降。但奇怪的是，價格卻上漲了。價格競爭的利潤遠不如價格壟斷，所以價格繼續攀升到極高的水平。伊馬替尼的仿製藥柏萊膜衣錠（Dasatinib）的價格比要替換的藥物還要高：這就像是一個價格比真正的 iPhone 還要高的仿冒品。[30] 這對伊馬替尼的價格產生了強大的吸引力：向上。藥物成本僅由付款人（主要是納稅人）可以承擔的負擔限制。

藥物上市後漲價現在已經司空見慣。平均而言，在上市後的 8 年中，不論競爭或效力如何，價格都會根據調整過的通脹率上升 18%。[31] 想像一下，如果蘋果公司每年都以 18% 的漲幅出售原始 iPhone，但沒有任何升級，誰會買新手機呢？沒有人。但癌症患者並沒有這樣奢侈的選擇。因此，價格欺詐已經成為當今癌症治療領域中例行的一部分。

在 1990 年代末期，紫杉醇（Paclitaxel）成為第一款銷售額超過 10 億美元的暢銷抗癌藥物。[32] 到了 2017 年，一種藥物需要達到 25.1 億美元的銷售額才能進入癌症藥物銷售前十名[33]。這就是為什麼癌症藥物在 2017 年最暢銷藥物排行榜上占據了前 5 名中 3 個位置的原因。[34] 2017 年最暢銷的藥物是瑞復美（Revlimid），它是沙利度胺（Thalidomide）的衍生物，銷售額達 81.9 億美元。當一種藥物的費用超過每月 28,000 美元時，實現這樣的銷售額就很容易了。沙利度胺於 1950 年代末期推出，以治療懷孕期間的晨吐而聞名。不幸的是，它在孕婦身上的使用導致胎兒死亡和肢體畸形，並於 1961 年被迫下架。然而，沙利度胺在 1998 年重生，被批准用於治療麻風和更令人興奮的血液癌症之一多發性骨髓瘤的治療。[35]

在 1950 年代，這種藥物只值幾分錢。1998 年，重新問世的沙利度胺每顆售價 6 美元。不過 6 年後，售價就飆漲了近 5 倍，至 29 美元一顆。藥品製造成本微不足道，巴西政府實驗室每顆售價只有 0.07 美元。[36] 在 2000 年之前，癌症藥品的平均年成本還不到 10,000 美元。到了 2005 年，這個數字已經達到了 30,000 到 50,000 美元。

2012 年，13 種新癌症藥品中有 12 種的售價超過每年 100,000 美元。這十二年間十倍的增長遠遠超出了合理範圍。[37]

　　將昂貴的癌症藥物與低療效結合起來，意味著成本效益比率離譜糟糕。一個品質調整生命年普遍能接受的成本（QALY）是 50,000 美元。[38] 子宮頸癌篩檢的每品質調整生命年成本預估成本低於 35,000 美元。[39]

　　伊馬替尼的價格已經開始超過負擔極限，高達 71,000 美元。但是，用於治療轉移性大腸直腸癌的癌瑞格（regorafenib）[40]，每個品質調整生命年成本驚人的高達 900,000 美元。對於大多數消費品來說，價格是品質的一個合理啟示。昂貴的東西通常具有更高的品質。Nike 的鞋通常比一美元店的鞋子更貴且品質更高。但這並不適用於癌症藥物，因為高價藥物不一定比便宜藥物更有效。[41] 許多昂貴的藥物甚至可能根本不起作用。當藥物成本是美國個人破產的最大原因時，這顯然是一個巨大的問題。[42]

輸掉戰爭

　　「癌症範式 2.0」已經跌到谷底。癌症仍然是無敵的，情況看起來十分黯淡。數十年來投入數百萬的癌症研究經費創造了許多新藥，其中有些確實很好，但大部分效果微弱，卻極其昂貴。效益勉強及格，毒性高，成本更高。這些藥物並不是特別有用，但卻特別有利可圖。沒有新藥、使用替代指標以及日益高漲的藥價，這就是你輸掉癌症之戰的方式。但黎明前總是最黑暗的一刻。

PART
03

轉化

——

癌症範式 3.0

第 **10** 章

種子與土壤

英國外科醫生史蒂芬・佩吉特（Stephen Paget，1855 ～ 1926）
首次將癌症比作種子。他於 1889 年寫道：「『種子』被四處傳播，
但只有在落在適宜的土壤上才能生根發芽。」❶ 植物在種子、土壤
和生長條件都適宜的情況下才能成長。如果任何一個因素不對勁，
植物就不會生長。癌細胞也是充滿惡性潛力的種子，但如果沒有適
當的土壤，它們很少會生長。沒有種子，無論土壤或條件如何，植
物都不會生長。在黏土中種植有活力的種子也不會生長。即使在適
當的土壤中種植有活力的種子，但在缺乏足夠的光線和水分的情況
下仍然無法生長。您必須有正確的種子、正確的土壤和正確的環境
條件。癌症也是一個種子，在正確的土壤和條件下茁壯成長。不幸
的是，到目前為止，癌症研究幾乎專注於種子（基因突變），而忽
略了土壤和條件。

再來考慮另一個例子。世界上一些最優秀的冰球選手來自加拿
大，一些最優秀的籃球選手來自美國。如果我們只關注這些環境中的
「種子」，我們可能會假設加拿大人和美國人具有基因上的不同特
徵：一種是「冰球」基因，另一種是「籃球」基因。這顯然是不正確
的。不同的技能和成就差異很大程度上是由不同的環境和文化所造成
的。將「土壤」問題僅僅視為「種子」問題是一個重大錯誤。

子宮頸癌的基因相較於人類乳突病毒（HPV）的存在，重要性遠不如後者。肺癌的基因相較於吸菸習慣的影響，重要性遠不如後者。乳癌的基因相較於日本和美國的生活方式差異，重要性遠不如後者。間皮瘤的基因相較於環境中的石棉存在，重要性遠不如後者。胃癌的基因相較於幽門螺旋桿菌陽性測試，重要性遠不如後者。當然，類似的清單還有很多。我們對於癌症病因的許多認識都是從觀察土壤問題（環境因素）而非種子問題（基因）而來。

然而，體細胞突變理論聚焦於「種子」問題。在某些罕見的情況下，種子是癌症中最重要的因素是正確的。異常的費城染色體是慢性骨髓性白血病的主要原因，使用伊馬替尼修復基因種子問題可以很大程度上治癒這種疾病。患者吸菸、感染病毒或從日本搬到美國並不重要，如果你有費城染色體，你很可能會患上慢性骨髓性白血病。不幸的是，這些癌症是例外而非一般規則。對於大多數癌症而言，僅研究種子並不能幫助你了解為什麼它會生長。

如果一位日本女性移居美國，她患乳癌的風險在兩代人內大致會增加 3 倍。基因種子是相同的，但土壤不同。儘管這個信息令人震驚，但它也賦予了我們權力：這意味著如果我們能夠理解乳癌所需的土壤類型，我們可以通過飲食和生活方式的改變，主要是通過修改環境，將潛在風險降低三分之一。這是一個令人難以置信的機會，因為這意味著我們的基因並不是我們的命運。

表觀基因

專門研究環境如何改變生物體而不對其 DNA 進行改變的新興

領域稱為表觀遺傳學。表觀遺傳學一詞源自希臘字首 epi-，意為「在……之上」或「超越」。基因調控發生在 DNA 之上的水準，因此得名表觀遺傳學。表觀遺傳學不關注編碼到 DNA 中的基因變化或突變，而是關注這些基因是否表現。表觀遺傳學影響基因的包裝而不是基因本身。詳細的過程超出了本書的範圍，但簡單來說，表觀遺傳學變化的主要機制之一稱為 DNA 甲基化。腫瘤抑制基因的 DNA 甲基化變化可以使這些基因失去表達[2]，這有利於生長和癌症。這種基因表達的變化，因此對癌症風險產生影響，發生在沒有任何基因突變的情況下。

想像一首歌的樂譜。音符提供了一個藍圖，但你可以附加漸強、漸弱和其他演奏指示，以幾百種方式改變它。同一個樂譜可以演奏出非常不同的歌曲。一首披頭四的歌如果由史密斯飛船演唱，聽起來完全不同。對於基因而言，基因的 DNA 序列提供了藍圖，但環境可以以百種方式改變基因的表達，而不需要對底層的藍圖進行任何更改。然而，基因突變是一種永久性的改變，就像在樂譜中插入或刪除音符一樣。許多環境因素，例如飲食和運動，可以影響基因表達。表觀遺傳學推翻了舊的教條，即遺傳密碼是細胞基因表達和功能的關鍵決定因素。基因的包裝可能與基因本身一樣重要，甚至更重要，而這些表觀遺傳學變化主要受環境因素的影響。

這種現象明顯挑戰了舊的體細胞突變理論模型，該模型僅關注基因突變。如果基因本身沒有改變，那麼以高昂的代價解密潛在的基因編碼對於研究的用處是有限的。當《癌症基因組圖譜》（TCGA）的工作開始時，已經廣泛知曉 DNA 甲基化的變化對某些癌症的發展至關重要。[3] 許多已知的致癌物質被認為是通過表觀遺傳途徑來作用。在大腸直腸癌中，高達 10%的蛋白質編碼基因與正常的結腸細胞有不同的甲基化模式，強調了表觀遺傳學的作用。❹

　　這代表了從體細胞突變理論大幅轉變的情況。癌症的發展取決於內在基因突變和外在環境的選擇壓力。這並不減少擁有正確的種子的重要性，而是增強了我們對於癌症生長的理解，包括土壤的作用。環境對最能生存的「種子」施加自然選擇壓力。癌症可能會綻放或保持休眠狀態，這取決於身體狀態。

　　這個新範式提供了更細緻的理解，關於癌細胞如何與它們的環境互動，以產生臨床意義上的癌症。環境選擇某些種子茁壯成長，而讓其他種子凋零。❺ 是什麼驅使了這種選擇？這才是真正的問題（見圖 10.1）。

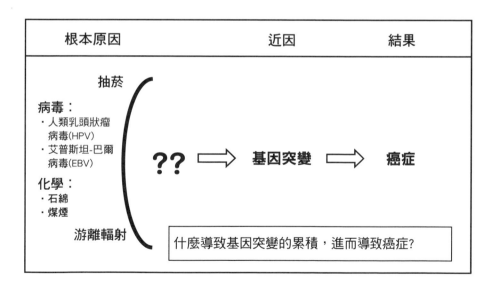

圖 10.1

發展新範式

2009 年，國家癌症研究所（NCI）採取了非典型的舉措，超越了預期的研究人員範疇，向其他科學家尋求在抗癌戰爭中的幫助。這次呼籲不是面向癌症生物學家或癌症研究人員，而是向理論物理學家保羅·戴維斯（Paul Davies）和宇宙生物學家查理·萊恩韋伯（Charley Lineweaver）發出的。他們沒有關於癌症的先驗知識，更重要的是，他們沒有預設觀念，將引領我們對癌症理解的下一章。**6**

國家癌症研究所明智地意識到，資助同樣的研究人員只會得到相同的、乏味的，且最終並不是非常有用的答案。但是物理學家可以對癌症問題提供全新的觀點，或許可以將研究引向更具生產力的方向。國家癌症研究所計畫的負責人拉里·長原（Larry Nagahara）明智地指出，物理學家會對癌症提出哪些問題可能有助於「揭示癌症作為一種疾病如何發展」的問題。當國王所有的人馬都不能針對癌症問題找出新解決方案，也許是時候向國王團隊以外的人尋求幫助。國家癌症研究所為十二個物理科學——腫瘤學中心提供了每個 1,500 萬美元的資金，以研究癌症的起源和治療問題。

為什麼從其他領域引進科學家研究癌症這件事這麼重要？醫生和醫學研究人員遵循「以證據為基礎的醫學」原則。現狀被認為是根本正確的，改變這種理解需要許多同行評審的研究，這些研究往往需要幾十年和數百萬美元的投資，因此進展非常緩慢。即使患者死亡，疾病的舊範式仍然存在。

例如，在 1960 年代，許多人懷疑二手菸會引起與吸菸本身相同的疾病：肺部疾病和癌症。這是非常明顯和合乎邏輯的，但是如果沒有來自同行評審的研究證據，這只是一個假設而已。因此，需要數十年的研究和數百萬美元的投資才能證明二手菸確實是危險的，才會實施一些看似合理的措施。

直到 1988 年才禁止在飛機上吸菸。吸菸會引起癌症，但數十年來，我們讓有毒、致癌的二手菸在飛機上流通到所有乘客。餐廳設有禁菸區，好像這樣可以神奇地保護餐廳另一邊的顧客免受有害煙霧的傷害。這就是以證據為基礎的醫學工作方式：積極捍衛現狀，反對新思想。沿途的每一步，通向真相的道路都鋪滿了數十年的爭論和對「看到證據」的要求。迫使菸草公司證明二手菸是安全的，比迫使醫學研究人員證明它是有害更明智。但是因為現狀認為二手菸是安全的，所以研究人員必須證明其危害性。

在營養學中，1970 年代制定的指南建議美國人嚴格限制所有脂肪攝入，並增加碳水化合物攝入。美國農業部（USDA）於 1992 年發布的最初的食物金字塔建議美國人每天從麵包、穀類、米飯和義大利麵類食品中食用 6 到 11 份。使用的圖像包括白麵包、義大利麵和餅乾等「健康」食品的照片。由於錯誤的脂肪擔憂，美國農業部還建議美國人適量食用牛油果、鮭魚、堅果和橄欖油。

由於實證醫學非常強烈地捍衛現狀，所以需要幾十年的時間才能使這些天然食品變得可接受，甚至被視為健康食品。即使最初的飲食指南是根據錯誤的科學證據制定的，任何對它們的修改都必須經過數百萬美元的研究嚴格證明。由於人類已經安全地食用酪梨和橄欖油數個世紀，所以強迫研究人員證明如橄欖油等傳統食品是有害，而不是證明它們是安全的，這將是更明智的選擇。

癌症醫學也不例外。一旦細胞突變理論的基因範式確立，它就被視為神聖不可侵犯。即使大量反對細胞突變理論作為癌症範式的證據排山倒海而來，研究人員仍像是溺水的人般抓住救生筏一樣堅持它。醫學研究堅持要求所有科學期刊中的新文章經過其他科學家的審查，在出版前進行修改或拒絕發表。激進的新思想常常立即被拒絕，從未見過天日。同儕審查是尋求共識，研究人員認為這是真相。這確保了舊觀點的存在，以及新思想的被抑制。

物理學的運作方式不同。你可以從一個經典的理論，如牛頓的三大運動定律開始，但是當你發現一個異常現象，例如光的波粒二象性，那麼你必須提出一個不同的理論來解釋它。即使你無法證明能量的量子存在，如果新理論比原理論更好地解釋已知的事實和異常發現，那麼它就會取代原理論。因此，一位瑞士專利職員阿爾伯特‧愛因斯坦（Albert Einstein）能夠在實際證據出現之前，為他的廣義相對論和特殊相對論的激進理論找到支持。物理學總是在評估新理論，而醫學總是在尋找拒絕它們的理由。

物理學也接納異常現象，因為科學只能透過解釋異常現象而前進。美國偉大的物理學家理查德‧費曼（Richard Feynman）曾說過：「不合適的事物才是最有趣的，不符合你預期的部分。」然而醫學卻拒絕異常現象。如果共識是癌症是由基因突變引起的，任何異常的數據都可以被方便地忽略。

在同行評審的過程中，不容許異議存在。只有當其他科學家同意時，新理論才會被發表。在物理學中，你的理論只有在能解釋已知的觀察結果時才是好的；在醫學上，只有當其他人也喜歡你的理論時，你的理論才是好的。這解釋了物理學科取得快速進步而醫學研究進展緩慢的原因。當醫學研究已處於完全正確的軌道上時，例如在處理感染方面，醫學研究效果良好；但當處理像癌症這樣病因完全未知的疾病時，醫學研究則會失敗。這可能是由於在醫學領域中失敗理論的代價是失去生命。

物理學以極大的飛躍前進，以量子的形式展現。一個正確的理論，例如愛因斯坦（Einstein）的相對論或尼爾斯‧玻爾（Niels Bohr）的量子理論，可以讓整個領域跨越令人難以置信的距離。相比之下，醫學科學辛苦地一步步前進。這就是為什麼我們花了數十年的時間去譴責所有形式的脂肪，然後又花費數百萬美元的研究費用，來證明一些天然脂肪，如堅果和橄欖油，對我們有益。即使在醫學領域內，也有時會有突破。在心臟疾病方面，新的程序、技術（例如心臟節律器）和藥物在過去 60 年中慢慢地減少了心血管死亡率。但對於癌症來說，情況就不是這樣了。技術領域像子彈列車一樣快速前進；醫學領域則緩慢前進；但癌症依然停滯不前。儘管每年花費數十億美元的研究費用，參加的「為癌症步行」活動比你能走的還多，粉紅絲帶也多不勝數，但仍然沒有多大進展。

2014 年，著名的腫瘤學家羅伯特‧韋恩伯格（Robert Weinberg）指出，即使在 20 世紀 70 年代，癌症研究已經產生了大量數據，「但實際上對於癌症是如何開始並進展到致命結局幾乎沒有任何深刻的見解。」因此，韋恩伯格對於癌症研究的慨嘆是「充滿著偽裝的蔑視」，並且「永遠不要混淆癌症研究與科學！」[7]

當國家癌症研究所找來保羅‧戴維斯博士時，他坦承對癌症沒有任何先備知識。國家癌症研究所對此大為讚賞，因為這正是他們要的。戴維斯專注於星際生物學，從未真正思考過癌症。使他有了自由，可以從也許是兩個最基本的問題開始：什麼是癌症？為什麼它存在？對於這些問題，我們沒有令人滿意的答案。是什麼啟動細胞的癌變轉化？為什麼不是所有的細胞都會變成癌細胞？癌細胞起源於我們自己的細胞，它們是在什麼樣的環境產生和變異？

每個人體細胞幾乎都有可能成為癌細胞，這是一個更深層次關於癌症起源的問題，但卻還未被解決：為什麼人體幾乎每個細胞都可能成為癌症？肺、乳房、胃、結腸、睪丸、子宮、子宮頸、血液細胞、心臟、肝臟、甚至胎兒都可能罹患癌症。幾乎每個細胞在體內都有天生的癌症能力，只有極少數的例外。當然，某些細胞比其他細胞更容易罹患癌症，但實際上，幾乎所有細胞都可能罹患癌症。在過去的四分之一個世紀中，經過艱苦的努力，發現了致癌基因和腫瘤抑制基因，它們都是正常基因的突變。我們身體的每一個細胞都包含了癌症的種子。為什麼會這樣？

癌症的這個謎團更深奧。癌症不僅是一種人類疾病。戴維斯指出：「從一開始就讓我驚訝的是，像癌症這樣普遍和頑固的東西必須是生命本身故事的一個深層部分。果然，癌症幾乎存在於所有多細胞生物中，表明其起源可以追溯到數億年前。」[8]

狗會得癌症、貓會得癌症、老鼠會得癌症，甚至最原始的多細胞生物也會發展出癌症。2014 年，在兩種水螅中發現了癌症。您可能還記得高中生物課上學過水螅，它們是從單細胞生物演化而來的簡單的小型水生生物。[9]

癌症的起源可以追溯到所有多細胞生命本身的起源。對於一個外行的人來說，這似乎是顯而易見的，但對於一個內行的人來說，他所知道的知識成了一種約束。戴維斯敏銳地指出：「癌症非常深刻地融入了多細胞生命的方式中。」[10]

癌症比人類還要古老。在人類進化過程中尋找癌症起源的答案是徒勞的，因為那裡根本就沒有答案。癌症比人類更古老，更基本，與地球上的生命有著密不可分的關係。

大多數醫學研究人員和醫生認為癌症是某種瘋狂的基因錯誤。但對外行人戴維斯來說，癌細胞的行為看起來絕非瘋狂。相反，癌症似乎是一種高度有組織、系統性的生存技巧。癌症能夠存活於人體對它進行的所有攻擊，這並非偶然。癌症能夠存活於現代醫學所施加的所有手段，包括我們藥典中最具破壞性的化療藥物、輻射治療以及最好的手術技術。我們花費數十年時間開發最精確的基因武器，研發出最人性化的抗體，但癌症仍然不屈不撓。這不是隨機的，它是高度有組織的。我們認為癌症像小丑一樣瘋狂，但實際上它更像雷克斯・路瑟（Lex Luthor）：邪惡而聰明。

癌症必須發展並協調許多「超級能力」，才能存活下來。它能生長、不朽、移動，並使用瓦氏效應。所有這些神奇的特質是否只是偶然地恰好在確切的地點和時間集中在一起呢？這就像把一堆磚塊扔到空中，然後它們恰好落在形成房子的形狀上一樣不可能。此外，這樣的偶然事故如何發生在身體的每個細胞中，每個已知存在的多細胞生物中呢？如果某些事物看起來「愚蠢但可行（存活）」，那麼根據它的定義，它就不是愚蠢的。然而，我們將癌症視為一些隨機的、愚蠢的基因錯誤的集合。是的，的確有一些愚蠢的事情正在發生，但那不是癌症的錯。

僅從癌症的基因學角度來看是一種「荒謬的簡化論」，這種方法已經失敗了。我們只看到了樹木，卻忽略了森林，但是一個新的範式正在形成，將為癌症的起源帶來全新的洞見。

第 **11** 章

生命起源與癌症起源

　　對於其他星球上的生命，宇宙學家保羅・戴維斯習慣思考，他想知道癌症如何融入地球生命的故事中。他認為，因為癌症和多細胞生命一樣古老，所以癌症的起源必須源自生命的起源。因此，讓我們退後一步。地球上的生命如何演化？

　　據估計，地球上的生命始於約 38 億年前，可能是地球形成後 7.5 億年。❶ 簡單的有機分子可能會在地球早期大氣中自發形成。斯坦利・米勒（Stanley Miller）在 1950 年代進行的著名實驗顯示，對氫氣、氨氣和水的混合物進行電放電模擬早期大氣，可以產生簡單的氨基酸。但這些有機分子還不是細胞。

　　最早的細胞是由自我複製的分子核糖核酸（RNA）被一種叫做磷脂雙層膜的膜所包覆而創造出來的，這種膜至今仍是所有現代人類細胞膜的基礎。這個雙層膜保護了 RNA 不受外部惡劣環境的影響，使其得以自我複製。這些早期的細胞生活在營養素的海洋中，從環境中直接獲得食物和能量。只要有營養素，它們就能生存下來，但它們總是處於滅絕的邊緣。

　　生命的首要指令，即使在進化的早期階段，也是複製。生殖需要生長、細胞能量產生以及能夠移動以找到更有利的環境。即使是病毒，這些非有意識的核酸片段，它們跨越了生命定義的邊界，但也具有生物必要的複製需求。它們可能不完全是生命，但是它們被編程為複製並需要寄生在宿主細胞上才能完成。

原核生物是從原始湖泊中進化而來的最早、最簡單的生物。它們需要另外 10 億到 15 億年的時間才演化成為更複雜的真核生物，其中包含了像細胞核和細胞器這樣的組織特徵。細胞核負責攜帶所有必要的基因進行繁殖。胞器（字面上是迷你器官）是亞細胞結構，允許隔離必要的特定功能，例如蛋白質生產和能量產生。

細胞器稱為粒線體，為細胞產生能量。與其他細胞器不同，粒線體被認為起源於單獨的原核細胞。隨著早期真核細胞變得更加複雜，粒線體發現它們可以在這些細胞內生活，形成互惠關係。粒線體在細胞內受到保護，而作為回報，它們產生以三磷酸腺苷（ATP）形式的能量。這種關係隨著時間的推移而演化，今天，彼此不能生存。除了紅血球外，粒線體存在於所有哺乳動物細胞中。

粒線體擁有自己獨特的 DNA，反映了它們作為獨立細胞的起源。儘管通過氧化磷酸化反應產生 ATP 被認為是它們的主要功能，但粒線體也是細胞凋亡的關鍵調節因子，後者是一種受控制的細胞死亡方法。在地球歷史的早期，即前寒武紀時期，大氣層中幾乎沒有氧氣，大多數細胞都是無氧發酵生成能量。隨著光合生物從陽光和二氧化碳中產生氧氣作為一種廢物的出現，地球的大氣層開始變化，氧氣慢慢累積。

這對早期的其他細胞來說是一個大問題，因為氧氣如果處理不當就會有毒。我們的身體為此包括了強大的抗氧化防禦。粒線體利用這個氧氣，通過氧化磷酸化代謝葡萄糖。這種方式產生 ATP 的效率更高，同時也中和了一部分有毒的氧氣。因此，現代哺乳動物細胞擁有進行有氧（氧化磷酸化）和無氧（糖解）能量生產的功能通路，比例根據能量需求而變化。

從簡單的原核細胞轉變為更複雜的真核細胞，擁有專門的器官和粒線體，是一個巨大的進化飛躍。原生動物（例如酵母菌）是單細胞真核生物，但它們比細菌更加複雜和龐大。在地球生命歷史的前半段，所有生物都是單細胞生物。下一個重大的進化障礙是多細胞化。

多細胞化的進化飛躍

單細胞生物是自私的生物，它們獨自生活、成長、繁殖，幾乎所有事情都是由它們自己完成。它們沒有需要幫助的對象，也沒有人可以幫助它們。它們的主要指令是自身的生存和繁殖。為了成功，單細胞生物與周圍的細胞競爭資源。但是，合作的細胞比獨立工作的細胞具有巨大的優勢。大約 17 億年前，多細胞生物進化出現，可能最初是由單細胞真核生物形成的簡單聚集體或群落。隨著時間的推移，細胞之間的互惠合作允許了分工，進而導致真正的多細胞生物的出現。

分工、劃分勞動、以及細胞間的通訊使得這些生物變得更大、更複雜、並具有比簡單的單細胞生物更高的能力。人體內包含超過兩百種這些專門化的細胞，被廣泛分為 5 類：上皮組織、結締組織、血液、神經組織以及肌肉。

但是這種新的複雜性需要新的多細胞協作規則。當個體細胞聚集在一起時，它們必須像城市中的個人一樣學會共同生活和工作。

單細胞生物就像是一個人獨自生活在森林裡。他可以隨心所欲地做任何事情，沒有其他人在身邊關心。他可以整天赤裸著走來走去。而多細胞生物就像是大型、人口稠密的城市，必須有規則來管理可接受的行為，赤裸著到處走動的人可能會被逮捕。眾人的需求大於個人的需求。為了犧牲一些個人自由，社會允許分工、勞動分配和溝通。這種增加的複雜性使城市和國家能夠主宰它們的環境。

一個多人城市或多細胞有機體會優先做出有利於整體的決策。在城市中，有些個體會為了其他人的利益而犧牲，例如士兵、消防員和警察。在多細胞有機體中，例如免疫系統中的白血球，可能會為了整個有機體中的許多細胞的利益而犧牲。如果細胞要一起生存和工作，則必須遵守嚴格的合作和協調規則。單細胞和多細胞有機體的優先順序發生了顯著變化。單細胞有機體會與其他細胞競爭以獲取自己的利益。多細胞有機體會與其他細胞合作，以使構成有機體的所有細胞都受益。多細胞有機體會與其他有機體競爭獲取食物，但在細胞層面上，該有機體內的所有細胞都會合作。（參見圖11.1）

	單細胞生物 個人	多細胞生物 多人城市
優先順序	個體	整個生物／城市
操作模式	競爭	合作

圖 11.1

單細胞和多細胞生物之間的這些細胞層面的差異，以幾種重要的方式表現出來：生長、不朽性、移動和糖解作用。

生長

單細胞生物會不惜一切地生長和複製。這是它們在生命中的全部目的，也是它們的預設狀態。在培養皿中的細菌或麵包中的酵母菌會一直努力生長和繁殖，直到資源耗盡為止。

相比之下，多細胞生物通過促進生長的基因（致癌基因）和抑制生長的基因（腫瘤抑制基因）對生長進行嚴格控制。細胞只有在被告知在正確的位置和正確的時間生長時才能生長。肝細胞不能在您鼻子的尖端生長。此外，肝細胞不能生長到冰箱的大小；這會影響與其相鄰的肺。良好的隔板可使鄰居和睦相處。**這確保整個生物的福祉，而不是個別細胞的福祉。**

同樣地，單人和多人城市在其對待生長的方式上存在重大差異。獨自在森林中生存的人沒有生長的限制，他可以建造他想要的任何大小和任何位置的房子，生長通常是好的。

相較之下，城市對生長進行嚴格控制，您不能在鄰居的財產上隨便建造小屋。有規則確保合作。生長通常是不好的，因為可用的空間有限。如果您生長，將會以鄰居為代價。整個城市的增長是好的，但如果城市本身不擴展，城市內的人口增長就是不好的。

不朽性

單細胞生物是不朽的，因為它們可以無限複製。像酵母這樣的單細胞生物可以無限分裂，沒有限制。例如，有些酸麵團酵母起始劑已經超過一百年，仍然用於製作麵包。❷ 只要條件合適，酵母就可以無限生長和複製，這條酵母線是不朽的。多細胞生物中的細胞系不能永遠存活。每次細胞複製時，它們的端粒會變短一點，當它們達到一定長度時，細胞就無法再分裂了。此時，細胞系已經進入衰老階段，過多分裂的老化細胞注定會通過細胞凋亡死亡。一旦它們超過了有用的生命期，它們就會被清除，以造福整個生物體。

獨自生活在森林裡的生存者可以隨心所欲地保留他的房子，即使屋頂漏水，牆壁即將倒塌。在城市中，當房子變得太老舊時，它們會被判定為危險，並被拆除，以免其他人受到傷害。眾人的需求優先於個人的需求。

移動

移動是單細胞生物的自然狀態。它們沒有特定的義務停留在任何特定的地方。它們四處移動，以尋找最有利的環境。細菌已經進化出許多壯觀的移動方式。有些細菌使用一種叫做鞭毛的細胞器，這是一個長的結構，起著螺旋槳的作用。其他細菌使用一種叫做第四型鞭毛的細胞器，實現了抖動和滑動運動。

而單細胞生物還利用被動移動的優勢。例如，當條件不利時，酵母進入一種被稱為孢子的休眠狀態，這些孢子可以被風吹走和散布。

有些孢子會找到有利的生長環境，重新活化並繁殖，而其他孢子則不會，它們將繼續處於休眠狀態。例如，烘焙酵母可以在小塑料袋中保存多年，在置於溫水中時仍能重新活化。

能夠移動對單細胞生物的生存尤為有利，因為它們極大地依賴於環境來提供所需的資源。在同一位置停留的酵母可能會耗盡其資源而死亡。能夠移動意味著它可以在其他地方找到更豐富的資源以繁殖生存。

相比之下，多細胞生物必須確保它們的細胞保持固定在它們適當的位置並且不會四處移動。細胞相互作用並且相互依賴，因此它們必須在適當的時間到適當的地方。肝臟依賴肺細胞收集氧氣，而整個身體則依賴肝臟對血液進行解毒。為了使這個過程運作正常，所有細胞都必須處於正確的位置。肺細胞不能隨便進入血液並搭乘列車到市區去和肝臟共處。多細胞生物已經演化出了稱為黏附分子的複雜系統，以將細胞固定在它們適當的位置上。

單細胞生物的預設狀態是移動，而多細胞生物的細胞預設狀態是靜止。移動發生在整個生物的層級上，而不是個別細胞的層級上。生物會四處移動，但是生物體內的細胞並不會移動。

一個在野外獨居的人可以移動到他想去的任何地方。如果某個地方的條件好，他可能會留下來。如果不好，他可以移動到更好的位置。早期的人類部落經常是遊牧的，漫遊在鄉村尋找食物並逃避敵人。但是一個住在紐約市的人不能隨意移動到他想去的任何地方。他不能進入其他人的房子。這是生活在社會中的眾多規則之一。

糖解作用

能量產生分三個階段演化而來：糖解、光合作用和氧化代謝。地球早期的大氣成分缺乏氧氣（厭氧狀態），因此最早演化出的能量產生方式是糖解。此過程分解葡萄糖分子以產生兩個 ATP 和兩個乳酸分子，並不需要氧氣。所有現代人類的細胞都有進行糖解的能力。

能量轉換的下一個重大演化步驟是光合作用，大約在三十億年前出現。光合作用細菌的大量繁殖導致大氣中氧氣的積累。

增加的氧氣可用於第三種主要的能量產生方式：使用粒線體的氧化磷酸化，簡稱 OxPhos。氧化磷酸化將葡萄糖與氧氣一起燃燒，每個葡萄糖可以提供 36 個 ATP，相比於糖解作用產生的 2 個 ATP，這是一個巨大的提升。當氧氣存在時，現代人類的細胞幾乎普遍使用氧化磷酸化。雖然大多數單細胞生物使用更原始的糖解作用，但大多數真核細胞使用氧化磷酸化。因此，總結來說，單細胞生物與多細胞生物的主要特點有以下四點：

1. 它們會成長。
2. 它們是不朽的。
3. 它們可以移動。
4. 它們使用糖解作用（也稱為瓦氏效應）。

這個清單看起來很熟悉嗎？應該是的，因為這恰好是癌症的四大特徵的清單！（參見圖 11.2）這絕不是巧合。癌症的特徵也是單細胞生物的特徵。癌症細胞是來自於多細胞生物體內的細胞，但它們的行為與單細胞生物的行為非常相似。

癌症特徵	單細胞生物	多細胞生物
生長	是	否
不朽	是	否
移動	是	否
糖解（瓦氏效應）	是	否

圖 11.2

　　癌細胞與正常細胞的區別正是像單細胞生物與多細胞生物的細胞之間的差異一樣。這就像美國大學入學測試考試題目的答案一樣：癌細胞與正常細胞的關係，就像單細胞生物與多細胞生物的細胞之間的關係。從這個角度來看，我們可以看到癌細胞和單細胞生物之間的更多相似之處。

專業化

　　一個獨自在森林中生活的人必須執行所有生存的任務：收集食物、狩獵、保護自己、縫製衣服等。如果他唯一的技能是執行稅務審核，他將無法長久生存。社會使人們可以專業化：農民、獵人、麵包師、商人等。合作和協調可以提高效率，這種增加的複雜性最終使人類能夠到達外太空、建造超級電腦並征服原子。但專業化的好處也伴隨著其他功能的代價。

　　單細胞生物只能依賴自己來執行生命所需的所有功能，因此無法專門從事單一的功能。對癌細胞的顯微鏡描述表明它們是原始的或未分化的（專業化程度較低）。隨著癌症的進展，細胞在外觀上變得更加原始，逐漸失去「更高級」的專業化功能。

「逆行性生長」這個術語，源自希臘文的 ana（意為「向後」）和 plasis（意為「形成」），通常被用來形容癌細胞。癌細胞似乎在進化上向後退步。

這在血液癌症，如急性骨髓性白血病（AML）中最為明顯。正常骨髓會產生未成熟的白血球和紅血球（被稱為芽母細胞）。當它們成熟後，它們就會釋放到血液中。這些芽母細胞通常只占骨髓的不到 5%，而且在血液中也不會出現。急性骨髓性白血病的定義是骨髓中存在超過 20% 未成熟的芽母細胞，它們通常也出現在血液中，這是一個不祥的徵兆。癌症進展是朝著不發達、原始、較少特化的細胞形式移動。

癌症轉變成純粹的生殖和生長，而不再專注於特定的功能。正常的乳房細胞專門在需要時產生乳汁。相對地，乳腺癌細胞主要關注的不是乳汁的產生，而是更多的乳腺癌細胞的生長。大腸直腸癌細胞不再關注營養的吸收，而主要關注自身的生長和複製。

相反地，多細胞生物允許勞動分工和結構功能的專門化。這種增加的大小和複雜性使其能夠支配其環境。肝細胞專門化，功能效率更高。但它們變得如此專門化，以至於無法獨立生存。你可以把一些細菌放在地上，它們可能會繁榮。但把一塊肝臟放在地上，它肯定會死亡。

自主性

　　在樹林中的唯一倖存者擁有完全的自主權。住在紐約市的那個人必須遵守許多規則和法律。

　　他必須繳納稅款；他必須遵守他的公寓守則；他必須遵守社會規範。單細胞生物是自己的老闆，擁有完全的自主權。癌細胞也是如此，它們不遵循規則。乳腺癌細胞不會尊重乳房的邊界，而會轉移到其他器官。乳腺癌細胞不會對大腦或賀爾蒙或身體使用的任何其他正常控制方法做出反應。乳腺癌細胞為了自己的利益而生長，而不是為了有機體的利益。

　　在多細胞生物中，個別的細胞必須完全按照指示行事。賀爾蒙攜帶詳細的指示，告訴細胞該怎麼做。如果胰島素濃度高，細胞就不能拒絕葡萄糖進入，它們沒有自主權。細胞在整個有機體之外不存在。你的肺不會在晚上翻找冰箱。在遛狗的時候，我們不會停下來跟鄰居的肝臟打招呼。你也不會對腎臟喊叫要把馬桶座位放下來。

摧毀宿主

　　孤獨的倖存者可能會或可能不會關心周圍的環境。他可能會把垃圾倒進河裡，讓它被帶走，成為別人的問題。然而，城市會仔細管理當地的環境，垃圾必須放置在特定的地方，你不能開車在鄰居精心修剪的草坪上行駛。單細胞生物則不用對其周圍環境負責。酵母會盡其所能殺死其細菌鄰居，因為它們是食物和其他資源的競爭對手。亞歷山大‧弗萊明爵士（Sir Alexander Fleming）觀察到青黴菌分泌的一種物質能殺死周圍的所有細菌。這促成了世界上第一個現代抗生素——青黴素的發現。

　　就像單細胞生物一樣，癌細胞是局部具有破壞性的。癌細胞會以其鄰居為代價生長，摧毀周圍的任何組織。對於其鄰居來說越糟糕，對於癌細胞來說可能就越好。癌症就像那個刻意開著皮卡車在鄰居草坪上亂駛的人。競爭可以包括讓自己變得更好或讓競爭對手變得更差，這兩種策略都有效，歡迎來到這個生存競爭激烈的世界。就像在社會中一樣，多細胞生物中的細胞必須成為良好的鄰居。多細胞生物必須維持細胞外環境（稱為細胞外基質），以免損害其鄰居。例如，正常的肝細胞不能只是把它們的廢棄物傾倒到肺部的後院旁邊；正常的乳腺細胞也不能開始破壞鄰近的皮膚細胞。

指數增長

　　單細胞生物通過分裂成兩個子細胞來生長。如果資源充足，每一代都會成倍增長，導致非常快速的指數增長。這種指數增長是癌症的典型特徵，但不是多細胞動物中的細胞所擁有的。例如，成年肝臟的大小基本保持不變，因為數百萬個新肝細胞的產生與同等數量的死亡細胞相平衡。如前所述，多細胞生物對於細胞增長保持嚴格的控制，不允許不受限制的人口擴張。

入侵新環境

　　單細胞生物通常會入侵和利用新環境，以不斷尋找更多的食物。

在一片麵包上生長的酵母菌會繼續擴散，直到覆蓋整個麵包片。

癌症，就像單細胞生物一樣，無處不在地入侵，可以在轉移過程中在新環境中殖民。乳腺癌細胞可以在肝臟中存活，肺癌細胞可以在大腦中存活。感染也常被說成是轉移的，一個感染可能起源於腎臟，通過血液傳播，感染到心臟瓣膜。這些轉移性感染通常也是致命的。多細胞生物內的細胞保持著清晰的界限；它們無法在指定區域之外存活。正常的乳腺細胞不能在肝臟中生存，因為那是一個完全陌生的環境。肺細胞也無法在大腦中生存。

爭奪資源

單細胞生物會激烈地競爭資源，每個細菌都是為自己而戰。抓住足夠食物的細胞將生存下來繁殖，那些沒有足夠食物的細胞將會死亡。癌症同樣會直接爭奪資源，並不考慮其他人的最終利益。癌細胞會盡可能地利用所有葡萄糖，即使必須剝奪正常細胞的糖分。由於癌細胞猛烈攝食，癌症患者通常會失去極大量的肌肉和脂肪。這個在大多數晚期癌症中很常見的過程被稱為癌症惡病質。

多細胞生物的細胞並不直接為糖等資源而相互競爭。當資源短缺時，有明確的分配規則。例如，在飢餓時期，月經和生殖能力會暫停，毛髮生長減慢，指甲變脆。資源匱乏時，會傾向於維護生命的有機體，有些個體細胞可能會被犧牲。相對多餘的細胞會進行細胞凋亡。

基因不穩定性

遺傳變異讓一個物種在不可預測的環境中進化和生存。單細胞生物進行無性繁殖，分裂成兩個與母細胞基因完全相同的子細胞。如果基因完全精確複製，就不會有任何遺傳變異。為了創造基因多樣性，單細胞生物必須發生突變。

微生物常會在壓力下使用複雜的機制❸（例如染色體數目異常、偏移鏈錯配、聚合酶錯配、基因放大、在同源性之間有不精確的錯配與不對應的修復和重組）來提高遺傳突變率。❹ 這些過程聽起來很複雜，因為它們確實很複雜。重點是，需要是發明之母：單細胞生物在需要時會尋找增加突變率的方法。

癌症也是充滿基因突變的疾病，這一點已被非常仔細地指出。癌症幾乎比任何東西都容易基因突變。基因突變是癌症的標誌之一，也是一個基礎能力，使癌症成為了癌症。對於單細胞生物和癌細胞而言，突變能力是一件好事；對於多細胞生物而言，這是一件壞事。

多細胞生物通過有性生殖來產生基因變異，混合父母基因，但即使不同的基因組合在一起，也會更傾向於基因組穩定。細胞之間高度相互依賴，一個細胞的突變通常會對其他細胞產生不良影響。如果肺細胞發生突變並且不能正常運作，它會對身體的其餘部分產生不良影響。激素途徑中的一個突變可能會損壞另一個並產生連鎖反應。因此，多細胞生物進化出 DNA 修復機制，以減緩自然突變率。

癌症細胞層次	多細胞生物	癌症細胞	單細胞生物
優先順序	組織	細胞	細胞
操作模式	合作	競爭	競爭
生長	否	是	是
不朽	否	是	是
移動	否	是	是
糖解（瓦氏效應）	否	是	是
去特異化	否	是	是
自主	否	是	是
摧毀宿主	否	是	是
指數生長	否	是	是
入侵／新環境	否	是	是
競爭資源	否	是	是
基因不穩定性	否	是	是

圖 11.3

突變使得單細胞生物能夠產生基因變異以應對環境的不穩定性。多細胞生物的細胞不需要應對環境的不穩定性，因為環境條件相對穩定。周圍液體的離子組成在非常嚴格的限制之內，體溫相對穩定（參見圖 11.3）。

特徵	感染	癌症	心臟病
入侵組織？	是	是	否
轉移？	是	是	否
發展抗性？	是	是	否
發展基因突變？	是	是	否
細胞演化？	是	是	否
分泌？	是	是	否

圖 11.4

　　這種癌症作為一種入侵的原生動物的範式，解釋了為什麼癌症更像感染，而不是其他人類疾病，例如心臟病。

演化範式

　　癌症起源於多細胞生物的細胞，但其行為與單細胞生物完全相同。這是一個非常壯觀和新穎的發現。終於，我們對於這個古老問題「什麼是癌症？」有了新的答案。從癌症範例 2.0 傳統答案中，長期以來都是認為癌症是一種隨機累積基因突變的細胞。但戴維斯和其他人看到，癌症的起源在於生命本身的起源。癌症是一種單細胞生物，這是不可思議的。多細胞生命是關於合作，單細胞生命是關於競爭（參見圖 11.4）。這種回到早期祖先表型的情況稱為返祖現象，即回到早期版本或回到演化的過去。人類文明從互相競爭的小團體進化為一個共同合作的大社會。

這種增加的大小、複雜性和專門性使城市能夠主宰。同樣地，地球上的生命從單細胞進化為多細胞。增加的大小、複雜性和專門化使多細胞生物（例如人類）能夠主宰（參見圖 11.5）。癌症就像《瘋狂麥斯》中的末世世界，小群體的人為資源而互相爭鬥。城市居民和孤獨的林中生存者可能看起來完全不同，但實際上，他們很相似，只是面對不同的情況。在林中，人們相互競爭；在城市中，人們合作。但是，當法律和秩序崩潰時，城市會發生什麼？城市居民會越來越像生存者。問題不僅在於種子，也在於土壤。

癌症範式 3.0

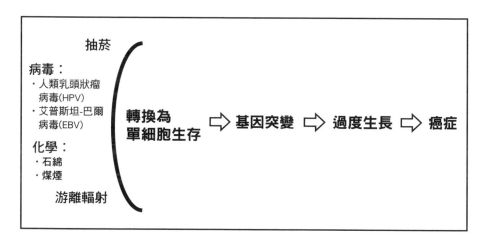

圖 11.5

癌症是多細胞合作的崩潰。當一個在正常運作的社會中的細胞行動像單細胞生物時，就會發生癌變。就像城市有法律一樣，正常細胞有強大的抗癌機制，包括免疫系統的細胞。當這些機制被壓倒，細胞之間的合作規則崩潰，細胞必須回歸到它們原本的編程。當細胞不再遵循規則時，癌細胞只會優先考慮自己的生存。

沒有合作，你就只能競爭或死亡。這種回歸向單細胞狀態對有機體產生了毀滅性的後果。因為所有的多細胞生命都是從單細胞生物進化而來，所有多細胞生命都包含了癌症所需的基本途徑。**因此，癌症的種子就存在於每一個多細胞動物的細胞中**。癌症的起源就在地球上多細胞生命的起源中。

但是，這個原本屬於多細胞社區的細胞如何改變行為成為單細胞生物呢？生物宇宙中只有一股力量有這種力量，那就是進化。

第 **12** 章

腫瘤演化

查爾斯・達爾文（Charles Darwin）在田園詩般的加拉帕戈斯群島研究動物，並在他的 1859 年的著作《物種起源》中記錄了他具有歷史意義的天擇進化理論。根據傳說，達爾文注意到他假定為雀鳥（雀科鳴鳥或唐納雀科）的嘴喙的形狀和大小因鳥類的食物來源而異。有些鳥類有長而尖的喙，非常適合吃水果，而其他鳥類則有較短而粗的喙，非常適合在地面上吃種子。達爾文推斷，尖喙鳥類在水果豐富的地方普遍，而厚喙鳥類在種子豐富的地方普遍，這不可能僅僅是巧合。

他還考慮了另一種鳥，他認定為馴鴿，但實際上可能是一種野鴿。在 1800 年代，鴿子愛好者培育這些鳥類以獲得特定的特徵。如果一個鴿子愛好者想要一隻白色的鴿子，他只會選擇那些顏色非常淺的鴿子，並經過多代繁殖。最終，就會獲得純白色的鴿子。如果一個鴿子愛好者想要一隻帶有巨大羽毛的鳥，他就會選擇那些具有最大羽毛的鳥進行多代選擇繁殖。人工選擇最終會產生具有所需特徵的鳥。不需要知道具體的基因突變，只需要知道選擇的標準即可。

人工選擇已被使用了數千年。為了生產乳牛，最高產乳牛被繁殖了多代。其他牛成為牛肉燉菜。最終，您得到了霍爾斯坦牛（那種熟悉的黑白相間的花紋），可以每天生產高達 30 升的牛奶。不同的基因突變可以產生相同的結果。布朗斯威士牛也是一種出色的乳牛，但其遺傳學與霍爾斯坦不同。這些基因變異體不是隨機突變，而是有特定目標的創造出來的：乳製品生產。

達爾文推論在加拉帕戈斯群島上，同樣的選擇過程也在雀鳥身上發生。他假定有一個自然選擇的過程，而非人為、人造的特定特徵選擇。果實豐盛的地區有利於長嘴喙的鳥類生存，當這些長嘴喙的鳥類交配，會生產更多長嘴喙的鳥類。長、尖喙不是隨機的基因突變（種子），而是環境條件（土壤）的結果：豐富的水果為尖喙突變提供了繁榮的環境，讓尖喙突變在所有可能的喙的形狀中蓬勃發展。如果主要食物來源是種子，則短喙為鳥類帶來優勢。

無論是人工或自然選擇作用，對一個族群的改變有兩個前提：基因多樣性和選擇壓力。如果每隻鳥的喙都一樣，或每頭牛都產出相同的牛奶量，通過自然選擇進行進化就是不可能的，因為所有的選擇都是相同的。沒有自然的優勢或劣勢，自然選擇解釋了某些特徵出現或消失的過程。環境施加選擇壓力以確定哪些基因變化對生存最有利，土壤決定哪些種子會茁壯成長。體細胞突變理論認為癌細胞基因單一，突變是隨機累積的，而不是通過任何選擇過程。這些假設是錯誤的。

腫瘤內異質性

癌症是否包含必要的基因多樣性以允許演化呢？答案是肯定的，這由《癌症基因組圖譜》所示。即使在單個腫瘤塊內，仍存在顯著的基因變異；這被稱為腫瘤內異質性（ITH）。字首 intra 表示「在……

內」，而 heterogeneity 則表示「多樣性的狀態」，因此腫瘤內異質性指的是在單個癌症腫瘤內發現的令人驚訝的基因突變多樣性。[1]

許多具有相似特徵（基本特徵）的腫瘤，在基因層面上差異巨大。[2] 即使在同一個患者的身上，單一腫瘤的不同部位也表現出極大的基因突變差異。[3] 例如，在 2012 年的一項研究中，研究人員對一位患者的單一癌症進行了切片。從同一患者的原發腫瘤和多個轉移部位中取樣了 9 個和 3 個樣本，進行了基因序列比較。雖然體細胞突變理論預測 100% 的基因一致性，但事實卻非如此：只有 37% 的體細胞突變是共享的。癌症不是單一的基因複製，而是包含多種不同的亞複製體。

大多數癌症含有占腫瘤超過 50% 的主導複製體，其餘則包含多個基因型不同的亞複製體族群。有時，在單個腫瘤細胞之間存在驚人的基因差異。在一個個案研究中，主要複製體與亞複製體相比，存在 15,600 個基因突變的差異！[4]

腫瘤不僅在空間上具有基因多樣性，而且在時間上也是如此。[5] 新的突變不斷產生，同時其他突變正在消失。一項研究將復發轉移性乳腺癌的基因組與九年前取得的原始基因組進行了比較。轉移病灶中有 19 個新的突變，原始腫瘤中則沒有。[6] 腫瘤內異質性的基因多樣性是腫瘤演化的關鍵因素，它允許通過分支進化進行自然選擇。

分支式演化

腫瘤是如何演化的？體細胞突變理論認為癌症是線性演化的。癌細胞一次添加一個突變，直到細胞獲得所有必要的基本特徵才能成為癌症。這一理論預測，一個單一的干擾，例如藥物或工程抗體，可以破壞整個鏈條並治癒癌症。這是一個奇幻的故事，但現在已知對於大多數常見的癌症是錯誤的。

腫瘤內異質性允許更強大的分支式演化過程，而不是線性演化。癌症不是沿著單一的鏈條演化，而是沿著多條軌跡演化，就像樹木通過發出多條枝條生長一樣。一個分支的障礙不會阻礙樹木的整體發展，因為其他更有優勢的分支仍然會繼續生長（參見圖12.1）。

考慮一棵靠近圍欄生長的樹。如果這棵樹只有一個分支，它會停止在撞到木製圍欄時生長。

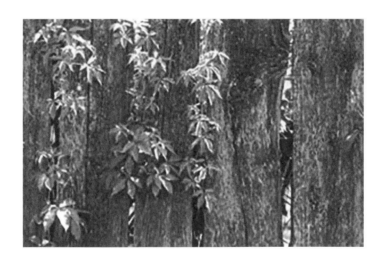

圖 12.1

但因為樹木有多個枝幹，它會透過尋找和利用圍欄中的缺口，幾乎不受阻礙地生長。大多數物種的進化方式都是相似的。例如，達爾文的雀鳥有各種各樣的喙；在某些情況下，長喙更受青睞，而在其他情況下，短喙更受青睞。現在也知道癌症遵循分支式進化。圖 12.2 說明了腫瘤內異質性和分支式進化如何提高存活率。當癌症遇到障礙時，例如施行殺死 99％癌細胞的化療，只需一個癌症的亞複製體存活即可重新填充腫瘤，並允許進化過程繼續。一棵具有多個枝幹的樹只需要一個洞就可以穿過圍欄。

癌細胞族群

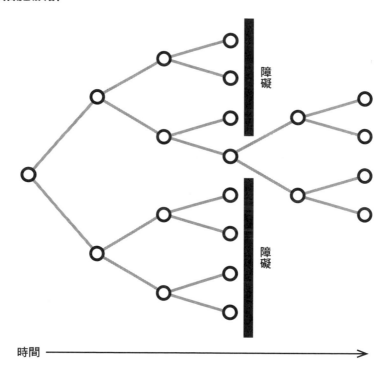

圖 12.2　基因異質性以及癌細胞的支鏈演化使癌症可以適應障礙

最近的研究能夠追蹤癌症患者的進化變化。圖 12.3 說明了隨著時間的推移單一癌症的基因是如何突變及其進化。具體的突變不像注意到癌症突變如同樹枝般進化的方式重要。

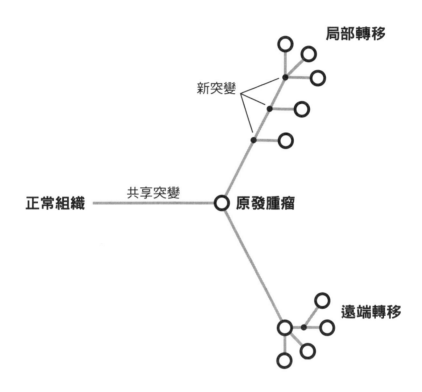

M. Gerlinger et al., "Intratumor Heterogeneity and Branched Evolution Revealed by Multiregion Sequencing," *New England Journal of Medicine* 366 (2012): 883–92.

圖 12.3　癌症隨時間演化呈現支鏈演化的證據

　　從正常組織開始，所有的癌細胞都始於一個單一的共同突變。單一突變被認為是癌症與正常組織偏離的唯一變化。

然而，單一突變只是癌症轉化的開始，而非終點。新的癌症突變從主幹分支出來，隨著時間的推移，越來越多的新分支進化了出來。[7]

當癌細胞遭遇阻礙其生長的問題時，其眾多不同的亞複製體之一可能提供解決方案。該亞複製體可能會繼續增殖成為優勢，而整個腫瘤也會繼續生長。因此，這個障礙物作為選擇壓力的作用。

治療意涵

認識到癌症通過分枝進化在時間和空間上持續演變，是對過去幾十年的癌症正統學說的重大突破。這對於癌症治療有兩個重大的影響，也解釋了腫瘤學缺乏進展的許多原因。

1. 單一標靶治療不太可能成功。
2. 癌症可以進化為對治療產生抗性。

首先，大多數癌症在其基因組中只共享少數基因突變。因此，單一標靶單一突變的藥物不太可能成功治療整個腫瘤。針對個人化醫學來關閉一或兩個癌症突變的夢想現在已經成為事實了。

當然，也有例外情況。在慢性骨髓性白血病和 HER2/neu 陽性乳腺癌中，標靶藥物表現得非常出色。但對於大多數含有數百種突變的癌症來說，這種策略是行不通的。每個基因組不同的癌症部位，包括轉移，都需要數十種不同的藥物。

想像一棵樹。你可以用一斧頭砍斷樹幹，但很難砍整棵樹。如果你剪去側枝，你不太可能阻礙樹的整體生長，因為你是修剪樹而不是砍倒樹。癌症也是一樣。通常樹幹太堅硬了，而目標朝向數百個小的側枝是低效率的。

針對多種突變當作目標的邏輯令人望而生畏。一次腫瘤切片會錯過大多數基因異常。即使您知道所有存在的突變，也需要使用數十種或數百種藥物結合使用，才能影響所有的分枝。「精準」化療的想法是基於線性演化的錯誤假設。而異質性是動態的，隨著時間和空間的演變而演變，但我們的治療是靜態的。50 年來對癌症的戰爭所產生的研究已經記錄了數百萬種基因突變的可能方式，並帶著誤導的希望，認為這些信息會帶領我們找到治癒的方法。但它並沒有接近。當癌症有數百種突變時，針對單一突變為治療目標並不是一種有成效的策略。

1979 年發現在人類癌症中最常發生基因變異的，是稱為 p53 基因，大約有 50％的患者缺乏 [8]。由於 p53 在維持基因組穩定性方面的重要性，有時被稱為「基因組的守護者」。任何形式的 DNA 損壞，例如由毒素、病毒或輻射引起的損壞，都會活化 p53 基因。如果損壞輕微，p53 會簡單地修復受損的 DNA。然而，如果損壞太嚴重，則 p53 會啟動細胞凋亡協議，從而保護基因組免受缺陷細胞的影響。

自從發現 p53 基因以來，大約已經有 65,000 篇關於這個基因的科學論文發表。以每篇論文保守的成本 100,000 美元計算——順帶一提，這可能遠遠太低了——這項研究成本為 65 億美元，是一個以 10 億為單位的數字。自 1979 年以來，估計有 7500 萬人發生了 p53 相關的癌症。這個龐大的成本，不論是在金錢上還是人類的痛苦方面，我們有什麼可以展示的呢？2019 年，美國食品藥物管理局核准的基於 p53 的治療方案總數為零。是的，是零。為什麼這麼難找到有效的治療方案？到目前為止，已經識別出 18,000 種不同的這種基因突變。

此外，分支演化也使得癌症能夠發展出藥物抗性，這種現象在細菌感染中也很常見。一個具有基因多樣性的細菌族群會透過發展出抗性來適應抗生素的使用。第一次使用抗生素時，大多數細菌會被消滅。最終，一個罕見的突變讓其中一種細菌存活下來。它會蓬勃發展，因為其他細菌已經死亡，且沒有競爭對手。因此，另一次的感染開始了，但這一次的細菌對抗生素具有抗性。癌症的行為就像一種入侵的原生動物，通常會對化療、放射線和賀爾蒙治療甚至是新型基因治療產生抗性。

腫瘤內異質性和分支進化是幾乎所有生命在地球上發現的強大生存機制。這兩項特質共同允許對新環境進行適應。這解釋了藥物開發中非常高的失敗率；癌症藥物的失敗率幾乎是用於對抗其他疾病的藥物的三倍。[9] 分支進化為理解癌症治療提供了一個概念框架。要取得成功，您必須不遺餘力。攻擊「主幹」突變可能會很有效，但也很困難。在極少數情況下，我們能夠找到一種治療方法，可以消除主幹，例如伊馬替尼或賀癌平。在這種情形，只需要剪掉一條鏈條就可以逆轉疾病。

另一種成功的策略是使用多種不同的治療方法壓制癌症。這包括同時使用多種化療藥物和多種治療方式，如手術和放射治療。有時候這種治療效果很好。許多白血病和其他兒童癌症通過組合化療得到治癒。化療的最早突破之一是將多種藥物結合成一個療程。如今，很少有化療藥物單獨使用。相反，3 種或 4 種藥物會按照精確的療程一起使用。

這是用於某些感染的相同策略。因為感染和癌症都像單細胞生物一樣行事，這些相似之處並非巧合。

由一種生長緩慢的細菌引起的結核病需要同時給予多種抗生素。如果你能殺死 100 ％的微生物，那麼抗藥性就沒有機會產生。具有基因靈活性的癌症不斷進化，靜態的基因標靶治療很容易被擊敗。癌症就像一盤象棋，一直持續的變化，不斷發展的戰略遊戲。使用單一的標靶基因治療，就像依賴單一的固定招式在單一的固定時間內進行遊戲，這幾乎總是會失敗。

癌症一直被視為單一的基因複製體，因此演化過程被認為是不相關的。但是，癌症進化的認識是令人震驚的。幾十年來，我們第一次對癌症發展的方式有了新的理解。現在可以將整個被稱為演化生物學的科學領域應用於理解和解釋癌症為什麼會產生基因突變。癌症不斷進化，這意味著它們是移動的、而非靜態的目標。擊中移動目標的關鍵在於了解其驅動力，因此擊敗癌症的關鍵在於了解那些突變的驅動力是什麼。那些選擇性的壓力是什麼？

選擇性壓力

癌症的深層演化根源遠遠超出人類的起源，追溯到地球上多細胞生命的起源。那麼，什麼是癌症？簡單的答案是：癌症是一種單細胞生物，但為了從一個具有合作規則的「社會」中的正常細胞轉變為一個單細胞存在，它必須經歷數百或數千種基因突變。下一個要回答的問題是：是什麼引導了這些突變的選擇？

　　體細胞突變理論假定癌症只是一系列隨機的基因錯誤。但是，癌變轉化明顯不是隨機的。相反，細胞朝向明確定義的目標——單細胞生物演化，並具有獵犬一樣堅決的目的和韌性。癌症不能存在於宿主之外，也不具傳染性；一種高度成功的癌症會殺死自己的宿主，最終在這過程中也會自我毀滅。癌症越致命，它就越具自殺傾向。但是，為什麼癌症會演化成最終會自我毀滅的形式呢？

　　演化生物學的原理提供了洞見。首先，癌症的行為就像是一個單細胞動物。在培養皿中生長的細菌會持續生長，直到食物用盡為止。它們不會為了因為明顯減少的食物資源而減緩生長，因為每個細胞在當時都只關注自己的生長。一直生長到食物耗盡，然後死亡。這正是癌症所展現的生長模式，一直持續生長直到宿主生物死亡為止。在那個時候，癌症也必須死亡。

　　其次，癌症大多數是在生殖期過後的老年人中發生。增加癌症風險的基因仍會傳遞給下一代。例如，BRCA1 基因明顯增加了乳腺和卵巢癌的風險。乳腺癌的平均診斷年齡為 42.8 歲，通常是女性已經生育後。因此，儘管癌症是致命的，BRCA1 基因仍會傳遞下去，在人群中繼續存在。❿

　　癌症與其他基因疾病不同，因為它會演化。例如，鐮狀細胞貧血是由一種遺傳突變引起的，所有病例中的突變都是相同且穩定的。而癌症細胞的突變是不斷變化的——從人到人，甚至在同一個人的身體內也是如此。但如果癌症不斷獨立地突變，那麼它們是如何變得如此相似，共享所有相同的特徵呢？有兩種可能性：趨同演化和返祖現象。

趨同演化

在相似的環境條件下，動物可能會獨立進化出相似的有利特徵，這種現象被稱為趨同進化。例如，澳洲和北美的飛鼯在基因上並不相關，但外觀幾乎相同。這些動物演化出相似的特徵，是因為它們都面臨著相同的自然選擇壓力。兩個大陸上的松鼠都面臨地面掠食者的威脅，而能夠滑翔從一棵樹到另一棵樹的翼狀附肢對於生存具有巨大的優勢。這兩個不相關的物種走到了相同的解決方案：滑翔。

發展出翼狀皮瓣需要顯著的基因變化。如果你問：「為什麼這些松鼠發展出滑翔的能力？」答案可能是基因突變。然而，這只是直接的原因。最終，是環境選擇了允許滑翔的基因突變。這兩個物種的基因有很大的不同，但突變趨於相似的表型，因此稱為「趨同進化」。這種前向演化為松鼠現有的體格增加了新的能力，例如滑翔的能力。

讓我們回到癌症這個議題。這是一個趨同演化的案例嗎？歷史上每一個癌症案例都必須獨立地逐步補充新的特徵，猶如重複發明輪子，存在著無窮多種可能的新基因突變。從正常的基因組開始，癌症逐步增加新的基因突變，包括生長、永生、移動以及使用瓦氏效應，直到它成為一個完整的癌症。

但是如果歷史上的數百萬例癌症都是獨立演化的，它們怎麼會如此相似呢？這不可能是環境的原因，因為它們完全不同。肺部完全不同於乳房，而乳房又完全不同於攝護腺。為什麼每一種癌症在顯微鏡下都看起來無法區分，無論是 1920 年的日本男人還是 2020 年的美國女人？

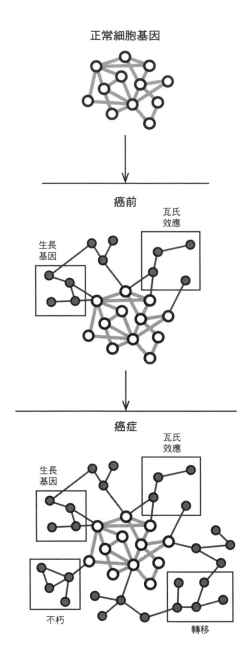

正常細胞基因

癌前

生長
基因

瓦氏
效應

癌症

生長
基因

瓦氏
效應

不朽

轉移

圖 12.4　癌症向前演化──依序增添突變

　癌症大解密
The Cancer Code

考慮馴養狗的演化。從祖先狼幼犬，到現在我們擁有數百種不同的狗品種。有些大、有些小、有些沒有毛、有些多毛、有些友好、有些孤僻，但它們都是從狼進化而來。狗因數百種突變而不同，看起來完全不同。大腸直腸癌起源於正常的結腸細胞，在經過數百萬次獨立進化的突變後，每一個大腸直腸癌案例與歷史上的其他案例看起來毫無區別的機率是多少？

如果朝向趨同是主要的力量（參見圖 12.4），那麼歷史上的每一種癌症都是一種新的突變，且獨立發展，但在顯微鏡下看起來卻恰巧相同——只是巧合而已。這根本是無法想像的。

那麼，我們如何解釋這顯著的巧合呢？當保羅‧戴維斯考慮這個問題時，他注意到癌症與「多細胞生命的運作方式非常深度地相關」。[11] 癌症的根源在於我們的演化歷史。**也許癌症不是一個前瞻性的演化過程，而是一個向後返祖的演化過程。**

返祖現象

在 2001 年，印度出生了一名名叫阿希德‧阿里‧汗（Arshid Ali Khan）的男孩，他的下背部長出了一條七英吋長的尾巴，他因此被崇拜為印度教猴神哈努曼的轉世。[12] 這是一個人類的尾巴是一個返祖現象的例子，即消失的祖先特徵在幾代人後重新出現。（這個詞源於拉丁語 atavus，意為「祖先」。）另一種返祖現象是蹼手指。儘管很少見，返祖現象仍然經常發生。但是它們是如何形成的？有兩種一般可能性：

1. 數百種突變聚集在一起，從頭開始形成一條尾巴（重頭開始）。這是一種前進演化，向現有結構添加新特徵。

2. 一個尾巴的生物學設計已經存在，但通常被壓制。失去了抑制機制可以讓尾巴表現出來。這是一種向後演化，揭示了一個古老但隱藏的特徵。

第一種可能性涉及到一連串難以置信的事件，形成尾巴的肌肉和結締組織必須以管狀形式生長，上面的皮膚細胞必須正確地覆蓋尾巴。血管必須生長以供應這個異常的尾巴。如果這是一個新的突變，那麼它不一定需要長得像一條尾巴，它可能看起來像一隻耳朵或一根手指。它也不一定需要在正常的尾骨位置發育。例如，它可能在你的頭頂上或腋下發育。

第二種可能性暗示人類胚胎已經包含了所有必要的基因指令，以形成一條尾巴，這反映了我們從靈長類動物進化而來。人類進化出抑制尾巴生長的基因，但原始的設計圖紙仍然深深地埋藏著。尾巴抑制基因的罕見故障將允許「生長尾巴」的基因程序運行，因為它一直存在於身體中。當這種基因突變發生時，每個外觀看起來都與歷史上出現尾巴的其他人相同。

想像一間藝術課的教室，每個孩子都畫了一幅相同的花朵圖畫——一樣的大小、一樣的顏色、一樣的花。每個孩子都獨立決定畫這幅相同的圖畫嗎？當然不是。更有可能的是，這幅圖畫是一個根據數字配色的套件，每個孩子只需要從盒子裡拿出來依照指示畫出來。在癌症的情況下，每一個癌症在歷史上都獨立地演化出所有的特徵，還是這些特徵已經存在，只需要被揭示出來呢？

返祖理論提出，癌症是回歸到進化較早的單細胞細胞的一種現象。癌症已經存在於每一個多細胞動物的任一細胞中，只需要揭開這個基本藍圖。這種返祖實質上是一種向後而非向前的進化，是回歸到早期的存活版本。這合理地解釋了為什麼歷史上每一種癌症都是獨立發展但看起來仍然相同。

　　癌細胞是正常細胞的單細胞祖先。在進化到多細胞生物的過程中，新的控制系統被添加到原始程式中，以確保合作和協調。單細胞生物會生長、不朽、移動並使用糖解作用。隨著多細胞生物的演化，新增了新的基因指令，用於停止生長、使細胞有限壽命、阻止細胞移動，並改變能量產生方式以支持氧化磷酸化作用。

　　但是，關鍵是這個古老的單細胞程式並沒有被抹除。儘管被壓抑了，它仍然存在。新的程式只是建立在舊程式之上，如果新的抑制性程式失敗，那麼舊的程式就會顯現出來。返祖現象就像寵物老虎。你可以訓練老虎容忍人類，並從碗裡吃東西。但是如果它變得憤怒，並忘記了訓練，老虎就會變回野生動物。

　　返祖理論說明了單細胞生物包含一個原始核心的基因編程，可以實現生長、不朽、移動和糖解作用。這個核心存在於多細胞生物中，作為生物演化過程中單細胞生物的遺留痕跡。新的基因編程被層層疊加在舊核心上，改變了舊的競爭行為，轉變為合作行為。如果這些新近添加的基因控制被損壞，那麼祖先的特徵就會重新表現出來。這就是正常細胞如何完成癌變轉化的過程（參見圖 12.5）。

單細胞生物基因

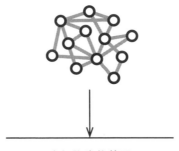

多細胞生物基因

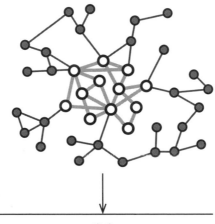

癌症

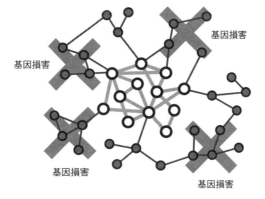

圖 12.5

這個理論做出了一個大膽而正確的預測，即癌症是一個普遍而非罕見的事件，因為相對於建立數百個協調的向前的趨同演化，損壞控制系統是相對簡單的。我們古老的天賦是細胞的生存，而不是多細胞生物的生存。事實上，癌症發生率遠遠超過已知的突變率。

　　癌症沿著相同的路徑向後回到單細胞生命。因為這種原始編程存在於所有細胞中，隨著癌症的進展，它們變得越來越相似。它們會去分化（變得越來越相似）。事實上，「去分化」是用來描述癌症行為的精確術語。

　　所有的癌症都通過遵循引導的路徑（返祖現象），而不是隨機漫步（趨同演化），來到同一個目的地（單細胞生命）。趨同演化是關於添加的；返祖現象是關於減少的。這些基礎路徑已經演化了數百萬或數十億年。癌症已經存在於所有的多細胞生物中；它只需要被揭示出來。

　　為什麼癌症在所有的多細胞動物中都會發現？為什麼身體中的每個細胞都可以成為癌症？為什麼癌症如此普遍？如果癌症是獨立發展的，為什麼它們彼此如此相似？體細胞突變理論沒有答案，但返祖現象的進化可以解釋癌症的行為。但是，是什麼初步的選擇壓力將一個多細胞生物中的合作細胞轉化為競爭的單細胞生物？現在我們知道什麼是癌症，我們可以提出一個新問題：是什麼導致了癌症？

第 13 章

癌症轉化

　　癌症的新演化範式發現了完全出乎意料的答案。癌症是一種不可思議的反向演化，返祖現象，或者是從我們演化歷史中回到單細胞生物的狀態。來自多細胞生物的細胞必須抑制其單細胞的渴望。當這些單細胞特徵暴露出來時，結果就是癌症。有什麼證據證明這一點嗎？最近的研究發現了越來越多。根據這個理論，癌細胞應該表達更古老的單細胞基因，以及較少的較近期的多細胞時期的基因。這正是現在研究所發現的。癌症突變的數量恰好在單細胞和多細胞的交界處達到峰值。❶

　　於 2017 年的一項研究，根據人類已知的 17,318 個基因的演化歷史（參見圖 13.1），將它們分為 16 個不同的組，稱為 phylostrata（將基因映射到不同的系統發育層級）。Phylostrata 一到三的演化古老的基因屬於單細胞生物，phylostrata 四到十六包含了更近期的基因。研究人員的問題不是基因發生了哪些變異，而是何時發生變異，來自哪個演化時期？根據演化理論的預測，癌症中是否會增加較古老基因的表達，而較近期演化的基因表達會減少？

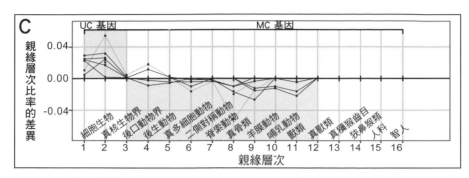

單細胞及多細胞基因交互作用的改變,驅使固體腫瘤轉化多樣性的特徵。
特里戈(Trigos AG et al.)

圖 13.1

　　答案是肯定的。癌症優先表達了生命進化史上的一到三階段的古老單細胞基因。四到十一階段的生物演化階層,代表由單細胞到多細胞生命轉變的基因,則在癌症中最一致和明顯地受到干擾。這些基因是增強細胞內協作的精確基因。[2] 癌細胞表達更多的單細胞基因,這增加了細胞之間的競爭。同時,癌症抑制那些試圖控制這些單細胞衝動並鼓勵合作的基因。這項研究提供了全面的證據,表明癌細胞正在遺傳上向單細胞生命倒退。癌症越惡性,表達的單細胞基因就越多。

　　維康桑格研究所的癌症體細胞突變資料庫(COSMIC)是世界上最大、最全面的癌症各種基因突變收集,於 2004 年推出。最新版本的癌症體細胞突變資料庫 Release v90 於 2019 年記錄了超過 900萬種不同的編碼突變。[3] 對這些突變的檢查發現,多細胞生命開始時癌症基因的分布相同。[4] 癌症優先突變的是在約五億年前,多細胞生命開始後不久發展的那些基因。

癌症基因突變並非隨機發生，而是特定地針對單細胞和多細胞生命的交界處，正如返祖理論所預測的那樣。[5] 令人難以置信的是，這個大膽的預測完全正確。這個理論預測，釋放鎖定基因（腫瘤抑制基因）的突變比刺激生長的基因（致癌基因）更重要，對癌症的起源更為關鍵。換句話說，鬆開煞車比新建油門更容易。最近的研究再次證實了這一點。

在臨床癌症樣本中，腫瘤抑制基因的變異比致癌基因多出 2.3 倍。[6] 癌症逐漸瓦解現有的調節結構，重新啟動其作為單細胞生物的「遺傳記憶」。目前在人類癌症中最為重要的腫瘤抑制基因 p53，被發現存在於超過 50％的所有癌症中。而 BRCA1 基因，也是一個腫瘤抑制基因，被廣泛知道會增加患乳腺和卵巢癌的風險。

實驗性的腫瘤演化研究發現驚人的 12,911 個基因顯示了選擇壓力的證據，超過 75％的基因涉及基因表達的減少。[7] 消除生長抑制比加速生長基因更重要。從邏輯上講，減少一個基因的功能比增加其表達要容易得多。如果你隨意用扳手敲打你的汽車，你更有可能造成損壞而不是讓它更好運轉。癌症並不是要增加更多的功能，而是要減少對現有功能的控制。癌症與基因獲得新能力的關係不大，而是揭示了舊有功能。

不同的細胞，例如肺細胞和肝臟細胞，其結構、功能和環境差異巨大。當細胞演變成癌症時，它們失去了特殊的特徵，開始變得越來越相似。它們變得更原始和去分化，這是描述癌症的兩個病理術語。從概念上講，癌症演化朝著相同的單細胞目的地發展：幹細胞。[8] 這種回歸到幹細胞的狀態允許肺細胞發生足夠的變化以在肝臟中生存，因為原始的肺細胞與肝臟共享一些共同特徵。癌症是一個反祖的進化過程，朝著可以輕易被視為新物種的方向發展。

物種形成

我們的免疫系統把癌細胞視為一個新的入侵物種。我們不斷地接觸微觀的外來生物，而我們高度致命的免疫系統細胞必須仔細區分「自身」和「非自身」細胞。我們希望殺死外來的入侵者，而不是用「友軍炮火」來殺死自己的細胞。像病毒、細菌和真菌一樣，自然殺手細胞將癌細胞識別為「非自身」，並標記它們，以消滅這些非自身的細胞為目標。

從一個正常細胞演化而來的癌細胞，但從免疫系統的角度來看，它已經演變成了一個外來物種。在自然界中，物種形成（新物種的發展）並不是罕見的事件。狗可能從狼演化而來，但它們不是狼。乳腺癌可能是從正常的乳腺細胞演化而來，但它們不是正常的乳腺細胞。癌細胞在很多方面與它們所衍生的細胞不同，包括它們的特化程度較低和去分化。

癌症可以被視為一種入侵物種，原因有幾個：它將能量和資源重新導向自己，而不是整個有機體；它以寄主的代價繁殖和保護自己；它適應生存於人體惡劣的環境中。❾癌細胞還會隨著時間和空間的演化而進化，這種進化路徑與整個有機體的進化路徑完全不同。一個正常的乳腺細胞在數十年後仍然具有相同的遺傳基因。然而，乳腺癌包含多種不同的遺傳變體子群，這些子群會隨著時間而改變。

癌症表現出的這些行為，讓它能夠適應環境的變化以生存。當我們試圖透過化療毒殺它，或透過放射治療燒掉它時，癌細胞也會演化出抗藥性，就像細菌可以產生抗生素抗性一樣。儘管癌症最初是由正常細胞衍生而來，但它已經分化到足以被認為是異種了。但是，什麼原因導致了癌症的出現呢？

什麼引起了癌症？

如我在前一章節中提到的，一個正常的社會必須合作互利。當政府失敗時，人們會盡一切必要手段生存和保護家人，結果會帶來無政府狀態。在絕望時刻，人們需要極端手段。於是一個軍閥興起，透過殘酷統治來掌握權力，這個軍閥就是癌症。

在癌症中，多細胞有序的法則被打破。細胞個體可以存活，但沒有了合作的準則。為了生存，細胞必須回歸其古老的生存編程。細胞最基本的核心部分——原始的單細胞，誕生於數百萬年前，是終極的生存者。細胞使用古老的工具改變其行為以確保生存。這個古老的單細胞劇本的約束被解除了。具有單細胞生物特徵的行為回歸：生長、不朽、移動和糖解。細胞現在已經完成了其轉變，成為其進化祖先——被稱為癌症的單細胞生物。

幾乎任何形式的細胞或 DNA 損壞都可能引起癌症，包括化學物質、輻射和病毒，但只有在極其特定的條件下才能引起癌症。所引起的損傷必須同時滿足以下兩個條件：

● 亞致死性
● 慢性

為了引起癌症，細胞的損傷不能太多或太少。過度傷害只會殺死所有細胞，沒有機會引起癌症。

　　死去的人不會得癌症。如果一座城市被核彈完全摧毀，沒有任何生命可以存活下來競爭資源。然而，細胞損傷過少只需要通過正常的 DNA 修復機制來修復。免疫系統會追蹤偶發的癌細胞，一切恢復正常。而癌變則位於其中，就像一個剛錯過了火車的人——對於一個來說太晚，對於下一個來說太早。在生死之間的這個灰色區域，受損細胞試圖生存，但確保合作的正常結構已不再起作用。癌症就在這場生存之爭中誕生。

　　慢性是致癌物的第二個關鍵特性。與慢性低劑量輻射相比，單次大劑量輻射的致癌作用遠遠不及後者。日本原子彈爆炸所造成的輻射降落物產生的癌症遠遠少於最初預期。單次大量吸菸的致癌作用也遠遠不及慢性吸菸。引起單次大量肝損傷的 A 型肝炎病毒，比引起的慢性低劑量肝損傷的 B 型或 C 型肝炎病毒，相較而言，更少引起肝癌。單次嚴重胃部感染不會致癌，但與幽門螺旋桿菌的慢性低劑量感染卻會。

　　慢性亞致死損傷會啟動細胞修復機制，刺激細胞更新和分裂。傷口癒合和癌症之間唯一的主要區別在於，當傷口癒合時，細胞生長最終停止；但癌症則不是這樣。這種明顯的相似性使一些研究人員將癌症稱為「不癒合的傷口」。❿ 在傷口癒合過程中，某些細胞特性（如生長和不死性）具有高度的優勢。致癌基因和腫瘤抑制基因中的基因突變，如 myc、PTEN 和 src，允許增加生長和複製（不死性），在慢性傷口癒合中非常有益，因此會緩慢累積。這可能形成早期惡性病變，例如，結腸息肉或宮頸癌中的異型增生。慢性、亞致死的損傷提供了時間和持續的選擇壓力，這是癌症轉化所需的。

致癌是一個進化過程，因此需要時間。一次急性傷害無法施加連續的選擇壓力來引起癌症。是長期的化學物質暴露、長期的輻射暴露或長期的感染會導致癌症。癌症也不傾向於全有或全無的情況。當生長和複製的選擇壓力消失時，癌症風險也會減少。例如，戒菸可以在二十年後將肺癌的過度風險降低近 75 %。[11]

幾乎任何慢性的亞致命傷害都可能導致癌症。最清楚地說明了這一原則的情況之一是巴瑞特氏食道。這通常是由胃食道逆流病（GERD）引起的，也稱為逆流或俗稱為心口灼熱。通常，胃酸停留在胃中，不會倒流到食道中。胃的內膜是設計用來承受產生的強酸，但食道的內膜細胞並非如此。當胃酸向上逆流時，會損傷食道內膜，導致心口灼熱的疼痛。作為回應，食道內膜細胞發生改變，更接近胃和腸的內膜結構，這個過程稱為化生。

巴瑞特氏食道通常被認為是癌症的前驅，且近幾十年來一直在增加。它轉變為食道癌的年發生率約為 0.3 %[12]，比正常情況高出約5 倍。胃食道逆流和巴瑞特氏食道最重要的風險因素是肥胖。[13] 在這種情況下，致癌物質是胃酸，這是一種完全正常的物質，但要放在正確的位置。胃酸在胃中是可以的。胃酸在食道中是不好的，因為慢性亞致死細胞損傷最終導致癌症。所有已知的致癌物質（如煙霧、石棉、煤煙、輻射、幽門螺旋桿菌和病毒）都是慢性的亞致死刺激因素。

諷刺的是，有些癌症治療方法會造成慢性刺激，進而導致癌症。手術可能是已知歷史最悠久的癌症治療方法，但即使所有手術切緣都清楚，癌症可能會在手術部位復發。手術本身的創傷會引起慢性炎症和傷口癒合，這有利於癌症的回歸。在一些罕見的情況下，癌症可能會在與之無關的外傷部位蓬勃發展。例如，有個病人跌倒後出現重傷瘀血，兩個月後被診斷出肺癌，而且已轉移至先前創傷的部位。[14] 這種現象稱為炎性癌症趨化作用。[15]

輻射治療燃燒癌細胞，在高劑量下可治癒癌症。但治療本身會導致慢性亞致死的細胞損傷，因此可能具有致癌作用。據估計，大約有 13％ 的乳腺癌患者會發展出二次癌，而主要風險就是輻射治療。[16]

化學治療藥物也是眾所周知的致癌物質。化療藥物 chlorambucil、cyclosporin、cyclophosphamide、melphalan、alkylating agents 和 tamoxifen 都被認為是國際癌症研究機構（IARC）的第一類致癌物質。Cyclophosphamide 是一種免疫抑制藥物，用於自身免疫性疾病，如血管炎[17] 和風濕性關節炎[18]，與某些癌症的風險增加多達 4 倍有關。

今天的標準抗癌治療類似於古代的存在威脅：輻射（臭氧層前）、毒物和抗代謝物質（營養挑戰、週期性飢餓）。單細胞生物對這些威脅並不陌生，已經演化出有效的反應機制，在這些特定情況下蓬勃發展。這解釋了為什麼第 1.0 型癌症範例的治療效果非常有限。

儘管癌變是一個強大的力量，但人體的抗癌防禦也同樣強大。多細胞動物演化出了廣泛的抗癌機制，以維持細胞的秩序和規律。

這包括凋亡（控制細胞死亡）、DNA 修復機制、DNA 監測、表觀遺傳修飾、有限的細胞分裂數量（海佛利克極限）、端粒縮短、組織架構和免疫監測。大多數時候，這些抵禦癌症的防禦機制足以讓我們遠離癌症。但如果環境因素將優勢轉向單細胞方向，癌症就可能發生。我們長期以來一直把癌症看作是某種隨機的基因錯誤。一種在所有動物中在歷史上都會出現，並且每年獨立在數百萬人身上進化的錯誤？癌症根本不是錯誤。癌症是最終的生存者。當所有其他東西都死去時，癌症依然存在，因為它是細胞的核心，將以任何代價生存下去。癌症不是隨機的，也不是愚蠢的。它已經發展出了自己需要的生存工具。

這個模型比以前的任何範式更符合癌症的已知事實。毫無疑問，這不會是癌症的最終解釋，也不應該被當作這樣的解釋。它的所有假設也並非都是已證實的事實。關於癌症仍有很多需要學習的地方，但我相信這個新的範式是一個巨大且有用的進步，可以解釋許多癌症的神秘之處。

解釋癌症的奧秘

癌症如何影響身體的每一個部位？

大多數疾病只攻擊一個器官系統。例如 B 型肝炎攻擊肝臟，但不會攻擊腳部。阿茲海默症會攻擊大腦，但不會攻擊心臟。癌症卻攻擊人體中的每一個細胞。為什麼？因為身體中每一個細胞都已經包含了癌症的種子。

癌症為何能影響地球上的幾乎所有多細胞生命體？

地球上所有的動植物起源於單細胞生物，因此我們的基因組已經預先載入「癌症子程序」，這是一組深度內嵌、普遍存在的基因。當然，對於單細胞生物來說，這些並不是形成癌症的指令，而是成功競爭環境主導權的指示。

多細胞生命體在這些單細胞的趨勢上，建立了控制程序。舊的「如何競爭」的指南並沒有被銷毀。相反，新增了新的部分，將其轉變為「如何合作」的指南。當這些新的途徑失敗時，基礎的單細胞（癌症）子程序被釋放出來，舊指南被拿出來使用。一旦啟動了這個程序，它就會按照預定的腳本進行。癌細胞開始生長，形成異常細胞的小塊腫瘤。

為什麼所有的癌症看起來都很相似？

儘管細胞類型和人類之間的基因差異很大，但癌症共享相同的「奇異組合」。沒有首選的理由可以解釋這些特徵為什麼會聚集在一起。為什麼生長和不朽性會與瓦氏效應一起被選擇呢？為什麼有些癌症不會演化出從太陽中光合作用獲取能量的能力呢？為什麼癌症會引起過度的生長，而不會從我們的眼睛射出激光束呢？

癌症的程式已經預設好了，它是細胞回歸到單細胞形式的返祖現象。所有的癌症都有同一個單細胞祖先，具有其古老的生活方式，這是數百萬年來演化出來的屬性組合，旨在最大程度地提高自身的生存能力。

為什麼癌症如此常見？

人類一生中患上任何部位的臨床癌症的風險約為三分之一。在美國，女性患乳腺癌的終生風險約為九分之一。但癌症的真實發生率要比這高得多。死於非癌症原因的人的屍檢研究顯示，未發現的惡性腫瘤率非常高。[19] 癌症不是一種罕見疾病，而是普遍存在的疾病。每種癌症必須經歷數百或數千次突變才能從正常細胞轉化而來。癌症的發展需要一步步地進行數世紀甚至數千年。返祖理論可以完美地解釋為什麼癌症如此常見：癌症的起源已經存在於我們身體的每個細胞中。我們不需要建立它，我們只需要揭示它。

癌症新的了解

在本書的下一節中，我們將更仔細地研究我們可以利用的工具來預防和對抗癌症，將焦點從種子轉移到土壤上。但在這之前，我想簡要概述我們的旅程，以更好地了解癌症的起源。

癌症範式 1.0，你可能還記得，假設癌症是一種過度生長的疾病。這當然是正確的，但它無法解釋為什麼癌細胞會如此狂熱地生長。癌症範式 2.0 則認為，癌症是由基因突變引起的過度生長疾病。這也當然是正確的，但它仍然無法解釋為什麼會發生這些突變。這就引出了癌症範式 3.0，即演化理論，它認為基因在對抗慢性亞致死性損傷的生存反應中發生突變。朝向一個單細胞狀態，也就是生存的最基本單位，是突變背後的驅動力。適用於癌症的查爾斯‧達爾文的理論最好用「最強壯的物種並非能生存下來，也不是最聰明的，而是對變化最有反應的物種。」[20] 這句話來概括。癌症是為了自身生存而戰的最終細胞變形者。這個強大的敵人被最強大的已知生物力量——進化所塑造。

癌症的行為就像是一種侵略性的物種。癌細胞的不斷生長和最終的轉移反映了一種有機體正在尋找新的環境來茁壯。相較於將癌症視為基因突變的「愚笨」疾病的癌症範式 2.0，癌症範式 3.0 認為它是一種「聰明」的疾病，一種入侵性的原生生物盡其所能求生。由於每個多細胞生物的每個細胞中都存在著癌症的種子，因此癌症是一種永遠存在的危險。就像衰老一樣，它無法真正被根治，但改變勝算當然是可能的。

癌症經歷三個階段：轉化、進展和轉移。我們到目前為止所描述的只是第一步：癌變轉化。進化就像雕刻家在雕刻石頭一樣，設計、鑿刻、修圓、磨邊、完善其生存基因。完成品逐漸地浮現：一件致命的藝術品。但是，什麼樣的環境條件讓癌症可以蓬勃發展呢？

PART
04

進展

———

癌症範式 3.0

第 **14** 章

營養和癌症

　　於 1981 年，美國國會技術評估辦公室請求當時頂尖的癌症流行病學家理查・多爾（Richard Doll）爵士與牛津大學著名的醫學統計和流行病學教授理查・佩拖（Richard Peto）爵士估算癌症已知的根本原因。他們的 117 頁里程碑式文件❶ 在 2015 年得到更新，總括來說，研究人員認為原始的估計「35 年來通常仍然成立」。❷

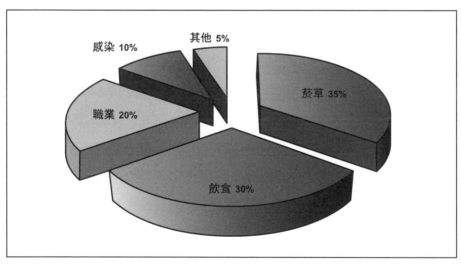

W. J. Blot and R. E. Tarone, "Doll and Peto's Quantitative Estimates of Cancer Risks: Holding Generally True for 35 Years," *Journal of the National Cancer Institute* 107, no. 4 (2015): djv044.

圖 14.1

菸草是癌症最重要的成因，現在依然如此。美國的吸菸率在1960 年代達到高峰，儘管現在約有 20% 的成年人仍然吸菸，其占已知癌症風險的三分之一（見圖 14.1）。

飲食因素，包括肥胖和缺乏運動，是非常接近的第二大成因，占 30% 的可歸因風險，但它們可能可以合理地解釋高達 60% 的風險。很明顯，飲食和癌症之間的聯繫非常重要，但問題仍然存在：是哪種具體的飲食因素負責了癌症的風險？精確地確定這種關係非常困難。是某種維生素缺乏嗎？我們缺乏某些關鍵的保護因素嗎？飲食中的某些物質過多，或者不足嗎？

膳食纖維

1973 年，傳奇愛爾蘭外科醫生丹尼斯・伯基特（Denis Burkitt）指出：「一些重要的疾病是現代西方文明的特點。」[3] 這些疾病在遵循傳統生活方式下的非洲人口中明顯不存在，包括心臟病、肥胖症、第二型糖尿病、骨質疏鬆症和某些癌症。在西方地區非常普遍的大腸直腸癌在伯基特所治療的非洲人群中幾乎不見蹤影。然而，採用西方生活方式的非洲原住民罹患大腸直腸癌的比率增加，因此這不僅僅是一個基因問題。飲食是主要的嫌疑犯，但是飲食的哪個特定部分是罪魁禍首呢？傳統非洲飲食含有大量纖維素——很多很多。這增加了糞便的體積，導致頻繁而大量的腸道排便。西方飲食含有很少的纖維素，因為精製穀物占主導地位，加工過程中大部分天然纖維素都流失了。結果呢？排便次數更少，體積更小。

纖維是植物食物中難以消化的部分，可分為水溶性和不溶性。

在這兩種情況下，它都不會被身體吸收，並增加了排便的體積。伯基特結合這兩點，提出傳統非洲飲食中高纖維的假說能夠預防大腸直腸癌。也許經常排便可以清除腸道系統，防止在結腸內部食物腐爛和腐敗，這可能具有致癌性。高體積的排便意味著頻繁的「清潔」腸道運動。熱情推崇增加纖維攝取量是一種改善健康且減少癌症的簡單方法。

這是一個相當好的假說。然而，早期關於癌前病變，也就是腺瘤或息肉的研究結果並不令人鼓舞。在 1990 年代中期，加拿大多倫多息肉預防試驗[4] 和澳大利亞息肉預防計畫[5] 這兩個大型試驗均未能檢測到增加纖維攝取量對健康的任何益處。

到 1999 年，一項長達十六年，涉及超過 1 萬 6 千名女性的《護理師健康研究》發現，高纖維飲食並不能降低癌前腺瘤的風險。是的，有著那些令人榮耀的排便，但是並沒有降低癌症的風險。[6] 還有更多壞消息即將出現。[7] 在一項隨機對照試驗中，這是實驗醫學的黃金標準，1,303 名患者被分配為攝取其平常的飲食或低脂、高纖維的飲食，強調水果和蔬菜。高纖維組攝入的纖維量多達標準飲食的75％，脂肪量則少了 10％。不幸的是，從預防癌症的角度來看，這種飲食介入基本上是無用的。是的，纖維可以讓你的排便更好，但它並不能預防大腸直腸癌。食用大量的膳食纖維並不是預防大腸直腸癌的保護因素。非洲人和歐洲人之間不同的飲食和生活方式中，必須有一個或多個其他的因素才是預防大腸直腸癌的保護因素。

北極的因紐特人遵循他們的傳統生活方式，幾乎不吃或很少吃纖維，因為該地區很少生長植物。但是，他們也很少患大腸直腸癌。癌症並不僅僅是缺乏纖維引起的疾病，因此，食用更多的纖維並不能轉化為減少癌症。噫！

膳食脂肪

下一個嫌疑犯是膳食脂肪，尤其是飽和脂肪。沒有真正的理由懷疑膳食脂肪會引起癌症。畢竟，人類幾千年來一直在食用脂肪，包括飽和脂肪，例如動物脂肪（例如肉類、乳製品）和植物脂肪（例如椰子油、橄欖油）。傳統社會經常食用大量脂肪，因紐特人吃鯨魚和海豹脂肪。南太平洋島民吃大量椰子，其中飽和脂肪含量很高。這些高脂肪攝入人口都沒有特別患上癌症、心臟疾病或肥胖。根本沒有暗示膳食脂肪在任何方面是致癌的。為什麼我們會認為這是一個合理的可能性呢？

從 1960 年代到 1990 年代，我們陷入了一個歇斯底里的「減少攝入脂肪」的風潮。第二次世界大戰後，看似健康的中年男性罹患心臟病的比率驚人地上升，但是沒有人知道原因。當艾森豪威爾總統罹患心臟病時，這突然成為當時最重要的醫學話題。肥胖、第二型糖尿病和缺乏運動當時並不是主要的健康問題。那麼是什麼原因造成的呢？從 1900 年到 1950 年的最重要的生活方式改變並非飲食，而是廣泛使用香菸，這個趨勢在二戰後加速。吸菸與疾病之間的關係數十年來一直被掩蓋，菸草公司竭力否認吸菸導致心臟病、肺部疾病或癌症。事實上，在 1960 年代，醫生們和同代人一樣開心地吸著香菸。

知名的營養學研究者安瑟爾·凱斯（Ancel Keys）博士指出，脂肪是導致心臟病的罪魁禍首，這一點毫無道理。生活在豐裕之地的美國人一直比世界上其他幾乎任何國家都吃更多的動物脂肪。美國中西部的大片農田為德克薩斯州廣大的牧場提供了飼料。美國人一直食用大量的牛肉和牛奶。即使是粗略地看,也很難理解任何人怎麼可能得出吃更多脂肪會導致更多心臟病的結論。脂肪的消耗量並未增加,但心臟病的發生率卻驚人地增加了。

但是每個故事都需要一個壞人,脂肪成為了營養上的公敵。美國心臟協會(AHA)在 1961 年寫下了世界上第一份官方建議,建議美國人減少攝入總脂肪、飽和脂肪和膽固醇。在遵循這一建議之後,人們開始飲用低脂乳製品,從吃蛋和肉轉而食用低脂食品,如白麵包和義大利麵。

但是反式脂肪的聖戰並沒有因心臟病而停止。幾乎所有虛假的指責都歸咎於飲食脂肪的威脅,而引起肥胖、高膽固醇、心臟病;也可能引起口臭、脫髮和割傷。實際上並沒有證據表明人類一直以來食用的脂肪會對健康造成危害。但這並不重要,因為整個科學界已經加入了反脂肪的行列。因為他們認為脂肪會導致心臟病,他們邏輯上認為它可能也會導致癌症。如果有教條,誰還需要證據呢?儘管如此,仍然沒有人知道脂肪是如何引起癌症的。即使從個別案例中觀察,也很少有證據表明吃很多脂肪的人會得很多癌症。

在過去的幾個世紀中,因飲食而罹患癌症率極低的因紐特人和南太平洋島民一直食用高脂肪飲食,而印度的素食者則攝取低脂肪、穀物為主,但並未因此對癌症有所預防。然而,這些事實並不重要。責怪脂肪導致所有不良後果成了遊戲規則。因此,遊戲繼續進行!1991 年,進行了一項龐大的隨機對照試驗──「婦女健康計畫」,旨在檢驗脂肪攝入是否不僅會導致體重增加和心臟病,還會導致乳腺癌。近 5 萬名女性參與其中，其中一組被要求照常飲食，另一組則被要求將脂肪攝取量減至熱量的 20%，並增加穀物、蔬菜和水果的攝取量。

在接下來的八年中，這些女性忠實地減少了他們的膳食脂肪和總熱量攝取量。這樣嚴格的飲食方式是否降低了心臟病、肥胖和癌症的發病率呢？完全沒有。這項於 2007 年發表的研究發現，對心臟病沒有任何益處[8]，女性的體重也沒有改變，而他們的癌症發病率也不會因此降低。具體而言，對乳腺癌[9] 和大腸直腸癌[10] 都沒有任何益處。這是一次驚人的失敗，膳食脂肪是否在引起癌症方面扮演了微小的角色？答案無關緊要。即使在歷史上最大的營養試驗中，其效果如此微小以至於不可檢測。

降低膳食脂肪沒有產生任何可測量的健康效益，直接與當時普遍的信念相矛盾。進食更多膳食脂肪並不會導致癌症。減少脂肪攝入並不能防止癌症。就癌症的因果關係而言，膳食脂肪是一個失敗的策略。那麼接下來會是什麼呢？

維他命

癌症是否由於維他命缺乏所致，如果是，補充品是否可以降低癌症風險？

維他命是個大生意。人們喜歡補充維他命。簡單地補充一些維他命就可以降低癌症風險是一個美好的夢想。所以，我們對其進行了測試，但結果並不理想。

β-胡蘿蔔素

首先是 β-胡蘿蔔素，一種維他命 A 的前驅物，賦予胡蘿蔔橙色，並在人體中充當一種強效抗氧化劑。1994 年一項隨機對照試驗詢問 β-胡蘿蔔素是否可以降低心臟病和／或癌症風險。[11] 希望很高，但不幸的是答案是否定的。與壞血病是一種缺乏維他命 C 的疾病不一樣，癌症不是一種單純的 β-胡蘿蔔素缺乏症。對愛好維他命的人來說，這是個壞消息。

但更糟的是：服用 β-胡蘿蔔素補充品實際上增加了癌症和總死亡率。起初，這種影響被認為是偶然的，但一項類似的 1996 年研究發現了同樣的致癌效應。[12] 看似善意的維他命怎麼會加劇癌症風險？這個謎團要過幾年才能被解決：癌症的行為就像一種侵略性物種，維他命補充品對這些快速生長的細胞比正常的慢速生長細胞更有益。

癌細胞成長、成長、成長，永不停止。但即使是癌症也無法在沒有營養的情況下生長。就算是世界上最好的建築師，沒有磚塊是無法搭建磚牆的。快速生長的癌細胞需要不斷的營養供應。維他命不會讓細胞變成癌症，但如果癌症已經存在，它們肯定會幫助其生長。給予癌症大量維他命就像在一片空地上灑肥料，希望能長出一片漂亮的草坪。你想讓草長得更好，但是雜草，作為該區生長最快的植物，也會吸收養分並生長，就像……雜草一樣。當像 β-胡蘿蔔素這樣的重要營養素以大劑量存在時，癌細胞會高度活躍，像野草一樣生長。在癌症治療中，你不想要更多的生長，而是想要更少的生長。

葉酸（維生素 B9）

接下來是葉酸，一種水溶性 B 族維生素，可在葉菜、豆類和穀類中找到。它對於正確的細胞生長非常重要，以至於美國強制要求在加強麵粉中添加葉酸補充劑。葉酸補充是現代時代較為引人注目的成功案例之一。即使在營養充足的西方社會中，對孕婦進行葉酸（又稱維生素 B9）的常規補充顯著降低了神經管缺陷的發生率。1980 年代和 1990 年代的一系列觀察性研究表明，低葉酸飲食會增加心臟病和大腸直腸癌的風險。2000 年代初期的 B 族維生素補充熱潮引發了大型研究，以減少這些疾病的發生。

然而，2006 年的 HOPE2 隨機試驗發現，葉酸和維生素 B12 的補充並未降低心臟疾病的風險。[13] 但癌症呢？該研究發現補充葉酸和維生素 B12 會讓大腸直腸癌（風險增加 36%）和攝護腺癌（風險增加 21%）的風險趨勢上升，這是一個值得關注的警訊，更糟糕的消息還在後頭。阿斯匹靈／葉酸預防大腸息肉臨床試驗發現，補充 6 年葉酸會使晚期癌症的風險增加 67%。[14] 另一項研究發現，使用維生素 B12 補充劑的乳癌患者有較高的復發和死亡風險。[15]

兩個大型試驗，挪威維他命（NORVIT）試驗[16] 和挪威西部 B 維他命介入試驗（WENBIT）[17]，證實高劑量的 B 族維生素補充劑無法減少心臟疾病的風險。癌症呢？有顯著的效果，但並不是好事情。葉酸補充增加了 21% 的癌症風險和 38% 的癌症死亡風險。[18] 不太好。我們不是在預防癌症，而是在給患者帶來癌症。溫斯頓·邱吉爾（Winston Churchill）曾提醒我們：「不從歷史中學習的人將被迫重蹈覆轍。」如果我們只記得一點醫學歷史，這個令人遺憾的醫學篇章本可以避免。

1947 年，現代化療之父辛迪·法伯（Sidney Farber）醫生在 90 名罹患不治之癌症患者身上測試葉酸補充劑。[19] 有些病例，特別是白血病患者，癌細胞增長顯著加快。患者情況變得更糟而不是更好。然而，真正偉大的科學家的標誌在於當事實發生改變時，需要有改變想法的能力。法伯意識到葉酸惡化了癌症，便改用氨基蝶呤（aminopterin），一種葉酸阻斷劑，正確地推斷如果葉酸讓患者變得更糟，阻斷它可能會讓他們變得更好。這個開創性的發現啟動了現代化療的時代。白血病患者顯示出幾乎神奇的、但暫時的改善。現代化療是基於 1940 年代所做的一個觀察：給予葉酸會惡化癌症。然而，在 21 世紀初，數百萬的癌症研究經費被花費，以證明幾十年來大家都知道的事實。從回顧來看，很容易理解高劑量維生素補充劑為什麼會惡化癌症風險。癌細胞像瘋了一樣的生長，高劑量的維生素會促進細胞生長。就是這麼簡單。

維生素 C

維生素 C 缺乏症會導致壞血病，這在公元 1500 年至 1800 年期間對航海者來說是一個持續的危險。長時間的航行沒有足夠的維生素 C 會導致皮膚容易受傷，四肢腫脹，牙齦發炎。後來通過給航海者提供橙子和檸檬作為食物，這種病被治癒了。維生素 C 可以治療壞血病，但它能否治癒癌症呢？在 1970 年代，林納斯·保羅（Linus Pauling）是唯一一位獲得兩次非共享諾貝爾獎（化學獎和和平獎）的人，成為維生素 C 補充的積極支持者，認為它可以治癒普通感冒和癌症。[20] 不幸的是，更近期的研究未能證實維生素 C 對於人體的抗癌作用。

一份 2015 年的回顧文章指出「沒有證據支持維生素 C 補充劑可預防癌症。」[21] 維生素 C 補充對於加勒比海盜而言很重要，但無法預防或治療任何形式的癌症。

維生素 D 和 Omega-3 脂肪酸

　　科學家們最早於 1937 年猜測陽光照射可能會降低癌症風險。[22] 到 1941 年，研究發現生活在緯度較高（陽光較少）的地區與癌症死亡風險較高有關。[23] 這種聯繫可以通過維生素 D 的保護效應來解釋，當皮膚暴露於來自太陽的紫外線 B（UVB）時，會產生維生素 D。[24] 對於大多數人來說，陽光照射是維生素 D 唯一顯著的來源，因為很少有食物天然含有大量維生素 D。增加 UVB 曝露可能會增加黑色素瘤的風險，因此一個有前途的替代策略是維生素 D 補充，在 2000 年代中期獲得了顯著的普及。

　　動物和人類研究[25] 提示了維生素 D 作為抗癌劑的巨大潛力。[26] 維生素 D 可以減少癌細胞增殖，增加細胞凋亡（一個關鍵的抗癌防禦機制），減少新血管形成，並減少腫瘤的侵襲性和轉移的傾向。[27] 美國的第三次全國健康和營養調查（NHANES）[28]，涉及超過 13,000 名成年人的大型研究發現，低維生素 D 濃度與總死亡率驚人的增加了 26%，主要來自心臟疾病和癌症，這是美國人口的兩大殺手。為了找到一些明確的答案，美國國家衛生研究院對超過 25,000 名參與者進行了一項大型試驗，隨機分配維生素 D 補充劑和當時另一種流行的補充劑，來自海洋的長鏈 n-3（也稱為 Omega-3 脂肪酸），為期 5.3 年。不幸的是，維生素 D 和 Omega-3 試驗（VITAL）沒有發現任何證據表明這兩種補充劑在任何方面都可以預防癌症。

對於乳腺癌、前列腺癌和大腸直腸癌來說，維生素 D 和 Omega-3 脂肪酸並沒有任何好處。同樣地，它們也沒有對預防心臟疾病有益。[29] 這種缺乏益處的情況在 2018 年由維生素 D 評估研究（ViDa）得到了證實。[30] 雖然沒有檢測到有害影響，但也沒有任何好處。

維生素 E

維生素 E 是一組脂溶性抗氧化維生素，在 1990 年代變得非常受歡迎，因為它被認為可能降低心臟疾病和癌症風險。[31] 不幸的是，自那以後的大規模隨機試驗發現，維生素 E 補充並沒有減少大腸直腸癌[32]、肺癌[33]、前列腺癌或總體癌症[34] 的風險。

再一次，有一絲危險。2009 年的大規模「硒和維生素 E 癌症預防試驗」（SELECT）[35] 發現並沒有減少前列腺癌的風險。但更長時間的跟進研究結果讓研究人員得出結論：「維生素 E 的膳食補充在健康男性中明顯增加了前列腺癌的風險。」[36] 這太糟糕了。維生素 E 補充劑正在引起它們本應預防的癌症。

如何不治療癌症

癌症根本不是營養素缺乏症，因此補充營養素不太可能有太大的差別。我們測試了維生素 A（β- 胡蘿蔔素），但未能減少癌症。我們測試了 B 族維生素，但失敗了。然後，我們測試了維生素 C，D 和 E……但它們都失敗了。我們要測試的字母用盡了！因此，我們所剩下的是：

- 飲食在癌症中扮演了重要角色。
- 癌症不是由於缺乏膳食纖維引起的。
- 癌症不是由於攝入過多脂肪所引起的。
- 癌症不是由於維生素缺乏所引起的。

雖然聽起來微不足道，但這 4 個知識點耗費了數以億計的研究資金和多年的工作。這使得所有人最關心的問題仍然未解答：飲食中的哪個成分需要對於造成這麼多癌症負責？自 1970 年代末期開始，一項營養測量開始超越所有其他測量的重要性：肥胖。肥胖流行病始於美國，但現在已成為全球性的問題。越來越多的人知道，癌症是與肥胖相關的疾病，占常見癌症風險的 20％至 30％。

肥胖

肥胖症估計在 2013 年全球造成了 450 萬人死亡，主要是因為心臟疾病和癌症風險增加。[37] 它通常是通過一個稱為身體質量指數（BMI）的測量進行臨床評估，即體重（公斤）除以身高（米）的平方，即 BMI = kg/m^2。

需要注意的是，這個簡單的計算不考慮許多因素，例如體組成（包括肌肉量和骨密度），因此它在個體層面上是一個有缺陷的指標。但在眾多的人群中，它是一個相對有用的測量方法。一般接受的分類如下：

BMI < 18.5	過輕
BMI 18.6-24.9	正常體重
BMI 25-29.9	超重
BMI 30-39.9	過胖
BMI > 40	病態肥胖

　　在美國，肥胖症流行病在 1970 年代後期加速發展，大約十年後第二型糖尿病的發病率也開始上升。直到 2000 年代，大多數研究者才意識到肥胖症對癌症的影響。因為癌症通常需要數十年才能發展，因此肥胖危機的惡化才剛開始顯現。

　　第二次癌症預防研究是一個大型的前瞻性研究，始於 1982 年。這項大型科學研究需要 77,000 名志願者，僅為了招募所有參與者，總數超過 1 百萬。參與者（平均年齡：57 歲）在研究開始時健康，沒有檢測出任何癌症。每兩年，他們都會被追蹤記錄，以查看誰死亡以及死亡原因。[38] 到了 2003 年，數據得出當時令人震驚的結論：肥胖，已經是糖尿病、心臟病和中風的已知危險因素，還會顯著增加罹患癌症的風險。

　　BMI 大於 30（肥胖）時癌症風險開始上升，且 BMI 大於 40 時風險加速增加，致死率增加了 52％至 62％（可見圖 14.2）。風險因癌症部位而異。肝癌風險增加了 452％，而致命性極高的胰臟癌風險增加了 261％。

癌症風險隨肥胖增加

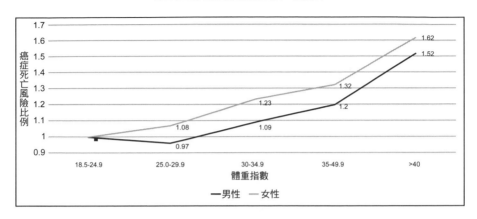

N Engl J Med 2003;348:1625-38.

圖 14.2

　　這是嚴重的消息，但實際上情況可能更糟糕，原因有兩個。由於吸菸可以瘦身，被發現因吸菸而罹患肺癌的人通常不會肥胖。因為肺癌是癌症死亡的主要原因，這意味著肥胖增加了 52 到 62％的癌症風險幾乎可以肯定是低估的。僅考慮非吸菸者，BMI 超過 40 的人癌症風險增加了慘重的 88％。其次，進階癌症患者往往會減輕體重，這種現象被稱為癌症惡病質。這同樣會掩蓋肥胖與癌症之間的真正聯繫，再次導致低估肥胖的真正風險。

　　肥胖與癌症的相關性在接下來的幾年只變得更加糟糕。2017年，美國疾病控管制與預防中心發布了一份報告，強調「超重和肥胖相關癌症的發病率趨勢：美國，2005 ～ 2014 年」。[39] 一些最常見的癌症，包括乳腺和大腸直腸癌，與肥胖和過度體脂有關（見圖14.3）。這些加在一起占所有癌症驚人的 40％。與肥胖最密切相關的特定癌症是肝臟、子宮內膜、食道和腎臟癌，風險增加了 2 到 4倍。乳腺癌和大腸直腸癌的相關程度較低，風險增加了 1.5 到 2 倍。2016 年，國際癌症研究機構（IARC）在查閱了一千多個研究之後得出結論，認為有 13 種不同的癌症明確與肥胖有關。另外 3 種癌症的數據有限，但也有暗示。**40**

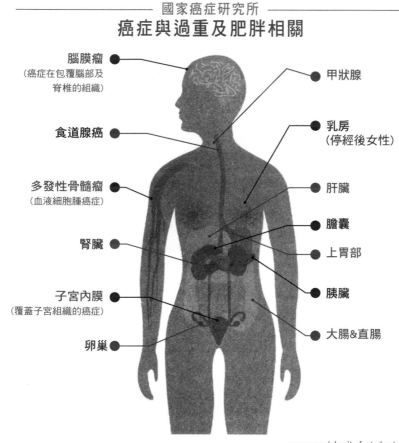

國家癌症研究所

癌症與過重及肥胖相關

腦膜瘤
（癌症在包覆腦部及脊椎的組織）

甲狀腺

食道腺癌

乳房
（停經後女性）

多發性骨髓瘤
（血液細胞腫癌症）

肝臟

膽囊

腎臟

上胃部

胰臟

子宮內膜
（覆蓋子宮組織的癌症）

大腸&直腸

卵巢

cancer.gov/obesity-fact-sheet
Adapted from Canters for Disease Control & Prevention

圖 14.3

即使是輕微的體重增加也會增加癌症風險。只有增加 5 公斤（11 磅）的成年體重就會使得乳腺癌風險增加 11%，卵巢癌風險增加 13%，大腸直腸癌風險增加 9%。[41] 超重或肥胖（BMI > 25）幾乎會使食道癌，肝癌和腎臟癌的風險翻倍，並使大腸直腸癌風險增加約 30%。

從 2005 年到 2014 年，所有與體重有關的癌症發生率實際上略有下降，但仔細觀察數字會發現完全不同的情況。這個改善只局限在一種癌症類型：大腸直腸癌。增加大腸鏡檢查能夠檢測和切除癌前病變腺瘤，防止其轉化為完全發展的癌症，進而使得大腸直腸癌的發病率下降了 23%。但是，除了大腸直腸癌之外，其他與體重有關的癌症總體上增加了 7%。而與體重無關的癌症（如肺癌）在同一時期減少了 13%。我們對許多癌症的穩定進展正受到肥胖流行病的重大阻礙。[42]

對於嬰兒潮一代的孩子，即 1980 年代和 1990 年代出生的一代人，有更加糟糕的消息，這被稱為「回聲嘹亮」的一代人不僅是有史以來最肥胖的一代，且即使在相似體重下他們罹患癌症的風險也更高，這很可能是由於高胰島素血症（在下一章中討論）。在千禧一代中，有 6 種與肥胖有關的癌症（大腸直腸癌、子宮內膜癌、膽囊癌、腎臟癌、胰臟癌和多發性骨髓瘤）的發病率調整後的年齡比他們的嬰兒潮父母高出近一倍。[43] 例如，1970 年出生的人（X 世代）患腎癌的風險比 1950 年出生的人高出 98%。直到你意識到 1985 年出生的人（千禧一代）的風險幾乎是他們的 5 倍時，這似乎是一個不好的情況！

肥胖對年輕成人的癌症風險是未來疾病負擔的警示。如果你現在認為這很可怕，等到這一代人變老後再看看。肥胖流行病正在影響年輕的患者，而癌症也緊隨其後。例如，胰臟癌的發病率在年齡在 45 歲至 49 歲的人群中每年增加 0.77％，但在年齡在 25 歲至 29 歲的人群中，增加速度要快 6 倍。最年輕的人面臨著癌症發病率最劇烈的上升。相比之下，與肥胖無關的大多數癌症都在下降，特別是與病毒、吸菸和人類免疫缺乏病毒有關的癌症。

如果體重增加會增加癌症風險，那麼體重減輕會降低風險嗎？第一個暗示這種可能性的動物研究是由 1914 年諾貝爾獎得主佩頓·羅斯（Peyton Rous）發表的。在老鼠身上，嚴格限制食物攝入可以將它們的癌症風險減半。[44] 在 1940 年代，美國癌症研究協會前主席阿爾伯特·坦恩鮑姆（Albert Tannenbaum）博士驚人地發現，與整體熱量限制相比，僅通過碳水化合物限制就可以在老鼠身上提供更大的癌症保護。[45]

他得出的結論是「腫瘤形成取決於飲食組成以及熱量限制的程度」，這是一個非常有先見之明的觀察。[46] 在《護理師健康研究》中，經過絕經後減重 10 公斤或以上且保持體重的女性，將其乳腺癌風險降低了 57％，這是一個驚人的數字。肥胖明顯增加了癌症風險，同時也明顯增加了第二型糖尿病的風險。兩者之間的聯繫是什麼？**代謝的主要激素：胰島素。**

第 15 章

高胰島素血症

第二型糖尿病和癌症

丹尼斯・伯基特（Denis Burkitt's）所提出的「文明病」中，最明顯的疾病包括肥胖症、第二型糖尿病和癌症，這些疾病之間緊密交織，幾乎難以區分。伯基特認為這些疾病是同一基礎問題的不同表現形式。但這個統一的線索是什麼呢？

那些從傳統生活方式和飲食轉變為西方生活方式和飲食的人口，其肥胖與第二型糖尿病和癌症風險會增加。這種聯繫在非洲對伯基特來說是如此明顯，但同樣在全球範圍內觀察到了，在北美的原住民、遠北地區的因紐特人、澳大利亞土著人和南太平洋島民等原住民族群中都有這樣的聯繫。北極地區最大的土著人群是因紐特人。早在 1936 年的報告中，沒有發現因紐特人有癌症的證據。[1] 那個時候的科學文獻認為因紐特人對第二型糖尿病和癌症幾乎免疫。

1952 年的一次遠征指出：「常言道，因紐特人不會得癌症，據我們所知，迄今為止還沒有報告過任何病例。」[2] 第二次世界大戰後，遠北地區的生活條件發生了巨大變化。在較大城市社區改善的住房條件增加了整體壽命。

傳統飲食以魚和海洋哺乳動物為基礎，現在則依賴進口食品，主要是精製碳水化合物和糖。很快便意識到，事實上，因紐特人對於癌症、肥胖症或第二型糖尿病並非免疫。

因紐特人第二型糖尿病的故事和癌症非常相似。在 20 世紀之交，北極醫療遠征隊徒勞無功地尋找因紐特人對第二型糖尿病「免疫」的秘密。一位研究人員在 1967 年寫道：「臨床經驗長期以來一直表明，糖尿病在阿拉斯加因紐特人中是罕見的。」[3] 故事在 1970 年代開始改變，但不是變得更好。到了 1988 年[4]，調查顯示「糖尿病在阿拉斯加原住民中已不再是罕見病例」。[5] 1990 年至 1998 年間，原住民阿拉斯加的兒童和年輕人中，糖尿病增加了 71%。[6]

不巧的是，全球原住民族群體中肥胖症、第二型糖尿病和癌症的發病率同步飆升。從傳統生活方式中沒有這些疾病的人們，在短短一代人的時間內變成了流行病。這是一場災難。由於與生活方式的改變有明顯的相關性，癌症長期以來一直被認為是一種「西方」疾病，而不是遺傳疾病。

D.G. 梅納德博士於 1909 年首次注意到糖尿病增加患癌症風險。[7] 這兩種疾病當時相對不常見（事物如何改變啊），但發病率正在上升（事物如何不變啊）。此後，這種相關性在科學文獻中被多次確認。就像與之緊密相關的營養性疾病肥胖症一樣，第二型糖尿病也一致增加了罹患癌症的風險。

在美國，2012 年的「癌症預防研究 II」估計糖尿病會使癌症死亡風險增加 7% 至 11%。[8] 2011 年歐洲的分析[9] 以及 2017 年亞洲的一項研究[10] 都估計糖尿病患者死亡因癌症的風險高出約 25%。每 1 mmol/L 血糖的升高都會使得男性致命癌症的風險增加 5%，女性則是增加 11%。[11]

和肥胖一樣，糖尿病會增加某些癌症的風險。美國糖尿病協會的一次共識會議估計，糖尿病將肝臟、子宮內膜和胰臟癌的風險加倍，將乳腺和大腸直腸癌的風險增加約 20％ 至 50％。[12] 這可能在很大程度上解釋了為什麼 2000 年至 2014 年間，美國胰臟癌的年齡調整率增加了 24％。[13]

　　肥胖、第二型糖尿病和癌症的密切關聯，顯然將癌症定義為一種代謝性疾病，而不是純粹的基因突變。這是一個種子和土壤的問題。當癌症的種子被種下時，身體的代謝環境允許其繁殖。但是，是什麼將這三種相關疾病聯繫在一起？是胰島素。

　　肥胖主要是一種高胰島素血症的疾病。「高胰島素血症」一詞源於前綴詞 hyper，意思是「過多」，和後綴詞 -emia，意思是「在血液中」。因此，高胰島素血症字面上的意思是「血液中的胰島素過多」。肥胖常被錯誤地認為是攝入卡路里過多的疾病，但實際上主要是一種過多胰島素的激素失調疾病。（這本書的範圍不包括細節，但如果您想更深入地了解它們，我在我的書《肥胖大解密》中提供了對這種現象的深入討論。）第二型糖尿病同樣是一種高胰島素血症的疾病，雖然在這個背景下通常被稱為「胰島素阻抗」。就像超人和克拉克·肯特（Clark Kent）一樣，高胰島素血症和胰島素阻抗是同一個東西。所以，讓我們來回顧一下：

- 肥胖是一種高胰島素血症的疾病。
- 第二型糖尿病是一種高胰島素血症的疾病。
- 癌症是否也是一種高胰島素血症的疾病呢？

胰臟會在進食時釋放出天然賀爾蒙胰島素到血液中，主要是針對食物中的蛋白質或碳水化合物，而非脂肪。一般來說，胰島素是作為一種營養物質感應器，因為它會向身體其他部位發送訊號，告知它們碳水化合物和蛋白質的供應狀況，身體可以根據需求使用或儲存這些食物能量。高胰島素血症是否具有致癌性呢？30 年前，這個想法會被廣泛嘲笑。而今天，這是癌症研究領域中最熱門的研究項目之一。

胰島素和癌症

早在 1964 年，人們就注意到了胰島素的致癌潛力。[14] 在實驗室培養基中，加入胰島素的正常乳腺細胞增殖得非常熱烈，以至於它們看起來像是癌症。在實驗室中培養乳腺癌細胞也需要胰島素，需要大量的胰島素。這是一個有趣的觀察，因為正常的乳腺細胞實際上並不需要胰島素。然而，乳腺癌細胞卻無法生存。[15] 如果從乳腺癌細胞培養中去除胰島素，細胞很快就會萎縮並死亡。這對於其他類型的癌症，如大腸直腸癌、胰臟癌、肺癌和腎癌也同樣成立。在小鼠中，注射胰島素會引起乳腺和大腸直腸癌的生長。[16]

這是一個令人困惑的異常現象。通常參與葡萄糖代謝的主要組織，如肝臟、脂肪細胞和骨骼肌，天然地擁有最多的胰島素受體。但正常的乳房組織呢？並沒有那麼多。那麼，為什麼乳腺癌會在胰島素的刺激下繁殖生長呢？乳腺癌細胞表達了比正常乳房細胞高出 6 倍的胰島素受體。[17]

高胰島素水平可通過一種稱為 C- 胜鏈胰島素的血液檢測進行測

量，C- 胜鏈胰島素是體內合成胰島素後剩下的蛋白質碎片。高 C- 胜鏈胰島素水平與顯著的結直腸癌後續風險增加了 270%[18] 至 292%[19]。在《護理師健康研究》中，C- 胜鏈胰島素水平最高的女性罹患大腸直腸癌的風險高出 76%。[20]

但過量的胰島素不僅對於體重過重者是個問題。胰島素水平形成一個光譜。雖然那些患有肥胖症和糖尿病的人擁有最高的胰島素水平程度，但體重正常、非糖尿病患者也可能有高水平的胰島素。1999 年至 2010 年的國家健康和營養調查數據庫（NHANES）顯示，不論何種體重狀態，高胰島素水平將會使癌症風險增加 2 倍以上。高胰島素水平的非肥胖、非糖尿病參與者罹患癌症死亡的風險增加了 250%。[21] 正常體重的女性（BMI < 25kg/m^2）出現高胰島素血症將使乳腺癌的風險增加一倍。[22]

注射外源性胰島素是治療第二型糖尿病越來越常用的藥物，但也增加了罹患癌症的風險。在英國，使用胰島素治療第二型糖尿病的人數從 1991 年的估計值 37,000 人激增至 2010 年的 277,000 人。[23] 體重增加是主要的副作用，每減少 1%的糖化血色素（反映 3 個月平均血糖的血液檢測）造成增加約兩公斤體重。這聽起來很不好，因為體重增加是已知的癌症風險因素。當研究人員深入挖掘時，消息不太妙。在英國的普通科研數據庫 2000 ～ 2010 年中，與不會增加胰島素水平的第二型糖尿病藥物二甲雙胍（Metformin）相比，胰島素治療使癌症風險增加了 44％。44％！這是驚人的。但這項研究並不是唯一發現胰島素治療危險的研究。[24]

加拿大薩斯喀徹溫省的數據確認，新診斷的糖尿病患者開始使用胰島素治療，相較於使用二甲雙胍的患者，罹患癌症的風險高出

90%。[25] 刺激胰島素分泌的硫醯基尿素類（sulfonylurea）藥物也與 36% 的癌症風險增加有關。[26] 更多的胰島素等於更多的癌症，這是一個相當簡單的概念。注射胰島素的時間越長，罹患癌症的風險就越高。[27]

我們知道高胰島素水平會增加癌症風險。但是為什麼胰島素對於癌症進展如此重要呢？胰島素是一種最為人所知的參與葡萄糖代謝的激素。當我們進食時，胰島素水平會上升，而當我們不進食時，胰島素水平就會下降。胰島素是一個重要的營養素感受器，可以警示食物的存在，但這與癌症有什麼關係呢？

簡單來說：一切都有關。營養素感受器胰島素也是一種極其強效的生長因子。

第 16 章

生長因子

　　身高通常被認為是遺傳特徵，主要反映了青春期期間生長因素的影響。在第二次世界大戰後的日本，營養水平的提高導致身高逐漸增加，而出人意料的是，乳腺癌的發病率也隨之上升。[1] 簡而言之，身高較高的人更容易患癌症。[2]

　　令人震驚的是，所有常見的生長參數中（出生體重、體重、身高、月經開始年齡），對於乳腺癌而言，最大的風險因素是身高（見圖 16.1）。[3] 在英國，百萬女性研究發現，最高的女性患癌症的風險增加了 37%，特別是乳腺癌。[4] 每增加十公分的身高，罹患癌症風險就增加了 16%。生長因子會增加身高，同時也會增加患癌風險。

　　除了身高外，近視率也在過去半個世紀持續攀升。近視是因為眼球變得過長所造成，現在影響到美國和歐洲超過一半的年輕成人，是 50 年前的 2 倍。[5] 在 1969 年一次阿拉斯加村莊的調查顯示，當時 131 個人中只有 2 個是近視。但隨著他們的生活方式改變，他們的子女和孫子女中有一半出現了近視。[6] 這個村莊的眼球長度逐漸增加。

百萬女性研究

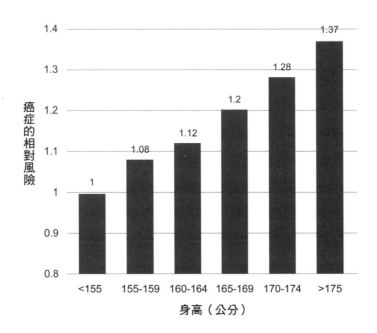

J. Green et al., "Height and Cancer Incidence in the Million Women Study: Prospective Cohort, and Meta-analysis of Prospective Studies of Height and Total Cancer Risk," Lancet Oncology 12, no. 8 (August 2011): 785–94, doi: 10.1016/ S1470-2045(11)70154-1.

圖 16.1　癌症風險隨著身高增加而上升

　　看看周圍。我戴眼鏡。當我還是孩子的時候，在公立學校時被無情地嘲笑，因為……好吧，我有點書呆子。

　　然而，不僅如此，當我還是學生時，學校裡戴眼鏡的孩子很少。現在看看學校教室，我估計至少三分之一的學生戴眼鏡。沒有人會被取笑，因為每個人都戴眼鏡。現在，如果男孩不追求戴眼鏡的女孩，那就不會有多少女孩可以追求了。近視率的增加顯然不是主要由基因引起的，因為它發生在一代人之內。那麼這種現象與什麼有關呢？

所有過重（肥胖）、身高增加、眼球增長（近視）和癌症的共同點是它們都是過度生長的狀態。我們通常認為生長是好的，但事實上，在成年人身上，生長不是必要的，甚至是不好的。相反地，生長是壞的，有時非常壞。你不希望你的眼球一直增長到像你的頭一樣大。你不希望你的肝臟一直增長，直到將腹部其他器官擠壓開來。你不希望你的脂肪細胞一直增長，因為肥胖會導致許多疾病，其中包括癌症。

大部分今日的慢性疾病都是由於過度生長所致。美國人的頭號殺手是心血管疾病，包括心臟病和中風。動脈粥樣硬化性斑塊過度生長阻塞了心臟或大腦的血管，使組織缺氧而死。美國人的第二大殺手是癌症，也是過度生長的疾病。肥胖症是過度生長的疾病，脂肪肝是過度生長的疾病。不，對成年人來說，生長不是好事。此外，增加生長的主要決定因素不僅僅是基因，而是生長因子——這讓我們回到胰島素。

胰島素

我們對胰島素和癌症之間驚人關聯的了解始於 1985 年，當時路易斯・坎特利（Lewis Cantley）博士發現了磷酸肌醇 3- 激酶（PI3K）通路。坎特利是哈佛和塔夫茨大學的教授，現在擔任威爾康奈爾醫學院邁耶癌症中心的主任，他研究的並不是代謝或癌症，而是相對晦澀的細胞信號傳遞領域。

被稱為 PI3K 的新型脂質分子，是一個以前未知的信號傳遞通路的關鍵，對細胞生長的調節非常重要。PI3K 在癌症中扮演的關鍵角色，將這一發現從微不足道的生化奇觀變成了一個改變遊戲規則的醫學突破。1980 年代末的實驗發現，引發癌症的病毒常常會將 PI3K 活化[7] 到比正常細胞高一百倍的級別。[8] 出乎意料的是，PI3K 反而成為人類癌症中最重要的致癌基因之一。在人類致癌基因突變中，PI3K 突變排名第四。[9]

高水準的 PI3K 會促進細胞生長並增加癌症風險，因此下一個合乎邏輯的問題是：是什麼刺激了 PI3K 的產生？結果發現，出人意表的答案是代謝激素胰島素。[10] 奇怪與出乎意料之外的事情在此發生。胰島素在代謝過程中（細胞如何產生能量）扮演著重要的角色，但卻成為細胞生長的主要調節因素。

從演化的角度來看，胰島素／PI3K 途徑是古老的[11]，從蠕蟲和果蠅一直保存到人類。幾乎所有多細胞生物都使用胰島素／PI3K 途徑的某些變異。雖然今天我們認為胰島素是一種代謝激素，但在原始生物中，它的主要功能是作為生長激素，調節細胞增殖和存活。隨著我們進化成為多細胞生物，胰島素演變出第二個角色，作為營養感應器。若你想一想，這很合理，因為生長總是需要營養。當食物充足時，細胞應該生長。趁著陽光明媚時曬乾草。當食物缺乏時，細胞不應該生長。在食物缺乏時，多細胞生物過快生長是一種快速死亡的方式。

當我們進食時，胰島素和 PI3K 會增加，會重新導向生物的優先順序為生長。當我們不進食時，胰島素和 PI3K 會下降，會重新導向生物的優先順序為細胞修復和維護。PI3K 提供了營養感應和生長途徑之間的重要聯繫。⑫ 換句話說，胰島素刺激細胞生長，這對於癌症有明顯的影響。

像酵母菌這樣的單細胞生物直接與環境接觸生活，因此對營養感測器的需求很少。如果有食物，酵母菌就會生長。如果沒有食物，它就不會生長，而是形成休眠孢子。因此，在一片麵包上生活的酵母菌會生長，而在塑料包裝內部生活的酵母菌則不會生長。當休眠孢子接觸到水和糖時，就會重新甦醒和繁殖。地球上所有的生命都依賴於生長和營養供應之間的緊密關聯，而多細胞生物的一些細胞失去了與外部環境的接觸。您的腎臟細胞位於腹部深處，沒有與外界接觸。那麼，腎臟如何知道是否有食物可用？它們如何知道是否要生長或停止生長？營養感測器進化成將外部營養供應轉化為激素信號的功能。現在，這些營養感測器必須與生長信號相連接。

使用完全相同的分子（胰島素）作為生長因子和營養感測器可以解決這個基本的協調問題。當我們進食時，胰島素上升，傳遞營養素可用性的信號，也提示身體開始生長。過度的營養感測意味著過度的生長，這是癌症顯著的問題。當沒有食物可用時，胰島素下降，這也作為停止生長的激素信號。營養感測減少意味著細胞生長減少。生長和代謝信號是同一個。那麼，這個過程是如何工作的呢？

如圖 16.2 所示，血液中的胰島素必須先活化細胞表面的胰島素受體。許多癌症細胞攜帶太多的胰島素受體，這解釋了胰島素對癌症生長的不成比例影響。胰島素活化 PI3K，進而活化兩條關鍵路徑：代謝路徑和生長路徑。

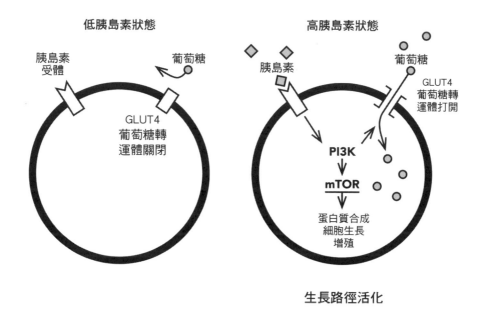

低胰島素狀態　　　　　　　　　　高胰島素狀態

胰島素
受體
葡萄糖　　　　　　　　　　胰島素　　　　　葡萄糖

GLUT4
葡萄糖轉
運體關閉

GLUT4
葡萄糖轉
運體打開

PI3K

mTOR

蛋白質合成
細胞生長
增殖

生長路徑活化

圖 16.2

　　大家都知曉的代謝效應是通過葡萄糖轉運蛋白類型 4
（GLUT4），它允許葡萄糖進入細胞並轉化為能量。坎特利所發現
的是胰島素／ PI3K 在刺激細胞生長方面的先前未被認識的重要性。
胰島素通過 PI3K 活化 mTOR 系統（在下一章中更多介紹），刺激
細胞生長和增殖。

　　難怪癌症，一種過度生長的疾病，喜愛生長因子胰島素。在罕
見的遺傳疾病科登綜合症中，這條路徑上的突變導致胰島素信號增
強，極大地增加了肥胖和癌症的風險。[13] 患有這種疾病的人終生罹

患癌症的風險高達驚人的 89％。⑭ 認識到生長與營養信號密切相關是一個驚人的啟示。它在我們對一些人類癌症，特別是與肥胖有關的癌症，如乳腺癌和大腸直腸癌的理解上提供了完整的範式轉變。生長和營養／代謝現在通過營養感測器胰島素密不可分地相連。一種過度生長的疾病（癌症）也總是一種代謝疾病。

營養感測器胰島素是一種重要的生長因子。因此，高胰島素血症過度刺激生長通路，使身體容易患上過度增殖的疾病。胰島素還優先幫助癌細胞，因為糖解的能量生成途徑相當低效，癌細胞對葡萄糖的需求較高。肥胖和第二型糖尿病，高胰島素血症的典型疾病，明顯增加了癌症的風險。我們終於開始理解飲食中最影響癌症的方面。不是纖維素，不是膳食脂肪，也不是維生素缺乏。而是營養感測器胰島素。

1973 年，伯基特注意到在非洲，包括癌症在內的西方疾病首次出現在上層社會階層和城市中心，那裡的人們更容易接觸進口加工食品。在 1860 年到 1960 年期間，脂肪攝入量增加不到 50％，但糖的攝入量增加了一倍以上。他提出的問題是：「傳統食品的第一個變化通常是加入糖。然後是用白麵包代替……穀類。」⑮ 在營養學界繁忙地指責飲食脂肪時，科學證據直接指向糖和精製穀物，其攝取導致高胰島素血症。幾十年後，路易斯・坎特利博士會說：「糖讓我感到害怕。」

類胰島素生長因子

在厄瓜多的一個偏遠角落，居住著約 300 名被稱為拉隆侏儒的社群，該社群始於 15 世紀，當時一群猶太人逃離了西班牙宗教裁判所的迫害。地理上的孤立導致近親繁殖，從而導致稀有基因的過度表達——在生物學中被稱為創始人效應。在這種情況下，拉隆侏儒被認為都是來自一個共同的祖先，因為他們擁有一種共同的稀有基因突變，導致身材矮小或侏儒。他們的平均身高只有四英呎，但除此之外，他們的身體發育正常。[16] 令人驚訝的是，這個社群似乎完全免疫癌症！

矮小症通常是由生長激素（GH）水平低下引起的，而這種生長激素負責在青春期時通常出現的身高增長。生長激素刺激肝臟分泌類胰島素生長因子（IGF-1），它將生長信息傳遞到身體的其他部位。正如名稱所示，類胰島素生長因子和胰島素在化學上非常相似。拉隆侏儒有足夠的生長激素，但由於生長激素受體基因的突變，不產生任何類胰島素生長因子，因此身材矮小。但對我們來說，幸運的是，拉隆侏儒的故事並沒有就此結束。

到了 1994 年，當地研究人員海梅·格瓦拉－阿吉雷（Jaime Guevara-Aguirre）注意到拉隆矮人的癌症發病率低於 1%，而不患矮人症的親戚則高達 20%。更近期的 2016 年調查也沒有發現癌症的發生率。[17] 有趣的是，這些病患也免疫另一種可怕的疾病：糖尿病。格瓦拉－阿吉雷發現，矮人症患者雖然有肥胖，但沒有糖尿病和癌症。[18] 沒有類胰島素生長因子的促進作用，使癌症風險大大降低。

類胰島素生長因子除了由生長激素調節外，還會因為什麼因素上升呢？答案正如您所猜到的，是胰島素。[19] 胰島素和類胰島素生長因子的訊號網路透過 PI3K 路徑運作，兩者密切相關，通常會在科學出版物中一起討論。過多的胰島素／類胰島素生長因子表示生長過多，容易引發癌症，如乳腺癌、子宮內膜癌[20]、前列腺癌和大腸直腸癌[21] 等。在細胞培養實驗中，加入類胰島素生長因子會增加大腸直腸癌細胞的遷移和轉移，意味著它為癌細胞的擴散提供了營養土壤。[22] 類胰島素生長水平升高與大腸直腸癌的風險增加247％[23] 至251％[24] 相關。但是，胰島素／類胰島素生長因子不是人體中唯一的營養感測器，也不是最古老的營養感測器。這一榮譽屬於 mTOR，即哺乳動物雷帕黴素標靶。

第 **17** 章

營養感測器

「認識名為『哺乳動物雷帕黴素標靶』的營養素感測器」
的故事始於 1964 年，當時微生物學家喬治・諾格拉迪（Georges
Nógrády）在偏遠的復活節島上採集了土壤樣本，並將其交給當時在
艾斯特實驗室工作的研究員蘇倫・塞加爾博士（Dr. Suren Sehgal）
進行分析。1972 年，塞加爾分離出一種名為「吸水鏈黴菌」的細
菌，該細菌產生一種名為雷帕黴素的強效抗真菌化合物，以產地島
嶼的名字命名。他希望使用它製造抗真菌藥膏來治療足癬，但這個
發現結果有著遠遠更為重要的意義。❶

當塞加爾博士轉移實驗室時，他用厚塑料包裝了一些雷帕黴素
的小瓶，帶回家，放在家裡冰箱的冰淇淋旁邊保存。他保存這些樣
本是為了對這種迷人的新藥物進行研究時可以恢復使用，但由於其
他研究優先事項的緣故，直到 1987 年他才有機會重新開始研究。當
他重新開始研究時，他發現雷帕黴素被證明是一種相當普通的抗真
菌藥物，但它對免疫系統有強大的抑制作用。然而，作用機制完全
不知道。到了 1994 年，科學家發現了雷帕黴素的目標蛋白質，並將
其命名（富有想像力地）為「哺乳動物雷帕黴素標靶」（mTOR）。
這個蛋白質的發現隨後引發了一個以前未知和未料到的對人類營養
和代謝的生化途徑發現。

對於生物學家來說，這是一個驚人的發現，就像突然在大西洋發現了一個新的大陸一樣。數百年的醫學科學不知何故錯過了這個對地球上的生命如此重要的基本營養感知途徑，而這個途徑在從酵母到人類的動物中都被保存下來。在演化的意義上，mTOR 甚至比更為著名的營養感應器胰島素還要古老。mTOR 途徑幾乎存在於所有生命形式中，而不僅僅是哺乳動物，因此它的名稱被改為哺乳動物雷帕黴素標靶，但它仍然保留著引人入勝的綽號「mTOR」。

　　但是，它的功能是什麼？如圖 17.1 所示，mTOR 途徑像一個中央指揮站，評估多個信息來源，然後決定是否繼續細胞生長。mTOR 考慮幾個關鍵信息來源，包括膳食蛋白質[2]、胰島素、氧氣水平和細胞壓力。它既是自身（對蛋白質）的營養感應器，也是其他營養感應器（如胰島素）提供的信息的整合者。當 mTOR 被活化時，它會顯著增加細胞生長。

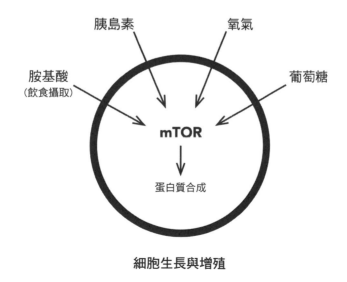

細胞生長與增殖

圖 17.1

藥物雷帕黴素阻止 mTOR，進而停止細胞生長，這解釋了它如何作為抗真菌劑和免疫抑制劑的作用。吸水鏈黴菌會分泌雷帕黴素來阻礙周圍真菌的生長以達到殺菌的效果。雷帕黴素還可以阻止人體免疫細胞的分裂，因此作為免疫抑制劑使用。[3] 到 1999 年，雷帕黴素已經成為肝臟和腎臟移植患者的常規處方，以防止器官被自身免疫系統拒絕。

到目前為止，給移植患者開的大多數免疫抑制劑都有增加癌症風險的不幸副作用。根據美國國家衛生研究院的數據，器官移植受者患上 32 種不同類型的癌症的風險增加。[4] 免疫系統通常巡視身體，尋找並殺死任何一個離群的癌細胞。當免疫系統被強烈抑制以防止器官排斥時，癌細胞逃脫了免疫監視。

但是，雷帕黴素完全不同。它抑制免疫系統，但也降低了患癌風險。[5] 這是前所未有的！雷帕黴素最終被證明對乳腺、前列腺和肺癌等癌症有效。這是癌症治療的一個重大突破，引入了全新的化療藥物類別。雷帕黴素揭示了一條以前未知的生長途徑。mTOR 這條途徑在正常人類細胞的生長決策中深入根深蒂固，估計在人類癌症中發生 70% 的異常是與 mTOR 有關的。重要的致癌基因如 PI3K、AKT、RAS、RAF、PTEN、NF1 和 APC 的突變都通過它們對 mTOR 的影響而起作用。[6] 當營養傳感器 mTOR 增加時，細胞生長增加，患癌風險也隨之增加。

胰島素和 mTOR 不是人體內唯一的營養感測器。還有一種被稱為 AMP 活化蛋白激酶（AMPK）的營養感測器。

AMPK

胰島素營養感測器及 mTOR 主要對碳水化合物和蛋白質攝入做出反應。然而，AMPK 營養感測器評估的是整體細胞能量的可用性。當細胞產生能量時，不論能量來源為何（碳水化合物、蛋白質或脂肪），AMP（腺苷酸單磷酸）會轉化為儲存潛在能量的三磷酸腺苷（ATP）。當需要能量時，ATP 會釋放其能量並回復為 AMP。

當細胞能量不足時，它會有大量的 AMP 和少量的 ATP，這刺激 AMPK。這個營養感測器並不反映你剛吃了什麼，而更像是一個總體燃料計，顯示細胞剩餘多少能量。

● 儲存了很多能量＝低 AMPK。
● 儲存了很少能量＝高 AMPK。

就像其他營養感測器 mTOR 和胰島素一樣，AMPK 也與生長密不可分。高 AMPK 會降低 mTOR 活性，減緩生長速度。AMPK 增加新的粒線體生產，細胞內產生能量的器官，以增加細胞燃燒脂肪的能力。AMPK 還增加自噬作用，這是重要的細胞自我清潔和再生過程。

啟動 AMPK（模仿細胞能量不足的狀態）的藥物已知可促進健康。例如糖尿病藥物二甲雙胍、來自葡萄和紅酒的白藜蘆醇、來自綠茶和巧克力的表沒食子兒茶素沒食子酸酯（EGCG）、來自辣椒的辣椒素、薑黃、大蒜和中草藥黃蓮等。限制熱量攝入也可啟動AMPK，這可能解釋了它對於老化方面的某些聲稱好處。

營養感測器

　　大多數雜食動物（如人類）在得到食物的情況下。傳統上，我們在夏季和秋季享受豐富的農作物——食物豐富多樣，我們能夠攝取大量能量。但在雜貨店出現之前，人們靠自然生存，寒冷的冬季幾乎沒有食物可供選擇。人類之所以能在缺乏食物的時候存活下來，是因為我們具有發達的能量儲存系統（體脂肪），並且擁有高度保留的營養感測器，當有食物可得時，它們會向細胞發出生長信號，當沒有食物可得時，則不會發出生長信號。

　　人體最重要的三條營養感測路徑是胰島素、mTOR 和 AMPK。每條營養感測路徑提供不同但相互補充的信息（見圖 17.2）。胰島素主要對膳食碳水化合物和蛋白質做出反應，反應時間為幾分鐘。mTOR 主要對膳食蛋白質做出反應，並在 18 到 30 小時內發揮作用。AMPK 對整體細胞能量做出反應，反映了所有大量營養素的攝入。它的總體效應在較長時間內發揮作用，從幾天到幾週。

營養感應器	巨量營養素	時程
胰島素	碳水化合物、蛋白質	短期
mTOR	蛋白質	中期
AMPK	碳水化合物、蛋白質、脂肪	長期

圖 17.2

　　透過三種不同的營養傳感器，細胞能夠獲得精確的關於可用食物種類和其可用時間的資訊。營養素主要是脂肪、碳水化合物還是蛋白質？營養素是否只有暫時性的或長期的可用性？這些營養傳感器的生化魔法經過數百萬年的進化精心塑造，相較於我們相對單調的原始腦，只能說：「這看起來是匹配的食物，可以大吃特吃。」

所有三個營養傳感器都相互關聯，直接影響細胞增殖。當營養素可用時，細胞會生長。充滿營養和生長信號的環境為癌症提供了肥沃的土壤。當營養素不可用時，細胞就不會生長。但當糧食短缺時，僅僅停止細胞整體生長還不夠，必須積極地進行細胞減少的過程。細胞及細胞內部成分需要被選擇性剔除，這個過程分別被稱為細胞凋亡和自噬。如果這些重要的系統出現問題，可能會傾向於過度生長和癌症。

細胞凋亡

生長基本上是兩股對立力量之間的平衡：細胞生長速率和細胞死亡速率。當過多的細胞增殖或過少的細胞死亡時，整體增長就會發生。胰島素／類胰島素生長因子促進細胞增殖，但同樣在預防細胞死亡或細胞凋亡方面發揮了同等重要的作用（請參見第三章）。物種的生存取決於將生長與營養可用性相匹配。對於過多的細胞來說，營養過少意味著死亡。當營養不足時，合乎邏輯的做法是去除一些多餘的細胞。就像一個逗留太久吃白食的叔叔一樣，這些額外的嘴巴必須走了。

單細胞生物的首要指令是不惜一切代價生存和繁殖。如果它們死亡得很骯髒……好吧，那就是讓其他人擔心的問題。然而，多細胞生物需要精心協調以增加和減少細胞。死亡和死去的細胞會傷害周圍的細胞——一個壞的蘋果會敗壞一整桶。在多細胞生物中，一種控制性地去除這個壞蘋果的方法是重要的。

一個正常的人體每天會產生大約 100 億個新細胞。這也意味著每天也必須死去並清理 100 億個細胞。[7] 細胞凋亡是以一種受控且無毒的方式去除這些細胞。被標記為需要清除的細胞會經歷受控的變化，最終分裂成小碎片（細胞凋亡體），然後被安全地處置。細胞內容不會像壞死一樣隨意散開。

細胞凋亡必須嚴格控制，因為過多或過少都是病理的。如果一個細胞抵抗細胞凋亡（癌症的標誌），那麼微妙的平衡就會傾向於促進生長，這有利於癌症的發展。因此，細胞凋亡形成了對受損或危險（癌變）細胞的重要防禦機制。那麼，它是如何被控制的呢？

兩條主要路徑會啟動細胞凋亡：外在路徑（也稱為死亡受體路徑）和內在路徑（也稱為粒線體路徑）。一旦啟動，細胞凋亡就無法停止。在這裡我們談到癌症時，我會聚焦於粒線體路徑，該路徑受到正面和負面刺激的控制。正面刺激是啟動細胞凋亡的因素，包括來自毒素、病毒、輻射、高溫和缺氧的細胞損傷。人體不希望損壞的細胞到處亂跑，因此細胞凋亡有效地清除了損壞的細胞而不會造成混亂。這些正面刺激同時也是致癌物質。損壞的細胞應該死亡，如果它們沒有死亡，就可能變成癌細胞。

負面刺激是預設路徑，除非有適當的訊號，否則會自動觸發。例如，您可以申請亞馬遜付費訂閱服務的免費試用期，如果在免費試用期結束時沒有及時聯繫他們，您將自動註冊。細胞凋亡的工作方式相同，如果沒有接收到停止細胞凋亡的信號（生長因子），細胞會無意識地開始進行凋亡。這種使用正面和負面刺激的雙重控制

癌症大解密
The Cancer Code

結構更加健壯，使細胞凋亡成為一種特別有效的抗癌策略。

　　哪些生長因子可以防止細胞凋亡？最研究透澈的抗細胞凋亡因子是胰島素／類胰島素生長因子，通過 PI3K 途徑發揮作用。 **8** 高級別的胰島素／類胰島素生長因子，如肥胖和第二型糖尿病中所見，不僅促進細胞生長，還阻止細胞自然運行的細胞凋亡程序，強烈增加生長信號。高胰島素／類胰島素生長因子因此形成了癌症種子滋生的肥沃土壤的一部分。

　　在癌症中，細胞增殖和毀滅之間的平衡被致命地傾向於細胞增殖。當細胞受傷而被標記死亡時，細胞凋亡途徑的缺陷使這些細胞能夠存活。但是，正確執行細胞凋亡的粒線體途徑取決於一個關鍵的細胞器：粒線體。如果粒線體功能異常，粒線體途徑的細胞凋亡同樣不起作用，使細胞增殖和癌症的平衡傾向於增殖。

粒線體

　　在我們遠古的演化過程中，粒線體作為一個獨立的生物體存在。大約 20 至 30 億年前，它們被一個原始細胞吞噬，並發展出互惠的關係。細胞提供庇護和營養給粒線體，而粒線體則執行各種任務，包括能量生成和最終的細胞凋亡。

　　粒線體容易受損，為了保持健康，它們不斷重塑。要維持高品質的粒線體，能夠執行細胞凋亡，必須完成兩件事情：通過一個叫做粒線體自噬（Mitophagy）的過程移除老舊或損壞的粒線體，並創建新的粒線體。

　　粒線體自噬與細胞過程中的自噬密切相關，自噬是由諾貝爾獎得主大隅良典（Yoshinori Ohsumi）博士所闡述的。Autophagy 一詞源自希臘語，auto 意為「自己」，phagein 意為「吃」，因此字面上的意思是「自食其身」。

自噬是一個有序、調控良好的細胞分解過程，以回收其組成部分來製造新的細胞組織。自噬作為細胞的清潔工，主要由營養感應器 mTOR 控制。當有大量營養可用時，mTOR 升高，讓細胞進入「生長」模式，因此自噬和粒線體自噬關閉。就像往常一樣，細胞生長、分解和營養供應的過程是不可分割的。如果沒有自噬和去除老化的粒線體，新粒線體就無法形成。

產生新粒線體的主要信號是營養感受器 AMPK。[9] 當整體能量供應不足時，AMPK 會升高，進而刺激新粒線體的生長。在動物模型中，AMPK 限制和節食已被證明能維持健康的粒線體網絡並延長壽命。[10] 動物接受間歇性斷食表現出粒線體網絡的明顯好處。

一方面，通過營養感受器胰島素、mTOR 和 AMPK 檢測到過多的營養素可減少粒線體自噬作用和新粒線體的形成。為了維持健康的粒線體，您不需要更多營養素，但需要週期性地減少營養素攝入。有缺陷的粒線體會損害細胞凋亡，這使細胞生長和細胞死亡之間微妙的平衡受到擺動。允許損壞的細胞持續存在可能會因選擇壓力而變成癌細胞。這些細胞應該被清除但卻沒有。週期性地刪除老化或損壞的細胞是我們主要的抗癌防禦之一。

另一方面，營養剝奪——特別是蛋白質剝奪——會降低 mTOR 並啟動自噬。這會使細胞退出生長模式並進入維護／修復模式。舊的、有缺陷的細胞和胞器被清除。如果營養不足，細胞不想維護所有這些額外的部分。當營養物質變得充足時，自噬會停止，將細胞重新放回到生長模式中。

任何增加生長因子或減少細胞死亡（細胞凋亡）的組合都會使癌細胞朝著生長方向發展。最近的研究指出，生長因子和營養感受器是不可分割的。營養感受器是生長因子。因此，生長的疾病也總是代表著新陳代謝的疾病，解釋了胰島素在促進癌症方面的獨特重要性。也許不巧合的是，粒線體既是能量代謝的關鍵地點，也是細胞凋亡的關鍵地點。

高血中胰島素（高胰島素血症）會導致肥胖和第二型糖尿病等代謝性疾病，並通過 PI3K 和類胰島素生長因子促進癌症等生長性疾病。但細胞代謝對於癌症的重要性並不是新的理念。一個多世紀以前，歷史上最偉大的生物化學家、諾貝爾獎得主奧托·馮·瓦爾堡（Otto von Warburg）提出，理解癌症起源的關鍵是看它的代謝過程。

PART

05

轉移

———

癌症範式 3.0

第 18 章

瓦爾堡復興

　　諾貝爾獎得主奧托·海因里希·瓦爾堡（OTTO Heinrich Warburg,1883～1970）出生於德國西南部的弗萊堡。他是埃米爾·瓦爾堡（Emil Warburg）的兒子，埃米爾·瓦爾堡是弗萊堡大學的知名物理學教授。他在阿爾伯特·愛因斯坦（Albert Einstein）和馬克斯·普朗克（Max Planck）等當代人物的陪伴下成長，這兩位後來也成為傳奇科學家。

　　奧托·瓦爾堡的研究興趣是細胞能量學，他將物理科學（化學和物理學）的嚴謹方法應用於生物學。細胞需要多少能量？它們如何產生能量？這種迷戀最終引導他進入終身研究領域：他所謂的「癌症問題」。癌細胞在能量代謝方面與正常細胞有何不同？

　　通常，細胞可以以 2 種不同的方式生成腺苷三磷酸（ATP）能量：氧化磷酸化（OxPhos），也稱為呼吸作用；和糖解，亦稱為發酵作用。氧化磷酸化發生在粒線體中，每個葡萄糖分子與氧氣一起燃燒，可以產生 36 個 ATP。在沒有氧氣的情況下，正常細胞必須依靠糖解，每個葡萄糖分子僅能生成 2 個 ATP 和 2 個乳酸分子。例如，在劇烈運動期間，肌肉需要非常快速地產生能量，以至於血液流量跟不上氧氣需求。

　　肌肉轉向糖解，這不需要氧氣，每個葡萄糖分子產生的能量遠少於氧化磷酸化。最終，乳酸積聚，引起肌肉疲勞，這就是為什麼你可能在特別挑戰的運動中感覺到自己無法再繼續的原因。正常細胞在酸性環境中不會很好地運作。當身體休息時，氧氣需求減緩，肌肉細胞在氧氣供應跟上後恢復氧化磷酸化過程。使用氧化磷酸化產生大量能量的細胞自然需要更多的氧氣。瓦爾堡觀察受精的海膽卵快速生長時注意到了這一現象。他推測快速增長的癌細胞也會大量消耗氧氣，但他錯了。1923 年，瓦爾堡驚訝地發現快速增長的大鼠腫瘤細胞使用的氧氣與普通細胞相同。相反，癌細胞使用的葡萄糖量是普通組織的 10 倍，產生的乳酸速率是普通組織的 70 倍（見圖 18.1）。❶

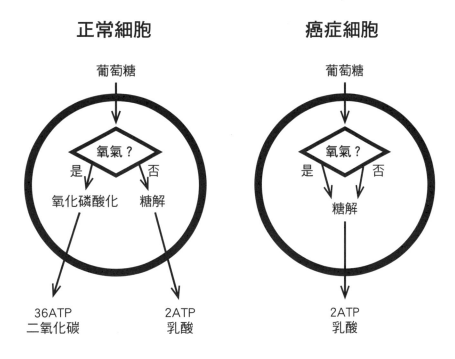

圖 18.1

瓦爾堡計算出，腫瘤細胞將它們吸收的葡萄糖中的驚人 66％ 轉化為乳酸。❷ 儘管氧氣充足，癌細胞仍使用效率較低的糖解途徑生成能量，這種令人驚訝的過程現在被稱為瓦氏效應。由於糖解每個葡萄糖生成的 ATP 要少得多，因此癌細胞攝取葡萄糖，必須像駱駝在長途跋涉後喝水一樣。今天，我們使用瓦氏效應來進行常見的癌症成像檢測──正電子放射斷層攝影掃描。正如我們在第 3 章中討論的那樣，正電子放射斷層攝影掃描測量細胞消耗的葡萄糖量。活躍的癌細胞比正常周圍細胞更快地吞噬葡萄糖，正電子放射斷層攝影掃描檢測到這些「熱點」。

有氧糖解（在大量氧氣存在下的糖解）是癌症特有的。如果氧氣充足，正常細胞幾乎總是選擇氧化磷酸化作為能量生成途徑。即使在細胞快速生長且需要大量能量的情況下，例如在傷口癒合期間，也不會發生瓦氏效應。但為什麼呢？這看起來非常奇怪。

想一想。我們知道，癌症可以通過四個特徵來區分：

1. 它會生長。
2. 它是不朽的。
3. 它會移動。
4. 它使用瓦氏效應：故意使用一種效率較低的能量提取方法。

其中有一個與其他特徵不符。不朽的癌細胞非常忙碌，不斷生長，並在身體各處移動。這需要大量的能量。那麼，為什麼癌症會選擇一種效率較低的能量提取方式呢？假設你建造了一輛快速運動車，流線型低矮，後部裝有減少風阻的尾翼。然後，你拿掉了它的

600 匹馬力引擎，換上一個 9 匹馬力的割草機引擎。嗯？那很奇怪。

　　癌症通過故意選擇一種效率較低的能量生成方法來實現相同的效果。然而，這不可能只是一個巧合，因為約 80％ 的已知癌症使用瓦氏效應。不論原因為何，它對癌症的發生至關重要，並不僅僅是代謝錯誤。幾千年以來，從水螅到狗、貓再到人類，癌症並未因為犯錯而持續存在。

　　在一篇著名的 1956 年研究論文中，題為〈癌症的起源〉，瓦爾堡提出了一個假說，即異常的轉變為有氧糖解是如此奇怪，以至於它必須是癌症的初始事件。回顧一下，氧化磷酸化的兩個主要要求是氧氣和功能性的粒線體，這是氧化磷酸化發生的細胞結構。由於氧氣充足，瓦爾堡推斷粒線體必定功能失常，迫使癌細胞回歸效率較低的糖解途徑。❸ 瓦爾堡假設癌症主要是由於粒線體損傷引起的。

　　瓦氏效應是已經被確立的事實，但很多觀察結果反駁了瓦爾堡的假設。❹ 癌細胞的粒線體通常能正常地進行呼吸作用。❺ 大多數癌細胞的粒線體功能正常，這意味著它們不僅依賴於糖解來產生能量，如果必要的話，它們可以轉回氧化磷酸化途徑。❻ 癌症並非被迫使用糖解，而是選擇性地採用它。但是為什麼呢？

　　高效地產生能量（ATP）僅在物資短缺的情況下才是優勢。如果有大量葡萄糖存在，那麼每個葡萄糖只能產生 2 個 ATP 而不是 36 個 ATP，是否有什麼關係呢？糖解產生的 ATP 效率較低，但速度較快。在正常細胞將一個葡萄糖代謝為 36 個 ATP 的時間內，癌細胞代謝了 11 個葡萄糖分子，產生 22 個 ATP 和 22 個乳酸。因為乳酸可以一對一地轉化為 ATP，這就為癌細胞提供了一個潛在的總計 44 個 ATP。癌細胞產生能量更快，但需要十倍的葡萄糖才能實現。❼

想像兩個人，一個每天消耗 2,000 卡路里，另一個比較節能，只消耗 1,000 卡路里。如果你每天攝取 2,500 卡路里，增加的節能並不是優勢。只有在葡萄糖稀缺的情況下，氧化磷酸化才有優勢，但近年來肥胖症和第二型糖尿病流行，血糖水平往往偏高而非偏低，因此現在環境下，氧化磷酸化的「優勢」在很大程度上是虛幻的。

幾乎所有已知的癌症都使用這條路徑，這表明它既不是巧合，也不是錯誤，而是癌症發展不可或缺的一部分。它必須提供某些選擇性優勢。但是什麼優勢呢？細胞生長不僅需要能量，還需要基本構建塊。因為我們是碳基生命體，細胞生長依賴碳來構建基本分子。在氧化磷酸化過程中，葡萄糖中的大部分碳被代謝成能量，剩下的碳被代謝成二氧化碳，呼出體外。在糖解中，只有少量碳被完全燃燒為能量。剩下的碳可以被代謝成碳構建塊，用於製造新的胺基酸和脂肪酸。

考慮以下這個比喻：建造一棟房子需要能源（建築工人的辛勤工作）和材料（磚塊），有建築工人但沒有磚塊是沒有用的。同樣地，快速生長的細胞需要能量（ATP）和材料（碳）。氧化磷酸化僅產生純能量，無法最大限度地促進生長。糖解更能支持快速生長，因為它提供了能源和材料，而氧化磷酸化僅產生純能量。[8] 這或許解釋了瓦氏效應對癌症生長的優勢。

到了 1970 年代，瓦爾堡對癌症細胞代謝的關注變得越來越不確定。遺傳學革命正在蓬勃發展，癌症研究人員被體細胞突變理論所吸引，而關於癌症如何使用燃料生長和對於異常的糖解，這些令人好奇的方式，逐漸成為一個被忽略的謎團。

數年時間內，沒有任何科學出版物涉及瓦氏效應。癌症的生長和代謝這兩個科學領域一直是完全陌生的。直到 1990 年代末，它們才在一次意外的結合中形成了一場震撼人心的婚姻。

瓦爾堡復興

一個細胞的生長和代謝途徑一直被認為是不同的。但路易斯·坎特利（Lewis Cantley）的開創性研究直接將廣為人知的代謝激素胰島素通過 PI3K 直接與生長途徑相聯繫。癌細胞的生長和代謝通過相同的基因和激素密不可分。[9] 例如，致癌基因 myc 不僅控制生長，還控制啟動瓦氏效應的一種代謝酶。坎特利發現營養感測器、代謝、瓦氏效應和細胞增殖之間存在直接聯繫。[10] 控制生長的基因也控制代謝。

所有這些新發現的致癌基因和腫瘤抑制基因也影響代謝途徑。許多致癌基因控制著稱為酪氨酸激酶的酶，這些酶調節細胞生長和葡萄糖代謝。無所不在的 p53 腫瘤抑制基因影響生長，它還通過影響粒線體呼吸和糖解調節細胞代謝。癌細胞不能停止生長，但它們也不能停止進食。癌症之所以會生長，是因為它不能停止進食，還是進食是因為它不能停止生長？很可能是兩者都是。生長的疾病是代謝疾病，這適用於不僅僅是葡萄糖代謝。

癌細胞喜歡吃葡萄糖，但並非唯一。胺基酸麩醯胺酸的代謝途徑也被癌症破壞。[11] 胺基酸是蛋白質的構建單元，而麩醯胺酸是血液中最豐富胺基酸。有些癌細胞消耗的麩醯胺酸是正常量的 10 倍以上。[12] 有些癌症（如神經母細胞瘤、淋巴瘤、腎臟和胰臟癌）對麩醯胺酸上癮，沒有麩醯胺酸它們就無法存活。[13]

瓦爾堡認為癌症完全依賴葡萄糖作為能量來源，但這不完全正確。癌細胞也可以代謝麩醯胺酸，更近期的研究顯示癌症也可能代謝脂肪酸和其他胺基酸。[14] 在擁擠的環境中，癌症與其他細胞競爭燃料，因此能夠使用各種燃料的靈活性對於生長是有優勢的。雖然瓦爾堡最初的假設可能不太正確，但他預感癌症的代謝對於癌細胞的生存至關重要是正確的。瓦氏效應確實有一個目的，它為癌細胞在生存鬥爭中提供了戰略上的優勢。瓦氏效應產生的大量乳酸不是以前認為的廢物，而是一個重要的好處，為癌細胞提供了顯著的生存優勢。

乳酸

隨著腫瘤生長，新的癌細胞不斷出現，距離提供氧氣和清除代謝廢物的主要血液供應越來越遠。靠近血管的細胞得到良好供應，繁衍生息；遠離血管的細胞則無法獲得足夠的氧氣而無法存活。這兩個區域之間的區域被稱為缺氧區，那些僅能接收到足以維持生存的氧氣的細胞會啟動一種名為缺氧誘導因子（HIF1）的酵素。在這個缺氧區中為求生存的鬥爭，作為強大的選擇性演化壓力。

首先，缺氧誘導因子會刺激血管內皮生長因子（VEGF）的釋放，促進新血管的生長。新的血管提供更多的氧氣，使腫瘤能夠更大程度地生長。「誘導血管生成」是溫伯格和哈納漢所描述的癌症的關鍵特徵之一。

其次，缺氧誘導因子讓通常靜止的細胞變得更具移動性。將細胞固定在其正確位置的黏附分子被破壞，限制細胞在某些區域的基底膜也被降解。[15] 這使得細胞更容易「啟動入侵和轉移」，這是癌症的另一個關鍵特徵。

第三，由於氧氣稀缺，缺氧誘導因子將細胞的代謝從氧化磷酸化轉向糖解。由於需要更多的葡萄糖來產生能量，缺氧誘導因子增加了細胞葡萄糖受體的表達。同時，缺氧誘導因子減少了新的粒線體的產生，而粒線體對於氧化磷酸化是必不可少的。[16] 實質上，缺氧誘導因子負責所謂的瓦氏效應現象，這是另一個關鍵特徵。[17]

由缺氧誘導因子引起的這些變化，可提高在低氧環境中的存活率。缺氧的細胞會試圖建立新的血管、遠離缺氧區域並減少氧氣使用。這些行為恰好也是癌細胞的典型特徵，而這正是讓單細胞生物在與多細胞生物競爭時占優勢的環境。瓦氏效應不僅僅是一種代謝「錯誤」，它為癌細胞提供了與其他細胞競爭時獨特的存活優勢。

癌細胞在糖解過程中產生乳酸，並將其倒出到周圍環境中，就像化工廠將有毒廢料倒在周圍環境中一樣。這不是偶然的，而且乳酸並不僅僅是一種廢物產品。腫瘤正在消耗寶貴的能量，有意製造並泵送更多的酸進入其周圍環境，這些環境已經是酸性的。[18] 相比之下，正常細胞生活在 pH 值為 7.2 至 7.4 的環境中，而腫瘤產生周圍微環境的 pH 值為 6.5 至 6.9。[19]

為什麼癌細胞會花這麼多的力氣使其周圍酸化？[20] 因為酸性環境讓癌細胞擁有巨大的生存優勢。正常細胞在酸性環境中受損並進行細胞凋亡，而癌細胞對酸性環境具有相當的耐受性。

贏得勝利有兩種方法：變得更好或讓你的競爭對手變得更差。兩者都有效。癌症就像是在進行細胞版的權力遊戲。你要麼贏，要麼死。正常細胞表現友好並互相合作，而單細胞生物通過破壞對手來競爭。癌細胞分泌有毒的乳酸來阻礙附近的細胞。殺死你的鄰居是一種經過時間考驗的生存策略，在單細胞的宇宙中很普遍。

於 1928 年，亞歷山大・弗萊明爵士發現青黴菌（Penicillium notatum）分泌了一種對抗競爭細菌的有害化學物質。這種化學物質最終成為了突破性的抗生素青黴素。在復活節島上，拉帕黴素（Rapamycin）則是從一種分泌有害化學物質對抗競爭真菌的細菌中發現的。

酸性的刺激環境會降解細胞的正常支持結構——細胞外基質，使癌細胞更容易通過基底膜侵入，這是轉移的重要先決條件。由乳酸產生的損害還會引起炎症。這會吸引免疫細胞分泌生長因子，這些生長因子對於傷口癒合很有用，但最終也使癌細胞受益。

癌症被稱為「永不癒合的傷口」，因為它與傷口癒合時所見的過度生長類似。在正常的傷口癒合過程中，新的血管代替撕裂的舊血管，細胞碎片被清除，傷口癒合。主要的不同之處在於，傷口癒合程序最終會結束，而癌症的生長程序則不會。

即使氧氣充足，癌症仍繼續使用糖解，因為它提供了一個獨特的生存優勢，可以排出乳酸（瓦氏效應）。

由乳酸誘導的炎症也會抑制對殺死癌細胞有幫助的免疫細胞。[21]
因此，從瓦氏效應產生的乳酸增加了：

- 抑制正常細胞功能；
- 分解細胞外基質，促進侵略；
- 引發炎症反應和生長因子分泌；
- 減少免疫反應；和

● 增加血管生成。

　　癌症之所以選擇糖解而非氧化磷酸化（即瓦氏效應），並非偶然，這並不是一個錯誤，而是出於對乳酸酸性所提供的生存優勢的合理選擇。然而，這種選擇的代價是需要更多的葡萄糖作為原料。在葡萄糖豐富的情況下，平衡會傾向於癌症的生長。瓦氏效應為癌細胞的侵入組織和移動奠定了基礎，這個階段在很大程度上負責了癌症的致死性。

第 **19** 章

侵襲和轉移

在癌症詞彙中，沒有比轉移更可怕的詞語了。國家癌症研究所將轉移定義「癌細胞從最初形成的地方轉移到身體的另一個部位」。[1] 這一獨特的特徵使得癌症比存在的幾乎任何其他疾病都更致命。一個突出這種現象嚴重性的事實是：轉移導致了大約 90% 的癌症死亡。[2]

像癌細胞一樣，傳染性疾病也可能轉移。尿路感染的細菌可能會傳播到腎臟，然後進入血液，並在心臟瓣膜定居。細菌不斷移動，但本質上並非惡意，它們只是為了自己的生存而生存的生物體。轉移或細胞運動是地球上單細胞生命的一個固有特徵。

癌症分為良性和惡性兩種。除了良性癌症缺乏轉移能力並因此幾乎不會導致顯著的疾病外，這兩種癌症在所有方面的表現都相同。例如，脂肪細胞的良性腫瘤，稱為脂肪瘤，非常常見，約有 2% 的人口受到影響。這些腫瘤通常是無害的，但它們可以長到相當巨大的程度。1894 年，一個重達 50 磅（22.7 公斤）的脂肪瘤被切除。[3] 儘管它們很常見，有時大小也非常巨大，但它們通常並不比青春痘致命。

相比之下，惡性癌症之所以被歸類為惡性，是因為它們能夠轉移。如果乳腺癌只在乳腺內部發展，那麼它就很容易治療：只需要切除。一旦乳腺癌細胞在身體內部散布開來，它就會變成一種高度致命的疾病。那麼，轉移過程是如何發生的呢？

轉移過程分為兩步：侵襲周圍組織和轉移至遠處。首先，癌細胞必須從原來的腫瘤中脫穎而出，即使腫瘤很小也可能發生。在所謂的原發癌症中，即使沒有發現原發灶，也能檢測到轉移性癌症，因為原發灶太小或已經消失。大多數多細胞物種中的細胞都有負責把細胞錨定在正確位置的黏附分子。癌細胞必須克服這些鏈接才能自由漫遊。

與此同時，癌症必須突破正常組織的基底膜才能入侵。就像鋪在塑膠袋裡的盆栽土可以讓你的車輛保持整潔一樣，所有細胞都被一個膜所限制，使正常細胞停留在它們屬於的組織內。為了向其他組織擴散，癌細胞必須突破基底膜的約束。

一旦突破了基底膜，它就可以擴散到周圍的組織、局部淋巴結，或穿過血管壁，進行稱為內皮透過的過程。一旦進入血液循環，癌細胞可以沿著這條公路到達遠處的部位。

入侵

1. 原發性腫瘤形成
2. 局部入侵
3. 內滲作用

轉移

1. 流通中的生存
2. 外滲
3. 遠端生存

這前三個過程（原發腫瘤形成、局部侵襲和血管內浸潤）可以一起看作是入侵的過程。由瓦氏效應創造的缺氧、酸性環境為侵襲開闢了一條道路。 ❹ 信不信由你，這對癌細胞來說是很容易的部分。大多數癌症在足夠的時間內都能實現這一壯舉。在實驗動物模型中，腫瘤幾乎 80％ 的時間會輕易逃進血液中。但對於一個即將上大學的青少年而言，離開父母的房子並不困難，真正的挑戰在於在自己的生活中繁榮茁壯。癌細胞要想轉移，必須在血液旅程中存活，離開血管侵入外來器官，然後學會在新環境中生存和繁殖。

一旦癌細胞進入血液循環系統，淘汰率會高得多，轉移就難上加難。血液循環系統是一個艱難的、敵對的環境，癌細胞有成千上萬種死亡方式。先天免疫系統的自然殺手細胞會立即尋找並攻擊它們。這個免疫系統的一部分被稱為「先天性」，因為殺手細胞天生就被編程攻擊癌症。血液中的湍流也是癌細胞面臨的常見危險。細胞通常是靜止的，缺乏處理衝擊性血液湍流的能力。許多癌細胞在湍流中被撕裂。

如果癌細胞成功地在血液中穿越，到達了遠方器官，那麼它必須離開血液，進入器官，這個過程稱為血管外滲。這聽起來比實際要容易得多。血液不斷地流動，因此貼附在血管壁上並不是一件簡單的事情。想像一下被狂怒的急流沖走，並嘗試只用你的小指頭抓住岸邊。河水不斷地打擊你，威脅著把你再次沖走。癌細胞必須以某種方式抓住平滑血管的邊緣，在快速流動的血液中掙扎，然後穿過血管壁進入新器官。

癌細胞現在面對著一個完全不適合自己的陌生器官的惡劣環境。舉例來說，落在肺部的乳癌細胞對這個外來的環境感到非常困惑。這些進出的氣體是什麼？乳管在哪裡？這就像一隻生活在南極寒冷氣候中的企鵝突然出現在撒哈拉沙漠一樣。

這些新的癌細胞移民即使在新的地方定居下來，仍必須繁殖生長，這對抗敵意的細胞來說絕非易事。整個時間，免疫系統仍然盡最大努力消滅癌細胞。許多這樣的癌細胞殖民地，稱為微轉移灶，可能長時間存在，無法生長，但足夠堅強地堅持下去。**5** 然後，癌細胞不僅必須學會如何生存，還必須學會繁殖生長。這個轉移的過程需要全新的生存技能，與細胞以往的任何事情都完全不同。顯然，癌細胞必須徹底改變其基因組。那麼這些變化是如何發生的呢？

經典的體細胞突變理論認為，癌症是一個相對有序的疾病過程，從一個隨機累積了幾種適當基因突變的癌細胞開始。癌細胞不斷增大，就像白色桌布上的一滴紅葡萄酒。當它變得足夠大時，癌細胞會在血液中脫落。有些會停留在遠處的器官，例如肝臟，並且生長。過去普遍認為入侵和轉移所需的所有基因突變都是隨機累積的，但現在已知這種「遺傳突變的隨機累積」假說是不正確的。

儘管進行了幾十年的研究，進一步探索許多全基因體序列研究，但從未發現任何一個單一的「轉移」基因。在過去半個世紀的基因研究中，轉移一直是不可逾越的。這是因為，成功轉移不是一個單一的基因，而需要數百個基因的協調和精確突變。

為什麼癌症會想在離開原本的位置之前，發展出成百上千的突變以在敵對的外來環境中生存？這就像是拿房子抵押買昂貴的設備和培訓，以便在土星上生存。由於目前沒有在土星上建立人類定居計畫，浪費巨大的時間和金錢。為什麼癌症要在擴散之前將大量資源投入轉移至肝臟、肺或骨頭？這不是一個隨機積累的過程，而是一個進化的過程。換句話說，癌症不是隨機累積侵入和轉移的能力，而是進化出這種能力。

循環腫瘤細胞和微轉移

轉移是一個非常低效的過程。鑒於轉移的問題幾乎無法克服，從原發腫瘤發出的大部分癌細胞將死亡。癌細胞每 1 到 2 天繁殖一次，但腫瘤的倍增時間為 60 到 200 天，這意味著絕大多數癌細胞實際上無法生存。[6]

那麼，癌症是如何克服這些障礙的呢？答案再次可以通過將演化生物學應用於癌症問題中找到。癌症不會按照生長、侵襲和轉移的有序進程進行。最近的研究表明，令人震驚的是，轉移實際上不是癌症的後期現象。它實際上是癌症採取的最早步驟之一。

如果癌症循著生長、侵犯、轉移的步驟來移動，那麼在轉移之前的任何時間進行早期的大範圍局部切除都應該是治療性的。但是 20 世紀上半葉進行的「根治性」癌症手術的失敗反駁了這一範式。許多微小的、無法被檢測到的癌細胞（微轉移）很早就已經逃脫了臨床檢測和手術。

在「原發部位未知的癌症」案例中，約占 5% 的癌症病例[7]，會發現有廣泛的轉移癌症，但是經過大量的調查和影像檢查仍無法找到原發腫瘤。即使在屍檢時，20% 到 30%的案例仍然是無解的。原發腫瘤是如此微小，以至於現代所有技術都無法檢測到，但它仍然成功轉移。這主要是因為轉移是癌症發生的早期階段，而不是晚期階段。

由於技術的進步使我們能夠偵測到血液中的癌細胞，稱為循環腫瘤細胞（CTCs），即使濃度極低也能偵測到。發現這些短暫存在的癌細胞，使我們對轉移的過程有了新的認識。

原發腫瘤從早期開始就會釋放出癌細胞進入血液，通常是在原發腫瘤本身不可檢測時。在血液中，循環腫瘤細胞的存活時間很短。估計大多數只能活幾個小時[8]，這就是為什麼直到最近才被識別出來。幾乎所有的循環腫瘤細胞在釋放後立即被消滅。就像第一波勇敢地衝上諾曼第海灘的士兵一樣，這些癌細胞立即被人體強大的抗癌防禦系統消滅。

從原始腫瘤分裂出來大量的循環腫瘤細胞在血流中不斷地被摧毀，這也是為什麼早期階段轉移癌症很難被檢測到的原因。[9] 即使每天有數百萬個癌細胞湧入血液中，對於循環腫瘤細胞來說，建立永久的殖民地非常困難。大多數的循環腫瘤細胞只是被消滅了[10]——但並非總是如此。

微轉移解釋了「原發性癌症未知」的現象。循環腫瘤細胞非常早期就離開了原始腫瘤，出於某些未知原因，在新環境中比舊環境更成功。

雖然原發腫瘤可能很小或已完全消滅於其原始位置，但轉移性癌症卻繁榮發展，因為它找到了肥沃的土壤。因此，轉移病灶有時會在原發腫瘤之前被檢測到，而有時原發腫瘤甚至可能從未被發現。早期轉移性細胞可能會在受保護的隱蔽地帶滯留多年，躲避抗癌力量。例如，已知微轉移灶的乳癌患者在十年內只有 50% 的機率發展出臨床可檢測的轉移灶。[11] 乳癌已經播下致命的種子，但如果沒有肥沃的土壤，它就無法生長。

在潛在轉移現象中，癌症患者曾經「治癒」，但在癌症被認為已經消失多年甚至數十年後，偶爾會復發出現遠處轉移灶。身體的抗癌防禦能力一度能夠控制微小的轉移病灶，但隨著時間推移，癌細胞逐漸占據優勢地位。

早期轉移也解釋了手術後需要進行局部放射治療和化療的必要性。在手術期間，所有可見的癌症都會被切除。然而，大多數的癌症治療方案仍需要手術後進行放射治療或化療。如果癌症確實是一個有序的過程，那麼這些其他措施就不會是必要的。激進的手術會切除所有的癌細胞。但由於癌症早期就會轉移，我們仍需要進行這些額外的治療。

腫瘤演化和自我播種

考慮到轉移的複雜性，傳統單一突變觀點中所謂的「隨機累積」數百個必要突變一起發揮作用的觀念幾乎是不可能的。作為理解癌症的範式，腫瘤演化更能解釋癌細胞如何適應。癌細胞的早期轉移現在為腫瘤演化提供了進行的所有必要條件：基因多樣性和選擇壓力。

成千上萬具有遺傳差異的循環腫瘤細胞受到抗癌防禦施加的選擇壓力。重要的不是特定的突變，而是對驅動這些突變的原因的理解。為什麼這些基因會發生突變？因為它們的生存取決於此。

即使在最早期診斷時，原發腫瘤每天可能會產生數百萬個循環腫瘤細胞，微轉移可能已經建立。[12] 循環腫瘤細胞可以單獨脫離或者以群集形式一同工作，以增強相互的生存能力。[13]

雖然大多數的循環腫瘤細胞在離開原發腫瘤部位時會立即被消滅，但偶爾會有一個罕見的遺傳突變細胞在血液中艱難地倖存下來，僅僅撐過了極端的考驗。但這些癌細胞還沒有能力在肝臟、骨頭或肺等充滿敵意的地方生存。當癌細胞著陸在遠離的地方時，它會立即被消滅。其他的循環腫瘤細胞繼續在體內循環，拼命尋找一個安全的港灣。最終，一些細胞足夠長時間倖存下來，找到了一個綠洲，也就是它們的起源地：原發腫瘤。

這些癌症的「失散之子」回到原來的家園，找到了一個避風港。這些回歸的循環腫瘤細胞在腫瘤微環境中不需要進行新的遺傳適應來生存和繁殖。在這個腫瘤避難所中，酸性和缺氧的環境抑制了免疫監視系統；腫瘤細胞如果在血液中，已經被免疫監視系統消滅。[14] 這種現象被稱為腫瘤自我播種，乳腺癌、大腸直腸癌和黑色素瘤等細胞系模型已經證實了這種現象的存在。[15] 當腫瘤重新在原發腫瘤部位播種時，它們被安置在一個保護性的環境中，這對於回歸的癌細胞來說就像是一個育兒室。

然而，當這些癌細胞後代回歸時，它們已經不再是最初離開原發腫瘤時的純真無邪。它們的同伴已經被消滅。只有那些能夠活化內在最無情的生存本能的細胞，即體內的單細胞生物，才能夠回歸。

想像一個商店扒手被判五年在西伯利亞古拉格。他可能一開始是個好人，但勞改營的恐怖使他變成一個堅韌的罪犯，他進化了。這也是癌細胞回歸重新播種原發腫瘤的情況。只有足夠堅韌和適應性的癌細胞才能夠在回歸時生存下來。情況非常適合自然選擇。癌細胞在基因上具有多樣性並面臨選擇壓力：能夠在血液中生存。回歸的循環腫瘤細胞重新滲透到已建立的腫瘤中，並在競爭中勝出原始的癌細胞。原發腫瘤被一個更具侵略性的株系取而代之，而新的在血液中脫落的循環腫瘤細胞現在是這個株系的後代。雖然通過血液的旅程仍然充滿危險，但這些更具侵略性的細胞現在比上一代稍微能夠更好地承受它。

　　這還不是故事的結束，只是一個開始。癌細胞的演化是一個迭代的過程（參見圖 19.1）。

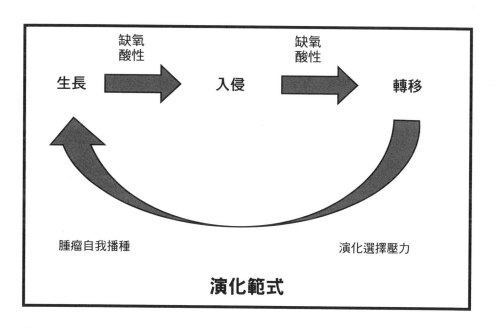

圖 19.1

　　新的循環腫瘤細胞面臨著另一輪激烈的選擇壓力。大多數新的循環腫瘤細胞也會被消滅，但再次地，一些罕見的突變體在血液中發展了增強的生存機制，回到原初的腫瘤病灶重新種植。這個循環一次又一次地重複，通常在幾年或幾十年內，每個循環都會帶來新的突變，使得在血液中的生存能力更好。原始的腫瘤再次被自己的轉移子代重新殖民。這些基因突變絕非隨機的，而是遵從達爾文的自然選擇過程。癌細胞正在演化，每一次迭代都會選擇更強的生存能力和侵略性。隨著時間的推移，癌細胞選擇了數百個突變，成功地通過血液進行轉移並建立一個新的細胞群。腫瘤自我種植放大了最具侵略性的複製體，並允許選擇性地增強生存能力特徵。

自我種植過程解釋了原初腫瘤病灶中的基因多樣性，也被稱為腫瘤內異質性（ITH）。單個腫瘤內的癌細胞並不是由單一基因複製體組成的。在同一腫瘤組織中有多個不同的複製體，反映了不同的移民和自我種植浪潮。隨著足夠的時間和腫瘤演化，癌細胞現在可以在血液中生存並成功著陸於不同的器官。再次，對癌細胞來說，這片陌生的土壤將是敵對的環境。它們開始建立一個微小的轉移病灶，可以在幾十年內保持休眠。這片陌生的敵對土壤對這些癌細胞形成了演化選擇壓力。在細胞世代間，那些能夠生存和生長的突變具有選擇性優勢，這些新細胞突變成為一個能夠生長的轉移性腫瘤。

轉移形成了癌症演化中的一個新分支。轉移灶的基因組與原始腫瘤完全不同[16]，反映了在轉移病灶中生存所面臨的特殊挑戰。由於大多數癌細胞在嘗試轉移時死亡，只有極少數細胞能夠生存，這限制了基因多樣性[17]，這在生物學中稱為「瓶頸效應」。

最終，我們對癌症從發生到轉移的發展過程有了一個工作範式。塑造癌症從頭到尾的因素是生物學中最強大的力量：演化。癌症並不是不同突變的隨機拼湊。在所有階段，推動癌症的驅動力是地球上所有生命的最原始指令：細胞的生存。

癌症範式 3.0，即演化模型，可以分為三個階段：

1. **轉化**：正常細胞邁向癌症的第一步是對慢性、亞致命性損傷的演化響應。癌症的表型是作為一種生存機制發展，需要拒絕多細胞生活。這是癌症的種子。

2. **進展**：營養感應器胰島素、mTOR 和 AMPK 影響生長因子的可用性，為癌細胞的增殖提供肥沃的環境。這是土壤。

3. **轉移**：癌細胞早期從原初腫瘤中脫離，進入血液循環，使細胞暴露於強烈的生存壓力下。隨著原始腫瘤的子代重新在原始腫瘤病灶中定植，自然選擇壓力有利於更具侵略性和原始特徵的癌細胞。

第 20 章

癌症的奇妙故事

　　我們對癌症這個迷人而奇妙的故事有了幾次重大修訂。演化範式為我們對癌症的起源、轉化、進展和轉移以及治療和復發提供了驚人的新見解。焦點從純粹的基因（種子）轉向環境（土壤）以及二者之間的互動。在演化生物學中，環境在確定哪些突變對生存有益，哪些對生存有害方面發揮著最重要的作用。我們已經涵蓋了很多新的領域，所以在討論治療影響之前，讓我們簡要回顧一下癌症的故事，以一個吸菸者患有肺癌並轉移到肝臟的例子作為範例。

　　幾十億年前，最早的生物體是單細胞的原核生物。隨著它們進化成更為複雜的真核生物，細胞之間的合作增加，進而形成了多細胞生物體。這些更大更複雜的生物體在對抗較簡單、較小的生物體時占據主導地位，就像城市對抗孤立的個體一樣。但這需要細胞的根本優先順序性和重大轉移。

　　先前的基因編程讓細胞互相競爭以生存。現在細胞需要協調和合作。你的肝臟不會試圖殺死你的肺臟，它們互相幫助。其他細胞成為朋友，而不是食物。通過合作，整個生物體在專業化方面獲得了巨大的優勢。一個單細胞無法學會如何閱讀莎士比亞的作品。

　　隨著細胞從競爭對手轉變為隊友，新的規則變得必要。祖先的競爭性基因指南並未被抹滅，而是在其上加入了新的程序（基因）

來改變和控制它們。腫瘤抑制基因抑制了舊有的「不惜一切代價生長」的程序。致癌基因則產生生長因子，活化舊有的生長程序，但只在正確的時間和地點。癌症正好出現在單細胞與多細胞之間的交界處，或細胞之間的競爭與合作之間。

可以將其比喻為訓練熊跳舞。一隻野生的熊可以在早期的廣泛訓練下被說服做出愚蠢的人類把戲，例如跳舞和穿著芭蕾舞裙。熊內在的「野生動物」編程仍然存在但沉寂不動。只是一個新的「跳舞和穿著芭蕾舞裙」的程序被覆蓋在上面。當熊被激怒時，它會停止跳舞，重新恢復野生動物的行為，儘管仍穿著芭蕾舞裙。癌症就是這個內在的野獸，一個兇猛的競爭者和生存者。

增強競爭和生存能力的單細胞基因，恰好就是導致多細胞生物發生癌症的那些基因。癌症的種子已經存在於每一個多細胞生物中，因為它僅僅是我們演化歷史的遺跡。當新的規則崩潰時，舊有的單細胞行為再度顯現。癌症的種子會生長、不朽、移動並利用瓦氏效應，這是一套古老的生存反應工具。這些特點是癌症的標誌，也是被稱為癌症的新型入侵物種。

由於癌症是我們自身的潛伏部分，且是已知的一個始終存在的危險，多細胞生物進化出了強大的抗癌策略，包括 DNA 修復、細胞凋亡、海佛利克極限和免疫監視。自然殺手細胞（NK 細胞）是我們先天免疫系統的一部分，意外地可以自然地殺死腫瘤細胞。NK 細胞像警察一樣不斷在身體中巡邏，尋找潛在的癌細胞。指令？射殺。如果抗癌防禦機制受損，癌細胞可能會蓬勃發展。

多細胞生物壓制其細胞間的競爭，就像社會對個體實施合作而不是競爭的規則一樣。我們在電影院排隊而不是互相推擠。癌症是細胞間合作失調的結果，通常分為三個階段：轉化、進展和轉移。

轉化

為什麼一個細胞會拒絕禮貌的多細胞社會，而選擇單獨競爭呢？因為它的生存受到威脅。當多細胞社會的正常法律和秩序失敗時，癌細胞會進化以對抗慢性亞致死性損傷。如果損傷太嚴重，細胞會直接死亡。如果損傷太輕微，損傷會被修復。當細胞面臨持久性輕度損傷時，它們會變得像陷阱中的老鼠一樣狂亂，被迫尋找生存之路。在我們的例子中，來自香菸煙霧的持續損傷迫使肺細胞面臨存在危機。一些細胞會立即被殺死：一些細胞則完全未受損。但有相當一部分細胞會忍受持久性亞致死性損傷，並啟動傷口癒合過程。多細胞社會的正常規則已經崩潰，每個細胞都變得只顧自己。

因此，受損的肺細胞面臨一個困境：應該繼續與其他細胞合作，遵從其正常的作業方式嗎？在缺乏正常的法律和秩序下，這很可能會導致它自己的死亡。另一個選擇是為了自己的生存而競爭，忽視多細胞社會的正常規則。有些細胞陷入左右為難的境地，回到競爭的本能行為。

慢性亞致死性的煙霧損害對細胞施加了強大的選擇壓力，細胞必須啟動從單細胞時代來的古老生存子程序來拯救自己。自然選擇傾向於選擇某些基因來提高細胞的生存機會。生長、不死、移動、糖解（瓦氏效應）——那些不能適應並運用古老生存策略的細胞無法生存。癌變的轉變已經發生。

突變並不是隨機累積的，而是通過達爾文式的演化過程精心選擇的。活化舊的單細胞生存核心編程的突變可以提高細胞對這種慢性煙霧損害的生存能力。當正常的肺細胞轉向單細胞狀態時，它們變成了癌細胞。

腫瘤，一個小群的癌細胞，在肺中開始生長。這些激進的細胞對生物體構成威脅，因此身體啟動其高度進化和強大的抗癌機制，以維持多細胞的秩序和規律。大部分情況下，身體會在這種入侵的物種建立立足點前消滅它們。在這些情況下，癌症在被檢測出來之前就被殺死了。

但這個人還在吸菸，慢性細胞損害持續存在。偶爾，一種罕見的突變使癌細胞能夠倖存於人體的抗癌防禦機制。它不會茁壯成長，但也不完全死亡。這個小的癌症會進行基因變異（腫瘤內異質性），這允許分支進化和自然選擇。隨著時間的推移，腫瘤進化會慢慢選擇表達更多生存特徵，這可能需要幾十年的時間。癌症通過基因突變揭示先前被壓抑的能力，但這些原始特性並不是隨機的。相反，腫瘤內的異質性選擇進化造成的壓力可能成為突變的引導力。

進展

隨著腫瘤的增長，它面臨新的挑戰，需要新的解決方案，而這些方案無法在舊的生存指南中找到。腫瘤中的一部分與其重要的供血線，即攜帶氧氣的血管，距離太遠。這會啟動缺氧誘導因子（HIF1），促使新的血管生長。這不是原始的生存子程序例行的一部分，而是進化而來，以支持腫瘤的生長。

此外，缺氧誘導因子還促進細胞運動和瓦氏效應。癌細胞會產生乳酸，並且將其排放到周圍的微環境中。這種酸不僅壓制正常的免疫細胞功能，還降解支持結構，使癌細胞更容易侵入基底膜，進入局部組織，最終通過血液循環散播。來自酸性環境的損害會吸引產生生長因子的炎性細胞。正常細胞在這種缺氧、酸性的環境中表現不佳，而癌細胞相對表現較好。在盲人的國度中，獨眼人成為國王。

癌細胞無處不在，但如果沒有肥沃的土壤，它們是無關緊要的。多細胞生物緊密地控制生長，就像城市通過建築許可證一樣控制房屋數量。然而，某些條件，例如營養物質，尤其是葡萄糖的充足供應，可以讓正常細胞和癌細胞都輕鬆生長。人體使用 3 個主要的營養感應通路，胰島素、mTOR 和 AMPK，它們也起到生長因子的作用。當身體感應到更多可用的營養物質（高胰島素、mTOR，低AMPK）時，條件對生長有利，這對癌細胞有利。肺癌現在不僅僅是存活下來，還在尋找適合的土壤來生長。但它變得有點太大且難以控制──是時候離開家了。

遠端轉移

正常細胞通常被表面的黏附分子固定在其原位，但無法移動的癌細胞無法生長。對於一個侵入性物種來說，移動是一個完全正常的行為。癌細胞從原發腫瘤中分離出來，以找到更多生長的空間。這在癌症的早期發展階段發生，因為循環腫瘤細胞迅速消耗營養並受到資源競爭的增加而被驅使。這種新的環境壓力創造了新的演化選擇壓力。不幸的是，這些循環腫瘤細胞發現血液是一個極其兇猛的環境，大多數細胞只會死亡。但不是所有細胞都會死亡。有一天，一個罕見的基因突變體出現，能夠在免疫細胞攻擊和通過血液長時間旅行時候存活下來，足夠返回肺部的原始腫瘤部位。

當癌細胞返回原始腫瘤部位時，它會找到一個避難所，保護自己免受所有威脅的侵害，並恢復生機。腫瘤剛剛完成自我播種。但這個返回的癌細胞更具侵略性，稍微能夠在血液中生存得更好。這個更具侵略性的變體在原始腫瘤部位內迅速繁殖，壟斷並超越現有的癌細胞。受到持續的生長渴望驅使，新的肺癌株開始將循環腫瘤細胞散發到血液中。這種腫瘤自我播種和轉移的循環一次又一次地重複，癌細胞在不斷演化，不斷提升在血液中生存的能力。

但是，像漂浮在海洋中的漂流木一樣，癌細胞無法永遠在血液中循環。經歷了在血液中的艱險旅程後，這些細胞會降落在其他組織中，如腎臟、肝臟、骨骼或腦部，這些組織對它們來說都是充滿敵意的陌生環境。幾乎所有這些肺癌細胞在這個新的敵意、陌生環境中立即被清除。肺細胞無法在腎臟、肝臟、骨骼或腦部生存，它們就像是離開了水的魚一樣。

數百萬的肺癌細胞死在這些陌生的岸邊。但是，原發腫瘤仍然在它們身後不斷地釋放出數百萬更多的癌細胞進入血液中。一波又一波的癌細胞死亡。要使原始的肺癌細胞適應肝臟等全新的環境，需要更多的調整。最終，一種罕見的基因突變使得肺癌細胞能夠到達肝臟等其他遠離的器官，並且設法生存下來。它們可能不會茁壯成長，但至少它們還沒有死亡。這種微小的轉移是如此之小，以至於無法被檢測到，並且可能在潛伏幾十年。侵入和轉移是難以掌握的技能，大多數的癌症都會失敗。

給予足夠的時間，達爾文式的演化過程會選擇一種罕見的基因變異來繁衍，而微小的轉移性癌細胞前哨基地就此成長。癌症剛剛轉移到其他部位，患者的預後由良好變為尚可。這個從初期的癌變到轉移的緩慢過程需要幾十年的時間。

一旦發現癌症，患者會開始接受化療、放療、賀爾蒙治療或手術等療程。這些對細胞進行大規模摧毀的武器會消滅癌細胞敵人，但由於對正常細胞造成損害，其效果受到限制，並引發副作用。癌症可能會看似進入了緩解期，但如果有一些癌細胞倖存下來，治療會對癌症產生新的選擇壓力。最終，一種罕見的變異會產生，對給予的治療表現出抗藥性。這些抗藥性細胞會複製並繁衍，癌症再度復發。而且現在，它對治療產生了抗藥性。預後現在由尚可下降為不良。

癌症範式

癌症的演化生態模型，包括腫瘤的演化和自我播種，反映了複雜、動態和不斷演變的癌症生態系統。

這個演化生態模型不僅考慮了癌細胞本身，還考慮了它與其他細胞和環境的關係。人口動態、演化和選擇壓力是這個新的癌症模型的關鍵元素。這個演化模型是一個馬賽克，而不是像體細胞突變理論那樣的單色畫面。

我們對癌症的理解已經經歷了三個主要的範式，每一個範式都產生了革命性的治療方法和對癌症的理解有所改進，但這一旅程也揭示了我們對這個古老敵人的知識缺口。癌症範式 1.0 純粹將癌症視為過度、無法控制的生長疾病。合乎邏輯的解決方法是用毒藥（化學治療）、燒灼（放射治療）和／或切割（手術）來消滅這些過度生長的區域。但這個範式在 1970 年代中期已經達到了極限。

　　癌症在一件事情上比任何其他事情做得更好：生長。癌症範式 1.0 的治療方法嘗試在癌症的強項上打敗它。我們正面攻擊癌症，嘗試破解它堅硬的外殼，卻受到它那兇猛的鉗子的傷害。癌症範式 1.0 最終無法解釋為什麼這些細胞會過度生長。癌症範式 2.0 解釋了累積的基因突變導致了過度生長。一些關鍵生長基因中的少數突變解釋了癌細胞的生長，並且對一些癌症起到了良好的作用，但很快就出現了問題。當我們追溯不同的基因突變時，不只是預期中的少數幾個，而是數百萬個。

　　癌症是一種優秀的基因變形者，在已知的宇宙中突變頻繁且表現出色。因此，嘗試針對特定的突變來殺死癌症在很大程度上是徒勞的，因為癌症可以簡單地再次突變。癌症是一種動態的疾病，因此任何單一的靜態治療，無論是化療還是基因標靶藥物，通常會失敗。相反，治療可能會引入新的選擇壓力，就像持續使用抗生素可能會導致細菌產生抗藥性一樣。

　　癌症是終極的生存者，經過數十億年的演化來逃避威脅。我們再次攻擊癌症的優勢，並希望能取得最好的結果。由於突變組合幾乎是無限的，基因標靶的精準治療被證明是一場空想。就像它的前身一樣，癌症範式 2.0（基因模型）失敗了，因為它忽略了為什麼。為什麼細胞會突變？在沒有答案的情況下，這種癌症範式在 21 世紀初已經達到了極限。我們對癌症的遺傳學進行極度細緻的研究，卻忽略細胞間的環境和相互作用的重要性。我們只見樹不見林。

一個新的黎明

這最終引領我們到了目前的癌症演化／生態理論：癌症範式 3.0。達爾文的演化是唯一已知的在生物宇宙中能夠創造並協調癌症所需大量突變的力量。細胞求生的追求驅使每個癌症累積了數十甚至數百個突變。

癌症不僅僅是種子的問題，也是土壤的問題。生態學是研究一個生物體與其他生物體之間的關係，以及這些生物體與其環境的關係的科學。進化理論並不否定遺傳範式的重要性，但它將其擴展為包括種子和土壤。癌症不僅僅是一種遺傳疾病。進化／生態範式認識到細胞間相互作用和與環境的相互作用的重要性，使其成為一個更加動態、包容性和全面性的癌症理論。進化生物學將癌症的發生、發展和轉移聯繫在一起，而遺傳學則將它們視為獨立的問題。

這個想法並不新鮮，只是需要重新被發現。「癌症並不僅僅是細胞的疾病，就像交通壅塞並不是汽車的疾病一樣」，癌症研究者大衛・沃爾德・史密瑟斯（D. W. Smithers）在 1962 年寫道。交通壅塞是由汽車、鄰近汽車和環境之間的互動造成的。如果只關注每輛單獨的汽車 ——煞車是否正常？是否最近保養過？——你將無法找到問題。同樣地，癌症不僅僅是一種基因疾病，也是一種生態學疾病。環境在決定癌症是否生長方面起著巨大的作用。在某些條件下，例如高胰島素水平，癌症會茁壯成長，而在其他條件下，它則無法建立自身。

這種新認識對於癌症的預防和治療有著重大的影響。癌症之戰現在已經開啟了一個全新的戰線。我們已經能夠識別出破解過去五十年停滯不前局面的機會性目標。大量的研究讓我們能夠開發出全新的武器來戰勝癌症。人類的預期壽命在增加，癌症死亡率在下降。生活記憶中，癌症或許首次開始退卻。

PART

06

治療影響

—

第 21 章

癌症預防和篩檢

　　如今，心臟病是美國的領先死因，而癌症則是這場可怕競賽中永遠的亞軍。但這種情況可能很快會改變。從 1969 年到 2014 年，心臟病死亡率在男性中下降了 68.4%，在女性中下降了 67.6%，這歸功於預防和治療的雙重改善。❶

　　然而，在同一時期，男性的癌症死亡率下降了 21.9%，女性下降了 15.6%，相對較少，不到心臟病下降率的三分之一（見圖 21.1 和 21.2）。在 1969 年，死於心臟病的風險是死於癌症的風險的兩到三倍。而在 2019 年，這兩種風險幾乎相等。❷ 甚至在 2000 年，癌症只是兩個州（阿拉斯加和明尼蘇達）的領先死因，而在 2014 年，有 22 個州報告癌症為領先死因。❸ 根據美國癌症協會的數據，終身被診斷為癌症的風險超過三分之一，❹ 更糟糕的是，許多與肥胖有關的癌症在患病率上升，且可避免。

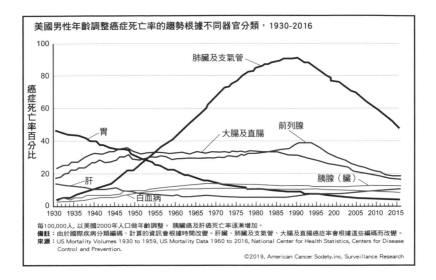

圖 21.1

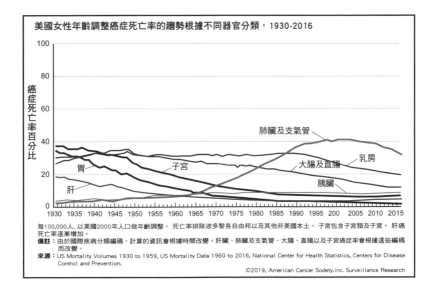

圖 21.2

雖然對抗癌症的進展遠遠落後於對抗心臟病的進展，但仍然存在一些亮點。癌症總死亡人數在 1991 年達到高峰，並在隨後的 25 年（到 2016 年）中持續下降了 27%，主要歸功於菸草產業的加強監管和有效的反吸菸運動，從而減少了肺癌的死亡人數。

預防是戰勝癌症的最可靠方法，也是減少肺癌死亡的重要勝利的原因。在美國，吸菸行為在 1900 年左右開始增加，在第一次世界大戰和第二次世界大戰期間迅速蔓延，並在 1964 年達到頂峰，當時 42% 的美國人吸菸。[5] 吸菸曾經風靡一時，普遍流行，而且看似無害。許多醫生也吸菸，男性人口中的大部分人也是如此。在 1960 年代，女性吸菸的比例明顯較低，但之後逐漸增加，諷刺的是，吸菸被視為女性賦權的象徵。

癌症預防史上具有重大意義的事件是 1964 年美國公共衛生局局長路德・特里（Luther Terry）宣布吸菸導致肺癌。據估計，吸菸造成了 81% 的肺癌（見圖 21.3）。特里自己曾是長期吸菸者，幾乎憑一己之力挽救了數億人的生命。1964 年報告後，公眾對吸菸的看法逐漸但不可逆轉地改變。僅一年後，新的法律要求在香菸包裝上標示警告標籤，讓消費者知道吸菸對健康有害。其他公共衛生措施包括限制向年輕人推銷香菸的廣告。隨著時間的推移，美國的吸菸率逐漸下降，到 2016 年已經降至 15.5%。[6]

肺癌死亡率的走勢與此完全相同，只是由於發展癌症需要約 25 年的時間，所以延遲了一些。從 1990 年到 2016 年，男性肺癌死亡率下降了 48%。女性的吸菸開始比男性晚，因此顯示出較慢的接受度和下降趨勢。但是，香菸不僅對肺癌有影響，還導致至少 12 種其他類型的癌症，並增加心臟病、中風和慢性肺疾病的風險。[7]

成人因抽菸導致各種癌症死亡的比例

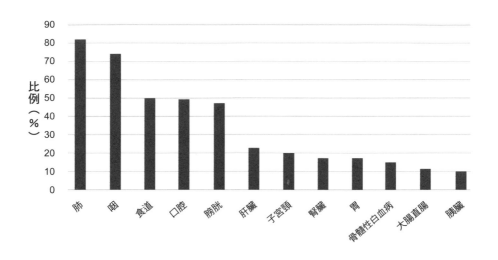

Data from: Islami F et al. CA Cancer J Clin, 2018;68:31-54

圖 21.3

　　2019 年，無論對於男性或女性來說，肺癌仍然是造成大多數癌症死亡的原因，雖然數字有顯著下降。對於肺癌的最佳治療方式毫無疑問地是戒菸，其他方法遠不及其效果。這只是執行的問題，而不是知識。由細菌和病毒等感染性因素引起的癌症也在持續下降。隨著公共衛生設施的改善，胃癌自 1930 年以來持續下降，大幅減少了幽門螺旋桿菌的流行。在 20 世紀上半葉，亞洲地區的擁擠和惡劣衛生狀況持續存在，導致幽門螺旋桿菌的流行和胃癌高發生率。例如，在日本，胃癌的死亡率直到 1960 年代中期才開始下降。[8]

肝癌在美國自 1930 年至 1980 年間持續下降，這歸功於對 B 型和 C 型肝炎病毒的識別和預防的重大進步。

這兩種病毒在美國較亞洲不太普遍，其中 B 型肝炎由於母體傳播而在亞洲仍然流行。日本的肝癌死亡率直到 1990 年代才達到峰值。[9] 如今，B 型肝炎的廣泛疫苗接種和 C 型肝炎的有效抗病毒藥物帶來了希望，肝癌可能會繼續下降。

近期關於肝癌的消息不容樂觀，但原因完全不同。在過去的 40 年裡，美國的肝癌診斷數量增加了 3 倍，死亡數量增加了超過一倍。這並不難解釋，因為肝癌是與肥胖相關的癌症之一，與健康體重的人相比，肥胖和超重的人患肝癌的風險幾乎翻倍。[10] 脂肪肝病可以引起慢性發炎，導致肝硬化和肝癌。胰臟癌也是與肥胖有關的癌症，自 2006 年至 2015 年，其發病率每年約增加 1%。

篩檢

在肺癌之後，男性的前列腺癌或女性的乳腺癌，以及大腸直腸癌是接下來三大致命癌症。在這三種癌症中，尚未確定單一的主要致病因子，儘管乳腺癌和大腸直腸癌是與肥胖相關性最高的兩種癌症。在不了解致病原因的情況下，這些癌症無法完全預防。下一個最好的步驟可能是通過篩檢進行早期檢測和治療。當乳腺癌、大腸直腸癌和前列腺癌早期被發現時，其五年生存率超過 90%（參見圖 21.4）。

一旦癌症轉移到其他部位，存活率會降至不到 30％。因此，關鍵在於減少晚期疾病的患者數量。一個經過良好測試的策略是進行早期疾病篩檢，希望能減少那些患有更致命的晚期疾病的人數量。

五年存活（比率），美國，2008-2014

轉移擴散	局部	區域性	遠端
乳癌（女性）	99	85	27
大腸直腸癌	90	71	14
前列腺癌	> 99	> 99	30
食道癌	45	24	5
胰臟癌	34	12	3

American Cancer Society, Facts & Figures, 2019.

圖 21.4

　　儘管有幾個大規模的人口篩檢計畫在減輕子宮頸癌和大腸直腸癌的負擔上取得了極大的成功，但對於另外三種常見癌症（乳腺癌、前列腺癌和甲狀腺癌）的篩檢則成果較不明顯。不幸的是，僅僅早期篩檢是不夠有用的。在前兩種情況（乳腺癌和大腸直腸癌）中，篩檢減少了晚期疾病，但在後三種情況（前列腺癌、食道癌和胰臟癌）中則未能如此，這就是其中的重要差別。

子宮頸癌

　　自 1940 年代以來，由於引入子宮頸抹片檢測，子宮頸癌的死亡率已經顯著下降。現在已經知道，70％的子宮頸癌是由兩種人類乳頭狀瘤病毒（HPV）的亞型（16 和 18）引起的，這是一種通過性接觸傳播的疾病。在感染這些致癌的人類乳頭狀瘤病毒亞型後，子宮頸會在發展為浸潤性子宮頸癌前的幾年內脫落異常細胞。[11]

1928 年，婦科醫生喬治・帕帕尼科拉烏（George N. Papanicolaou）博士發現，當用小刷子刮取子宮頸並將獲得的細胞樣本在顯微鏡下檢查時，先前隱藏的癌細胞可以被檢測到。[12] 在這個階段，婦女並無任何症狀，感覺完全健康。到了 1939 年，帕帕尼科拉烏醫生在他在紐約的醫院裡開始定期從所有入住產科和婦科科別的婦女取樣細胞。在 1941 年，他的重要研究論文描述了如何使用「Pap」抹片來檢測未被察覺的癌前病變。[13] 通過早期診斷癌症，切除這些病變可以停止其進一步發展成為全面發展的癌症。如今，子宮頸癌成為篩檢計畫的代表，是迄今為止最早且最成功的癌症干預措施之一。

在 1940 年代和 1950 年代，美國癌症協會熱情地推動了子宮頸抹片作為大規模篩檢的方法。它培訓了醫生和病理學家的使用，並建立了一系列的癌症檢測診所，主要關注子宮頸癌。[14] 根據估計，1969 年至 2016 年間，子宮頸癌的死亡率下降了 71％。好消息是，許多國家已經開發並批准了大規模、基於人群的人類乳頭狀瘤病毒 16 和 18 病毒預防接種計畫。預防人類乳頭狀瘤病毒 16 和 18 病毒的傳播有望進一步降低子宮頸癌的發生率。

大腸直腸癌

大規模人群篩檢大腸直腸癌是另一個成功的癌症治療方法。自從 1980 年代中期以來，由於全面篩檢計畫，大腸直腸癌的死亡率一直呈現穩定下降的趨勢。

在 1927 年，研究人員發現正常的結腸組織並不直接轉變為大腸直腸癌，而是經歷一個名為腺瘤性息肉的初期癌前階段。⑮ 腺瘤性息肉階段可能持續數年甚至數十年，然後才會轉變為浸潤性癌症。在 1960 年代之前，檢測腺瘤性息肉並不容易。

在歷史上，直腸指檢一直是首選的篩檢方法。作為常規體檢的一部分，病人聽到了橡膠手套的嗒嗒聲和嚴厲的指示，要在彎腰之前將醫生的手指插入直腸，以觸摸是否有異常。這種檢查不僅不受歡迎，而且實際上幾乎毫無用處，因為人體結腸約有 5 英呎長，醫生只能觸摸到前幾英吋。幸運的是，技術的進步最終提供了更好的解決方案。

在 1940 年代，一種叫做乙狀結腸鏡的剛性相機被開發出來。它被插入到結腸的最後 15 英吋左右的乙狀結腸中。這是一個困難且痛苦的過程，但儘管如此，從 1948 年開始，使用這種原始技術進行的大規模篩檢計畫在 25 年內導致了驚人的 85% 的大腸直腸癌減少率。⑯ 這個概念得到了證明，但篩檢程序尚未被公眾普遍接受。

改進的醫療技術再次改變了遊戲規則。息肉可能會間歇性出血，使少量血液進入大便中，對肉眼來說並不立即可見。在 1960 年代末期，開發了糞便潛血（FOBT），可以檢測到其他情況下不可見的血液，並作為大腸直腸癌的早期警告信號。這只需要一個簡單的大便樣本，無需在任何孔中插入管子。

到了 1970 年代中期，柔軟性結腸鏡得以開發。不再使用有限範圍的剛性鏡頭，而是使用柔軟的結腸鏡，使其能夠在整個結腸中較輕鬆地通過，包括其中的許多彎曲處。現在，對於隱血檢測呈陽性的情況，可以隨後進行相對簡單的結腸鏡檢查，既可以檢測到息肉，也可以切除。⑰

在 1993 年，來自國家息肉研究（National Polyp Study）的發現證實，這種結合的方法可以顯著降低大腸直腸癌的發生率 76 至 90%[18]，並將癌症死亡率降低 51%[19]。而 1993 年的明尼蘇達大腸直腸癌控制研究（Minnesota Colon Cancer Control Study）證實，使用隱血檢測和結腸鏡進行篩檢，可以將大腸直腸癌的死亡率降低 33%。[20]這不僅僅是癌症預防和治療的全壘打，而是一次大滿貫。目前，美國預防服務工作隊（USPSTF）推薦在 50 歲時開始進行隱血檢測或結腸鏡檢查，並持續到 75 歲。結腸鏡檢查有一個優勢，就是可以立即檢測到息肉並進行切除。篩檢率從 1990 年代的 20%上升到今天的約 65%，在美國逐漸增加。[21]

篩檢率的增加已經穩步降低了大腸直腸癌的死亡率，但 2019 年的統計數據中含有一些令人擔憂的數據：這種癌症在年輕患者中不斷增加，可能與持續且不斷增加的肥胖危機有關。美國癌症協會估計，55%的大腸直腸癌與可改變的危險因素有關，主要是體重超標。對於 55 歲以上的患者，大腸直腸癌的發生率從 2006 年到 2015 年每年下降 3.7%；但對於 55 歲以下的患者，發生率則增加了 1.8%。

子宮頸癌和大腸直腸癌都在一個相當有序的方式下進展，從一個惡性前期病變到侵犯性癌症。這為早期檢測和干預提供了機會，可以停止癌症的進展。人們對於乳腺癌和攝護腺癌能否通過乳房 X 光檢查和攝護腺特異性抗原（PSA）血液測試等方式取得類似的成功充滿了期望。

乳腺癌

　　乳腺癌的篩檢主要集中在乳房 X 光檢查，因為自我檢查乳房的方式變化多端且不可靠。幾十年來，癌症協會建議婦女從 40 歲開始每年接受乳房 X 光檢查，而早期篩檢似乎是一個成功的干預措施。乳腺癌死亡率在 1989 年達到高峰，從 1989 年到 2016 年下降了 40%。因此，令人驚訝的是，最近有許多國家建議進行較少的篩檢，尤其是針對 40 到 50 歲的婦女。

每 1000 位女性超過 20 年追蹤乳癌篩檢的預期預後

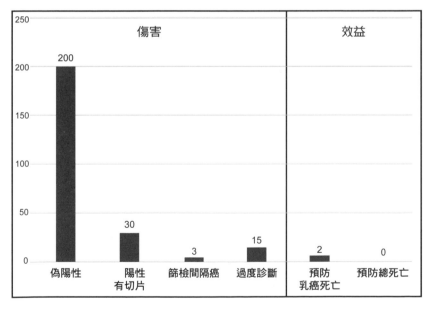

Løbert et al Breast Cancer Research 2015 17:63

圖 21.5

2013 年，以實證醫學為世界權威的科克蘭圖書館（Cochrane Library）審查了所有有關乳房 X 光檢查的可用數據，並得出結論認為其在預防乳腺癌死亡方面沒有整體的益處。[22] 這怎麼可能呢？但科克蘭圖書館在對乳房 X 光檢查的懷疑上並不單獨。

2014 年，瑞士醫學委員會指出「利益是否超過損害」尚不明顯。[23] 對於這些專家而言，乳房篩檢的好處並不立即顯著。對於 50 歲的女性，瑞士醫學委員會估計篩檢每 1,000 位婦女中只能預防 1 位乳腺癌死亡。這意味著其餘的 999 位（或 99.9%）婦女並未從乳房 X 光檢查中直接受益，但可能遭受過度診斷的困擾。

相比之下，任何一位稍加留意的觀察者都能明顯看到子宮頸抹片篩檢大大減輕了子宮頸癌的負擔。無需進行隨機試驗，因為其效益是如此清楚。這其中存在著什麼不協調之處呢？

乳腺癌篩檢有三個主要問題：前導期偏差（參見圖 21.6）、癌症死亡與整體死亡之間的比較，以及無法減少晚期癌症的發生。許多篩檢效益是虛假的，歸咎一種稱為前導期偏差的現象。想像兩位女性，她們都在 60 歲時患上乳腺癌，並在 70 歲時因疾病而死亡。

第一位女性在 61 歲時進行篩檢，發現患有乳腺癌。而另一位女性未進行篩檢，直到 65 歲才發現罹患乳腺癌。第一位女性在 9 年間「存活」於癌症之中，而第二位女性僅在 5 年間「存活」於癌症之中。篩檢看似讓癌症存活時間增加了 4 年，但這只是一種假象。

第二個問題是一個方法論上的問題。許多篩檢計畫宣稱其成功是通過減少癌症死亡而非總體死亡來衡量的。為什麼這很重要呢？假設有一群 100 位罹患癌症的人，在接下來的五年內會死於這種疾病，而早期篩檢完全無效。

前導期偏差

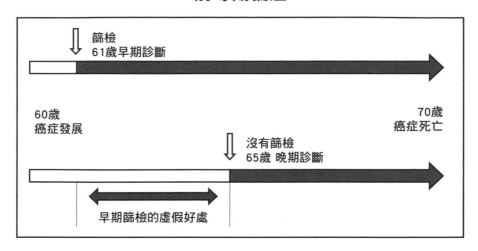

圖 21.6

　　然而，治療的毒性（手術、放射線和化療）導致其中 25 位患者死於心臟病和感染。若未經篩檢，100 位患者死於癌症，但經過篩檢，只有 75 位死於癌症，25 位死於其他原因。篩檢減少了 25% 的癌症死亡率，但這種效益完全是虛假的（見圖 21.7）。患者實際上並未因篩檢而受益，而且大多數實際上還受到了傷害（見圖 21.5）。因此，唯一相關的結果應該是總體存活率，而不是癌症死亡率。

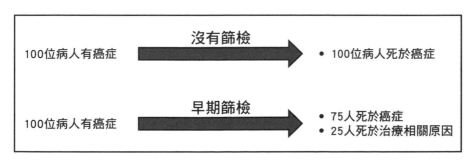

圖 21.7

第三個問題，即無法減少晚期診斷，更為嚴重。乳房攝影檢查確實能夠檢測到許多早期乳癌，正如預期的那樣。從 1976 年到 2008 年，篩檢發現早期乳癌的檢測數量超過了普及篩檢前的時期的 2 倍（見圖 21.8）。從邏輯上來說，你會期望早期發現和治療能夠減少晚期乳癌的診斷數量。但事實並非如此。晚期癌症的發現率僅減少了極小的 8%。

　　晚期癌症是極具致命性的，而早期癌症是極具可治癒性的。早期發現的病例不太可能進展到更進階的疾病。只有極小的 6.6% 早期病例預計會進展到浸潤性癌症。換句話說，在篩檢中檢測到的早期病例中，有 93.4% 的病例治療並未帶來明顯的益處。我們發現了一些不需要治療的病例，但我們並未顯著減少最致命的晚期病例的數量。❷⁴

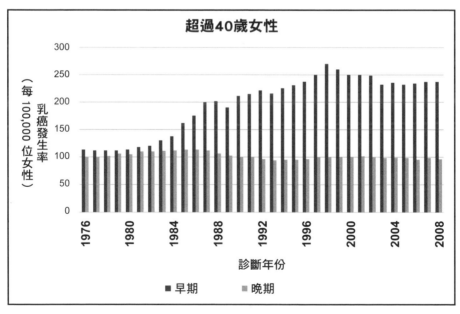

Data from: N Engl J Med 2012;367:1998-2005

圖 21.8

為什麼檢測到更多早期癌症並未轉化為較少的晚期癌症呢？在子宮頸癌和大腸直腸癌中，癌症的進展遵循有序和明確的路徑，從微小的腫瘤到較大的腫瘤再到轉移。因此，檢測和治療的小型癌前病變都可以減少未來的晚期癌症數量。但乳癌的情況不同。癌症的演化模型可以幫助我們理解為什麼移除小型癌症並不會減少完全成熟的癌症的發生率。癌症不遵循線性演化，其中一個事件按照有序的方式接踵而來。相反，癌症遵循分支式演化。因此，就像樹木可能會穿過柵欄生長一樣，阻止一個分支並不能停止整體癌症的進展。

　　轉移是癌症中的大多數死因。如果轉移發生較晚，早期的檢測和治療將降低轉移的風險。但癌症的新範式認識到，轉移是一個早期事件。於癌症發展的早期階段，通常在原發癌症本身尚無法檢測到的時候，轉移性癌細胞已經散布到血液中。檢測到更多早期癌症並不一定會減少晚期癌症的數量，因此乳房攝影檢查的效益遠不及我們曾經希望和相信的那麼大。

　　不幸的是，更糟糕的消息將要來臨。篩檢不僅僅是昂貴的（對患者和醫療保健提供者來說），它還會導致過度診斷，即在篩檢中檢測到的腫瘤可能永遠不會進展成症狀或生命威脅的程度。據估計，高達 31％的所有診斷為乳腺癌的病例可能是過度診斷，總計130 萬名美國 30 歲以上的婦女。當在乳房攝影檢查中檢測到時，幾乎所有的腫瘤都會接受治療，這會導致過度治療，即不必要或有害的治療。

　　10 名婦女中會有 1 名經過乳房攝影檢查後得到陽性結果，但實際上只有 5％的陽性結果確定是乳腺癌。換句話說，95％的陽性結果的婦女在經歷侵入性的程序時最終並未獲得任何好處。這包括切片、乳房保留手術，以及有時候是不必要的化療。接受乳房攝影檢查的婦女通常也更容易接受乳房切除手術和放射線治療。在美國，偽陽性結果的比率為 30％至 50％。[25] 此外，已經確立了接受乳房攝影檢查並測試為陽性的婦女在心理上可能遭受問題和生活質量下降，甚至在篩檢後的三年內也是如此。

從乳房攝影檢查中診斷出的大多數乳腺癌被歸類為原位管狀癌（DCIS），即一個非常早期的癌症階段。這種診斷約占所有乳腺癌的 20％，且隨著普及篩檢的開展，其發生率急劇上升。[26] 從 1983 年到 2004 年，其發生率增加了十倍。這些早期乳腺癌中的許多可能不會發展成危險的狀態，因為根據演化模型的解釋，人體的抗癌機制可以完全控制癌症的發展。對早期癌症的過度治療是不必要的。

對於年齡在 40 歲至 49 歲之間的婦女來說，乳房攝影檢查尤其問題嚴重，因為她們的乳房組織比較堅實，使得影像解讀更加困難，導致超過 12％的偽陽性率。[27] 這些婦女大多數沒有乳癌的證據，卻經常需要進行重複乳房攝影檢查或侵入性的程序，如切片。

對於偽陽性篩檢測試的危害越來越受到關注，這導致美國預防保健服務工作組（USPSTF）改變了對乳房攝影檢查的推薦。2016 年美國預防保健服務工作組對乳癌的更新發現，對於年齡在 39 歲至 49 歲之間的人群，死亡率並未減少，因此不再推薦該年齡組進行例行乳房攝影檢查。[28] 早期篩檢對不到 0.1％的女性有益，而過度診斷的風險為 31％。我們造成的傷害超過了好處（參見圖 21.9）。乳房攝影檢查並不是我們期望中的癌症篩檢的完美解決方案。對於男性而言，在前列腺癌也有類似的情況。

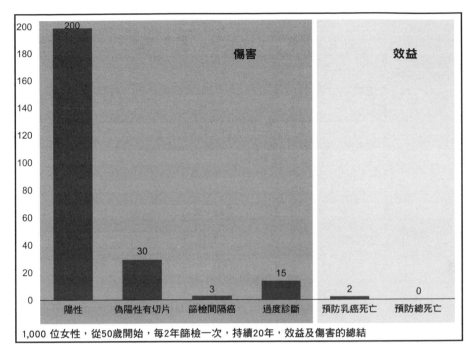

1,000 位女性，從50歲開始，每2年篩檢一次，持續20年，效益及傷害的總結

Løbert et al Breast Cancer Research 2015 17:63

圖 21.9

前列腺癌

前列腺特異性抗原（PSA）首次於 1960 年代被確定為一種蛋白質，其作用是使精液變得更加液態，以便精子能夠自由游動。前列腺特異性抗原檢測是一種測量血液中抗原量的方法，最初是為了警方在強姦案件中使用的。到了 1980 年，前列腺特異性抗原也被發現存在於前列腺癌患者的血液中，引起了希望基於前列腺特異性抗原的血液檢測可以成為男性版的子宮頸抹片檢測的可能性。[29]

高前列腺特異性抗原值並不特定於前列腺癌，因為在前列腺腫大或發炎的男性中也常常可以發現高前列腺特異性抗原值。美國食品藥物管理局於 1986 年批准以前列腺特異性抗原為基礎的前列腺癌篩檢，並將截斷值設定為 4.0 ng/mL，因為有 85% 的男性的值低於此範圍。這意味著每 100 名男性中，有 15 人的前列腺特異性抗原水平高於 4.0 ng/mL，需要進行進一步的前列腺切片，其中大約有 4 到 5 人會被診斷為具有侵略性的前列腺癌。[30]

　　在 1990 年代和 2000 年代，對基於前列腺特異性抗原的前列腺癌篩檢的熱情激增。每年進行超過 2 千萬次的前列腺特異性抗原測試，並且比以往更多地診斷出早期前列腺癌。在 1986 年，不到三分之一的男性被診斷為僅侷限於前列腺的早期疾病。到了 2007 年，超過三分之二的前列腺癌病例為早期病期（見圖 21.10）。前列腺癌的死亡率開始下降，看起來像是又一個癌症防治成功的故事。但不幸的是，前列腺特異性抗原的故事並不如此簡單。

　　篩檢方法能夠檢測到更多早期前列腺癌，但這是否能夠改善整體生存率呢？三個非常大型的長期研究對基於前列腺特異性抗原的篩檢進行了深入探討。在美國，有前列腺、肺臟、大腸直腸和卵巢（PLCO）癌篩檢試驗，涉及超過 76,000 名男性。[31] 在歐洲，有涉及近 182,000 名參與者的歐洲前列腺癌篩檢隨機對照研究（ERSPC）。[32] 而在英國，有涉及 408,825 名參與者的前列腺癌測試和治療（PROTECT）研究。[33] 這三個大型試驗在 10 到 14.8 年的隨訪期內，並未發現前列腺特異性抗原篩檢對於整體生存率有明顯的益處。美國預防服務工作隊估計過度診斷率為 16.4% 至 40.7%。這些篩檢方法能夠檢測到早期且不具侵略性的前列腺癌，但並未減少晚期疾病。再次顯示篩檢方法可能會檢測到無需治療的癌症。

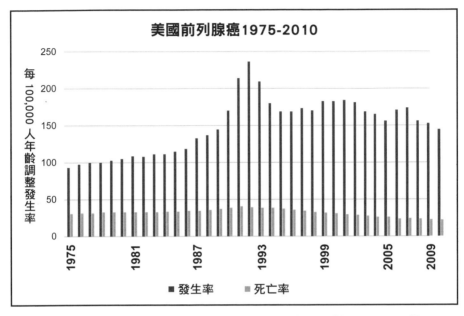

Data from: http://seer.cancer.gov/archive/csr/1975_23_prostate.pdf

圖 21.10

　　前列腺特異性抗原檢驗結果為陽性的患者需要接受有侵入性且可能產生明顯副作用的程序。約有 10% 的篩檢男性會接收到至少一個虛偽陽性的前列腺特異性抗原檢驗結果，導致每年進行超過一百萬次的前列腺切片。[34]

　　在 PLCO 篩檢群組中，12.6% 的男性進行了一次或多次的切片。其中，2% 到 5% 的人在切片過程中出現了併發症。考慮到進行篩檢的男性人數眾多，這是一個龐大的併發症數字。與乳房 X 光攝影一樣，過度診斷是一個主要問題。被診斷出前列腺癌的男性在診斷後的一年內更容易發生心臟病發作或自殺。[35]

2012 年，美國預防保健服務工作隊對以前列腺特異性抗原為基礎的篩檢發表了不推薦的建議，並指出在中度確定性下，益處不足以彌補傷害。2018 年，美國預防保健服務工作隊再次檢視了證據並推薦不進行常規篩檢。[36] 該工作隊認為，以前列腺特異性抗原為基礎的篩檢方法比不進行篩檢還要糟糕。

根據美國預防保健服務工作隊的指引，年齡小於 55 歲或大於 70 歲的男性不應進行前列腺特異性抗原檢測。55 歲到 69 歲之間，是否進行檢測是個人的選擇。他們指出，「篩檢對一些男性降低前列腺癌死亡風險可能帶來一個小的潛在利益。然而，很多男性會經歷篩檢帶來的潛在傷害。」[37] 這並不完全是一個極力推崇的建議。

甲狀腺癌

在 1999 年，南韓推行全國篩檢，試圖在自己的「抗癌戰爭」中取得成功。乳房、子宮頸、大腸直腸、胃和肝臟癌的篩檢對全體人口免費提供。甲狀腺癌的篩檢並未包括在內，但患者可以支付一小筆額外費用（約 30 到 50 美元）選擇進行頸部超音波檢查。到了 2011 年，甲狀腺癌的診斷頻率比 1993 年增加了 15 倍（見圖 21.11）。[38] 幾乎在所有診斷出的病例中，甲狀腺部分或完全被切除。這種治療並不是沒有後果。

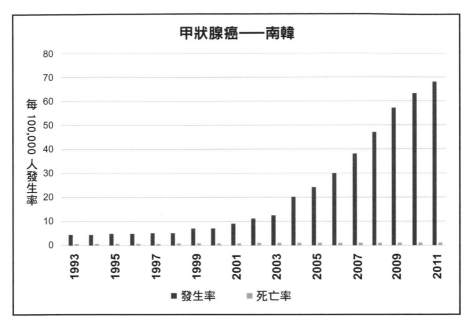

甲狀腺癌——南韓

Data from: N Engl J Med 2014;371:1765-1767

圖 21.11

　　由於甲狀腺手術，降低副甲狀功能的風險為 11%，喉嚨神經受損導致聲帶癱瘓的風險為 2%。

　　儘管進行了大力的早期甲狀腺癌根除工作，但甲狀腺癌致死率幾乎未變。簡單地說，這是一個典型的過度診斷案例——大多數在篩檢中檢測到的甲狀腺癌不需要治療。找到並治療早期疾病並不有用，僅僅降低晚期疾病的發生才是有用的，而這兩者不一定是相同的，因為早期轉移的發生。根據某些估計，多達三分之一的成年人都有甲狀腺癌的證據，但絕大多數這些癌症不會產生症狀或引起健康問題。[39] 找到和治療不需要治療的癌症並不是一種有用的策略。

結論

　　癌症的演化模型解釋了一些篩檢計畫的成功與失敗。當癌症從前癌期進展到小腫瘤、大腫瘤再到轉移的過程有秩序性時，篩檢會成功（見圖 21.12）。早期篩檢可以去除早期癌症，防止晚期癌症的發展，從而挽救生命。

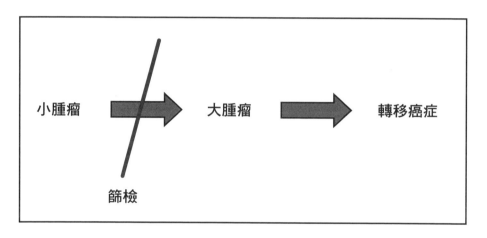

圖 21.12

　　然而，如果早期癌症的切除並未減少晚期癌症的發生，篩檢就會失敗，而且過度診斷就成為另一個問題。並非每一個早期癌症都需要被摧毀，因為許多小型癌症會被免疫系統抑制並永遠不會對健康構成嚴重威脅。在使用手術、放射線和化療等有毒療法時，治療可能比疾病本身更加嚴重。想像一下你腸道中的正常細菌，即所謂的腸道菌叢。是否每一種細菌都必須被根除？不是的。大多數生活在腸道中的細菌對人體中性或甚至有益。益生菌補充劑和含有活性菌種的食品（例如優格）通過促進這些「好細菌」的生長來獲得其潛在的益處。使用強效抗生素殺死每一種細菌幾乎肯定會帶來更多傷害而不是好處。同樣地，更多的人死亡時伴隨攝護腺癌診斷，而不是因攝護腺癌。採取極端手段來根除每一個被發現的攝護腺癌細胞可能會帶來更多傷害而不是好處。

雖然公眾認為癌症篩檢「拯救生命」，但事實要複雜得多。有些癌症篩檢確實可以挽救生命，但有些則不能。而且，僅僅看「篩檢預防的癌症數量」是非常誤導的，因為它僅考慮了正面的結果。有多少人因為篩檢而受害？假設你在篩檢中發現了一個微小的乳腺癌，但它本來不會繼續發展。在篩檢測試中發現後，可能會進行乳房切除手術、化療，並且終其一生都要擔心。你可能會接受會讓你終身面對腫脹的手臂的毀容手術。化療會增加心臟衰竭和未來癌症的風險。早期篩檢和檢測涉及的風險是非常真實的，但公眾很少聽到這些風險。

在缺乏關於篩檢效益的充分證據和對其失敗原因更深入了解的情況下，我們必須依賴古老的醫學指導原則「Primum non nocere」，意為「首先，不要傷害」。當今的癌症篩檢範式解釋了為什麼許多國家機構開始減少他們推薦的篩檢量。

第 **22** 章

癌症的飲食決定因素

如今已經非常明顯，癌症不再是一種罕見的疾病，而是一種普遍的情況。幸運的是，大多數癌症並不造成問題，通常只是在死後偶然發現。驗屍研究發現，超過 50 歲男性中有 30％被發現患有不知情的攝護腺癌[1]；70 歲時為 50％[2]；90 歲時更驚人地達到 80％。如果活得足夠長，每個男人都有望患上攝護腺癌。對於其他類型的癌症也是如此。據估計，11.2％的成年人患有甲狀腺癌，儘管發生率高，但甲狀腺癌很少導致死亡。結腸鏡篩檢研究發現，到 80 歲時，將近一半的一般人口患有腺瘤（一種癌前病變）。[3]

因為癌症的種子一直存在於我們所有的細胞中，一個重要的問題是：為什麼你不會得癌症？如果不是種子的問題，那麼可能是土壤的問題。飲食是癌症進展的一個極為重要的因素，因為營養的可用性與細胞生長密不可分，尤其對於癌細胞而言。正常細胞需要營養和生長因子來增殖，但癌細胞的生長信號始終處於開啟狀態，所以唯一的限制因素就是營養。

估計約有 35％的癌症與飲食／營養有關，使其成為癌症的第二大重要因素，僅次於吸菸，遠超其他幾乎所有的危險因素。[4]

更具體地說，過量的體重可能對其中很大一部分風險負責。[5] 大多數類型的癌症的盛行率隨時間緩慢下降，但與肥胖相關的癌症的發病率卻明顯增加，使得飲食成為我們當今最重要的預防策略之一。儘管我們知道我們至少能夠控制癌症風險中的一個變數，但我擔心許多讀者可能會對本章感到失望。我很樂意揭示預防或治療癌症的「秘訣」，但癌症並不簡單，並不存在可以防止癌症的奇蹟食物或飲食。一些初步研究表明某些食物可能具有一定的保護效益，但僅此而已。在很大程度上，預防癌症的飲食策略歸結為一個關鍵策略：避免高胰島素血症相關的疾病，包括肥胖和第二型糖尿病。

減重

在歐洲和北美，約 20% 的新發癌症案例與肥胖有關[6]，對於超重的人來說，有意識地減重可以降低 40% 至 50% 的癌症死亡風險。[7] 最明確的證據來自於肥胖手術的研究。減重的方法有很多種，但這些手術研究的數據尤其有教育意義，因為干預的日期明確，且減重的幅度較大。

一些研究已經證實有意識地減重帶來了顯著的益處。2008 年的一項加拿大研究發現，藉由肥胖手術有意識地減重，可以降低約 78% 的癌症風險。[8] 在瑞典肥胖受試者研究（Swedish Obese Subjects Study, SOS），一項前瞻性、對照性的干預試驗中，[9] 肥胖手術被發現在女性中顯著減少 42% 的癌症風險，但男性中的比率幾乎沒有改變。

在猶他州肥胖研究中，肥胖手術也顯示了性別之間意外的差異。[10] 在女性中，總癌症發病率減少了 24％，但在男性中，再次保持不變。

然而，胃繞道手術也有其自身的風險，一些研究顯示大直腸癌的風險可能增加一倍。[11] 手術引起的損傷和炎症可能會刺激腸道黏膜的過度增殖，從而導致癌症。[12] 考慮到手術的成本、風險以及潛在的大腸直腸癌風險，減重手術不能被廣泛推薦作為癌症預防的方法。那麼，還有哪些其他選擇呢？

卡路里限制，即在不造成營養不良的情況下減少能量攝入，早在 1909 年就首次在小鼠中證明能夠抑制腫瘤生長。[13] 只給予足夠維持生存的食物的小鼠，幾乎未見腫瘤生長。而自由進食任意多食物的小鼠，腫瘤生長最快。這種保護效應在猴子身上也被發現，食用限制卡路里的猴子發現其癌症風險減少了 50％。[14] 當然，將動物研究的結果轉化為實際的人類解決方案存在問題——對於人類來說，保持嚴格的卡路里限制非常困難。我猜想大多數人在生活中都嘗試過卡路里限制飲食，而且我還猜想他們已經不再繼續進行這種飲食了。

與其限制所有卡路里，另一種策略可能是減少最容易刺激胰島素分泌的食物，例如糖和精製碳水化合物。營養感應器胰島素／類胰島素生長因子是一個重要的生長因子，並在引起肥胖和第二型糖尿病方面發揮關鍵作用。[15] 研究顯示，降低血液中的胰島素可能會減少癌症風險。高胰島素水平也與癌症患者預後不良相關。[16] 兩個大型前瞻性的同節數據研究，《護理師健康研究》和《健康專業人員追蹤研究》，顯示癌症患者高膳食胰島素負荷與癌症復發和死亡風險增加相關。[17] 對於大腸直腸癌患者來說，高胰島素作用最強的飲食與低胰島素飲食相比，死亡風險翻倍（見圖 22.1）。[18]

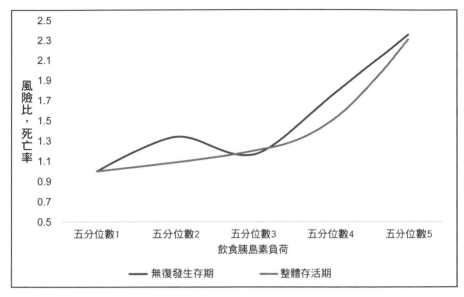

Data from: J Cancer Inst 2019. 111(2)：1-10

圖 22.1

　　針對降低胰島素效應的飲食可能對於癌症有益，這是一種合理的假設，但目前還缺乏確定性的研究。最早由漢斯・克雷布斯（Hans Krebs）[19] 在 1966 年描述的生酮飲食，其特點是高脂肪、中等蛋白質、極低碳水化合物。這迫使身體代謝脂肪作為能源，而不是葡萄糖。低碳水化合物的飲食可以降低血糖和胰島素。生酮飲食可以降低胰島素、類胰島素生長因子和 mTOR 的水平，而不一定降低總卡路里攝取，對於一些人來說這可能是一個健康的好處，但目前的研究尚不足以支持生酮飲食在癌症的治療或預防方面的益處。雖然維持低胰島素水平或許對於癌症有預防效益，但是在癌症已經進展的情況下，營養問題變得更加複雜。

癌症惡病質

　　癌症惡病質是在患有晚期疾病且預後不良的患者中，觀察到的非意願性體重減少現象。

　　這種綜合症也可能發生在其他慢性疾病患者身上，例如慢性腎臟病、愛滋病和結核病。體重減少在 30％到 80％的癌症患者中可見，並且通常呈漸進性。[20] 一般而言，體重減少越多，癌症預後越差。與正常的體重減少不同，惡病質會造成體脂肪和肌肉的同時損失。

　　惡病質不僅僅是因為治療副作用而導致的食慾減少。癌症消瘦症的具體機制尚不明確，但可能與發炎性細胞激素，如腫瘤壞死因子（TNF-α）的釋放有關。由於飲食不足而導致的體重減少（無論是否有意識）與癌症惡病質在本質上不同。例如，在厭食症中，斷食（不進食）的幾天後，超過 75％的能量代謝來自體脂肪，保留了功能性蛋白和肌肉。相比之下，在癌症惡病質中，用於能量生產的肌肉和脂肪的損失幾乎相等。[21] 這導致了癌症惡病質中典型的肌肉消耗，這種狀況在斷食中，除非情況極端，否則不會發生這種情況。

　　有意識的體重減少通常會伴隨著基礎代謝率（BMR）的減緩，以補償食物供應減少的情況。但這種情況在癌症惡病質中並不發生，基礎代謝率仍然不適當地保持著高水平。即使患者變得越來越營養不良，體重減少仍然持續進行。在概念上，惡病質是另一種讓癌細胞受益而以有機體為代價的機制。當脂肪被代謝成能量時，會產生被稱為酮體的分子，而癌細胞難以使用這種分子。通過促使肌肉蛋白質的分解，胺基酸被運送到肝臟並轉化為葡萄糖，而癌細胞喜歡葡萄糖。癌症惡病質的治療非常困難，因為單純增加飲食攝入量無法減少炎性細胞激素，因此無法防止肌肉流失或消耗症候群。即使體重恢復，也可能會以脂肪形式恢復，而肌肉流失仍然持續不斷。

因此，儘管減重可能是一種有用的策略來預防癌症的進展，但一旦癌症惡病質症狀進一步惡化，飲食對於癌症治療的效果會受到限制。嘗試通過減少葡萄糖來「餓死」癌細胞只能在有限程度上起到幫助作用，因為進階期的癌細胞可以分解其他組織以釋放所需的葡萄糖。癌細胞還可能代謝胺基酸，例如麩醯胺酸，這是在肌肉分解過程中釋放的。在這個階段，飲食療法很可能需要與其他治療方法結合，才能發揮有效的作用。

斷食與癌症

間歇性斷食是一種有前景的營養方法，可以預防癌症，因為它可以保護免受許多風險因素的侵害，例如肥胖、第二型糖尿病[22] 和發炎。[23] 低碳水化合物飲食可以減少葡萄糖和胰島素，但不會影響其他營養傳感器，如 mTOR 和 AMPK。斷食可以同時降低人體的所有營養傳感器和大部分生長通路，如 PI3K、mTOR 和類胰島素生長因子[24]，並且還可以增加自噬和粒線體自噬。最近的一項研究發現，每晚斷食少於 13 小時的女性，儘管 BMI 低於標準值，乳腺癌復發性的風險仍然高於 36%。[25]

在進行化療期間進行斷食，可能有助於減少治療的副作用，同時提高療效。化療藥物會針對癌細胞快速增殖的特性，但在此過程中，其他正常但快速生長的細胞，例如毛囊和胃腸道內襯，也可能受到損害。斷食會使正常細胞進入靜止狀態或維護模式，從而保護它們，可能有助於緩解化療的副作用，如脫髮和噁心。然而，癌細胞並不會獲得這種保護狀態，因為它們的基因編程使其處於持續生長模式中。

在小規模臨床試驗中，患者在進行化療前後進行斷食並未出現困難[26]，且這似乎可以保護免受疲勞、虛弱和胃腸道不適等副作用的影響。[27] 更重要的是，斷食可能還可以增強化療的療效。[28]

在動物和細胞株模型中，飢餓狀態增加了 17 個哺乳動物癌細胞株中的 15 個對化療的效應。減少副作用可能允許更高劑量的藥物使用，從而增加對癌細胞的殺傷作用。

化學預防

1976 年，美國國家衛生院引入了「癌症化學預防」這一術語，用於可能阻止癌症進展的食物、補品或藥物。其中一種最有前景的癌症化學預防藥物是舊的糖尿病藥物二甲雙胍（Metformin）。研究表明，在第二型糖尿病患者中，二甲雙胍可能能夠將癌症風險降低 21% 至 57%。[29] 具體而言，在女性第二型糖尿病患者中，長期使用二甲雙胍與乳腺癌風險降低超過 50%。[30] 二甲雙胍通過減少葡萄糖到癌細胞，而無需使用胰島素／類胰島素生長因子 -1 ／ PI3K 通路的促生長效應。它還能活化 AMPK，這是一個重要的營養感應器和生長通路，能迅速抑制細胞蛋白合成和生長。一些研究還指出，這種有益的抗癌效果可能也適用於非糖尿病患者。[31]

目前最廣泛研究的天然食物化學預防劑是綠茶，其中含有高濃度的化合物稱為兒茶素。[32] 相較於紅茶，綠茶含有更高濃度的兒茶素，兒茶素占綠茶乾燥重量的 30%，在冷泡綠茶晶片中可能含有更高比例。有多項臨床研究顯示，飲用綠茶可能對健康有幾個潛在的益處，儘管這些研究大多數規模較小。飲用綠茶可能有助於減少一些增加罹癌風險的因素，例如超重[33]、胰島素阻抗[34]、炎症[35] 和第二型糖尿病。[36]

於 2000 年，日本的研究人員發現高度攝取綠茶可延遲平均發生癌症的年齡 7.3 年[37]，並減少乳癌復發。[38] 小規模的初步研究顯示，綠茶萃取物補充劑可將結腸腺瘤的發生率降低 50% 以上。[39] 在攝護腺癌症方面，綠茶萃取物可以阻止高度癌前病變的進展。[40] 這些研究顯示了前景，但仍屬初步，不過綠茶是少數一種低成本、天然食物且無負面副作用的化學預防工具。

目前的科學研究僅能提出以下明確建議：

● 如果您超重，減肥；和
● 避免或逆轉第二型糖尿病。

另外兩個不太確定的建議是：

● 如果您患有第二型糖尿病，可以考慮使用二甲雙胍；和
● 考慮增加飲用綠茶的量。

飲食在癌症治療中的主要作用是減少癌症的進展，而非治療疾病。治療的主要目標是減少生長因子的可用性，主要是胰島素，避免超胰島素血症的肥胖和第二型糖尿病。

但想像一下改變飲食對於身體的影響有多大。想像一下在美國的日本女性能夠將她的乳癌風險降低到在日本的日本女性一樣。想像一下如果我們能通過食用天然食物改變飲食，減少某些癌症的風險，就像遠北地區的土著民族一樣，也被認為對癌症「免疫」。

第 23 章

免疫療法

　　我可以戰勝麥可‧喬丹（Michael Jordan），我也可以戰勝老虎‧伍茲（Tiger Woods）。你說什麼？你可能會想我是不是失去理智了。但實際上，這很簡單：我不是和他們比籃球或高爾夫，而是在醫學生理學上挑戰他們。要是我去挑戰麥可‧喬丹的籃球，那我肯定是瘋了。要是我去挑戰老虎‧伍茲的高爾夫，那我也肯定是瘋了。正如古代中國軍事戰略家孫子在公元前 5 世紀所著的《孫子兵法》中所說：「戰爭中，方法是避免強者，攻擊弱者。」這個哲學如何應用於癌症治療？以往的癌症範式都失敗了，因為它們都集中攻擊癌症的強項，而不是它的弱點。

　　癌症範式 1.0 將癌症視為過度生長的疾病，其核心優勢在於其生長和存活能力優於世上任何其他事物。我們試圖殺死它，但我們在與癌症進行同樣的遊戲。雖然這種方法取得了一些顯著的成功，但也很快被認識到這種方法的局限性。我們直接面對了癌症的主要優勢。有時我們贏了，但太多時候，我們輸了。當癌症復發時，它對先前的治療變得抗藥並繼續生長。癌症隨著時間和空間演變，而我們的治療方法卻未能跟上。

　　癌症並不是一個盲目增長的機器，它是一個動態、不斷進化的生物種類，致力於自身的生存。化療藥物以細胞生長為目標，可以說這是一個生物體最基本的能力。但經過 40 億年的演化，癌細胞為這場生存之戰做好了準備。化療標靶治療的路徑很可能是癌症細胞最不易受攻擊、最多餘的功能。

癌症範式 2.0 則是想像癌症本質上是基於隨機累積的基因突變而形成的疾病。阻斷這些突變（或最多兩、三個突變），就可以治癒癌症。這種方法確實取得了一些重大成功，但再次，這種方法的極限迅速浮現。為什麼？我們在攻擊癌症的強項。癌症不斷突變。所以，我們嘗試找到方法來阻斷這些突變。就像試圖在高爾夫比賽中擊敗老虎·伍茲一樣。

阻斷一個途徑，癌症通常會找到替代的路徑。使癌細胞成為終極生存者的突變並不是隨機的，而是由腫瘤演化過程驅動的。癌症的演化生態範式解釋了為何一些癌症治療失敗，但也可以指引我們朝著新的、更具策略性的方向前進。癌症是一種為了自身生存而進行戰鬥的侵入性物種。幸運的是，我們已經演化出多管齊下的防禦機制來對抗外來入侵者。在這場戰爭中，勝利的邏輯策略是增強我們自己的天生防禦機制，即免疫系統，這也是過去三十年來最具潛力的治療方法：**免疫療法**。

科利毒素

在 1829 年，一名罹患進行性乳腺癌的女性拒絕接受手術。經過 18 個月對抗癌症後，她臥床不起、消瘦且瀕臨死亡時突然發高燒。癌症發炎了，於是醫生在腫瘤上開了幾個切口以移除一些液體。在八天內，癌症縮小到原始大小的三分之一，並在四週內完全消失。

發生了什麼事？為什麼感染能治愈她的癌症？ **1**

　　在 1867 年，德國醫生威廉・布施（Wilhelm Busch）對一名女性患者的頸部不治之病的腫瘤進行了灼燒。在康復期間，她躺在一位患有紅斑性丹毒（一種由鏈球菌引起的皮膚感染）的患者旁邊。癌症患者很快感染了相同的感染並發高燒，隨即她的腫瘤立即開始縮小。另一位德國醫生弗里德里希・費萊森（Friedrich Fehleisen）於 1882 年重複了這種治療，並取得了一些成功。也有記錄顯示，感染氣性壞疽（一種由梭狀芽孢桿菌屬細菌引起的感染）的患者的癌症也有所緩解。

　　我們自身的免疫系統可以對抗癌症的觀念並不新鮮。惡性癌症的自發性退縮雖然罕見，但在大約 10 萬例癌症病例中會發生 **2**，涵蓋了幾乎所有不同類型的癌症。自發性退縮被定義為在缺乏醫學治療的情況下，癌症部分或完全消失。這通常與急性發燒性疾病相關，通常由感染或疫苗接種引起。

　　這些偶然的治癒案例，使早期的醫師大膽地利用一種原始形式的免疫療法來治療那些無法治癒的癌症。公元前約 2600 年的古埃及醫生印和闐（Imhotep）建議用濕敷包裹癌症區域，然後切開。細菌可以進入皮膚引起感染，有時會治癒癌症。這種情況並不常見，但對於病人和醫生來說，這是最後的絕望之舉。 **3** 到了 19 世紀，人們仍然會故意對癌症進行感染治療。手術傷口會被故意留開以促進感染。化膿性潰瘍是使用腐爛的敷料故意感染的。 **4**

　　在 1880 年代，德國移民至紐約的弗雷德・斯坦（Fred Stein），頸部長了一個快速生長的腫瘤。醫生們絕望地宣布這是無望的病例，並建議他整理自己的事務，他很快地放棄抵抗順服於這個統治者。天意自有定數。斯坦感染了面部丹毒（facial erysipelas），當時抗生素尚未發展出來。令人難以置信的是，他免疫系統的增強不僅擊退了感染，還摧毀了癌症。

美國外科醫生威廉·科利（William Coley）於 1891 年找到了弗雷德·斯坦。對身體內在的抗癌能力感到興趣的科利，在接下來的幾十年裡試圖說服免疫系統成為一個能夠殺死癌細胞的殺手。**5** 他開發了可以被視為世界上第一次嘗試的癌症疫苗。科利用鏈球菌（Streptococcus pyogenes）對患者進行接種，以引發丹毒並激發免疫系統。科利希望這種免疫反應可以擴展到惡性腫瘤。**6** 然而，這種原始的治療方法的結果並不一致。有一些很大的成功；但也有一些可怕的失敗。在抗生素發展之前，故意感染人類並不是一種特別成功的策略。

但科利並未灰心。問題不在於療效，而在於毒性。他通過在配方中加入其他細菌（Serratia marcescens）並在使用前用熱加熱進行使其不活化來進行嘗試。這種配方現在被稱為科利毒素，最終用於治療超過 1 千名無法手術的癌症患者，包括淋巴瘤、骨髓瘤、癌症和黑色素瘤。科利毒素每天直接注射到腫瘤中，治療時間為一到兩個月，然後逐漸減少劑量。

一些結果令人驚訝。超過一半之前無法手術的肉瘤患者完全緩解，並且存活超過五年。即使在二十年後，21% 的患者沒有癌症的證據。就當時而言，這無疑是神奇的。有趣的是，這種治療甚至應用於晚期癌症，因為免疫系統可以在身體的任何部位找到並攻擊癌症，即使它已經擴散。

科利本人強調引發發燒對於誘導自發性退縮來說是至關重要

的。科利的毒素最後一次被使用是在 1980 年中國，當時一名患有晚期肝癌的患者接受了長達 34 週的治療，其症狀完全消失。隨著化療和癌症遺傳範式的出現，科利毒素只存在於歷史書中，數十年來，癌症免疫療法的想法被擱置一旁。

免疫編輯

某些癌症能自發性退縮的事實暗示著我們自己體內的固有力量既可以預防癌症，也可以摧毀它。1909 年，德國科學家保羅·埃爾利希（Paul Ehrlich）提出了一個激進的新癌症理論。與當時普遍認為癌細胞相對罕見的信念相反，埃爾利希猜測癌細胞相對普遍存在，但由於固有的宿主防禦（現在稱為免疫系統）的作用，它們無法對身體造成更多傷害。[7] 雖然當時他並不知道，但他正在描述「免疫監視」的概念，即人體免疫系統不斷識別和消除不斷進化的腫瘤。

這個假說在 1970 年由諾貝爾獎得主免疫學家弗蘭克·伯內特爵士（Sir Frank Burnet）[8] 進一步完善，他提出惡性病變的基因改變並不罕見。伯內特提出免疫系統會定期清除這些危險細胞，以保持身體良好運作狀態。伯內特寫道：「一小部分腫瘤細胞可能會形成並引發有效的免疫反應，使腫瘤退縮，且在臨床上並無明顯的存在跡象。」[9]

癌細胞不斷演變，但卻會被我們的先天免疫防禦系統擊敗。這個最初的免疫監察概念已經進一步擴展，現在被稱為免疫編輯，包括三個階段：清除（免疫監察）、平衡和逃避。

清除

社會經常使用專門的力量，例如警察和毒品執法機構，來尋找並消除其中的干擾因素。同樣，人體免疫系統利用專門的細胞定期巡視全身，尋找病毒、細菌，甚至是癌細胞等干擾因素。當它們發現潛在的癌細胞時，會毫不留情地殺死它們。迅速消除了潛在的癌症威脅，防止其擴散。

每個身體細胞估計每天會經歷超過 2 萬次的 DNA 損傷事件。[10] 每天！慢性亞致死的細胞損傷不是罕見事件，而是日常發生的現象。損傷的常見來源包括煙霧、空氣污染、病毒、細菌和輻射。幸運的是，我們的細胞進化出強大的 DNA 修復途徑，但如果細胞損傷傾斜超過平衡點，這些修復機制可能無法應對。所有受損的細胞都有潛在的致癌風險。在一定程度的損傷下，這些細胞最好透過細胞凋亡或被免疫系統摧毀而移除。

免疫力的減弱，例如愛滋病毒感染或藥物使用，會增加細胞易受癌症侵害的風險。免疫系統也會隨著年齡增長而退化，這或許可以解釋為什麼癌症風險在年齡增長時會顯著增加。如果免疫系統不足以完全根除癌細胞，我們就會從清除癌症轉移到平衡階段。

平衡階段

2004 年，一名 64 歲患有肺纖維化的男性接受了單肺移植手術，並接受了標準的高劑量免疫抑制治療以防止器官排斥。一年後，他出現呼吸急促和咳嗽症狀。右肺結節被鑒定為轉移性黑色素瘤，幾個淋巴結也被確診為轉移性腫瘤。

癌症！這名男子一生中從未患有黑色素瘤，為什麼他的肺部現在卻出現了這麼廣泛的黑色素瘤？對他的皮膚進行仔細檢查並未發現任何黑色素瘤的證據。醫療團隊感到越來越擔憂，要求了解肺部捐贈者的醫療史。

捐贈者是一名 51 歲的女性，死於外傷。她的醫療史並無異常，但在進一步調查中，發現了一個問題。這名女性在 21 歲時曾接受手術切除黑色素瘤，並無需進一步治療，也從未復發。這個癌症可能在多年前已經被治癒，且即使移植團隊知道此事也不會妨礙她的器官捐贈。在器官捐獻時，她的肺部看起來完全正常和健康。

進一步的 DNA 檢測確認了接受者的黑色素瘤確實來自肺部捐贈者。在這個案例中，一個微小的潛伏癌細胞在捐贈者的肺部存活下來，儘管沒有臨床上的疾病證據。這個癌細胞只是靜靜地休眠，30 年來一直被這名女性的免疫系統控制著。這些癌細胞成功避免了被免疫系統消除，但卻不足以進一步擴散。這是一個不安定的平衡。當她的肺部移植到免疫抑制的接受者身上時，癌症和免疫系統之間的微妙平衡明顯偏向了癌症。⓫ 在診斷後的 7 個月內，這名男子死於轉移性黑色素瘤。

在免疫編輯的平衡階段中，癌細胞的某些區域存活下來，但由於免疫系統的抑制而無法增殖。潛伏癌細胞可以休眠數年甚至幾十年。癌細胞試圖生長的努力被免疫系統抑制的努力所匹敵，正反癌症力量平衡相等。

逃逸

隨著年齡增長，免疫系統通常會變得較弱，有時無法再將癌細胞壓制住。在癌症（作為一種侵入性物種）和免疫系統之間的鬥爭中，優勢轉向癌症。癌細胞逃脫了免疫系統的壓制。

如果未經治療，癌症將繼續生長，然後轉移。在這一點上，增強免疫系統可能會對我們有利。這就是癌症醫學的下一個前沿領域的希望：免疫療法。

免疫療法

早期年代

在 1929 年，約翰霍普金斯醫院的醫生們注意到患有結核病（TB）的患者似乎在某種程度上可以預防對癌症。結核病將癌症的風險減少了近 60％！[12] 結核病在世界許多地區都很普遍，是由一種名為結核分枝桿菌（Mycobacterium tuberculosis）引起的緩慢生長的細菌。它對大多數抗生素都有抵抗性，即使在今天，治療仍然圍繞著 1912 年首次發現的異菸鹼醯胼錠（isoniazid）進行。結核病的普遍且不可治癒的性質導致了 19 世紀許多隔離病患的療養院建立。在 1921 年，由於缺乏有效的治療促使卡介苗（Bacille Calmette-Guérin，簡稱 BCG）的發展產生了極大的興趣，該疫苗使用了與結核分枝桿菌密切相近的牛結核分枝桿菌（Mycobacterium bovis）。

在 1950 年代的動物研究中顯示，卡介苗也對癌症有保護作用。到了 1976 年，研究證明卡介苗對人類的膀胱表面癌症有效治療。[13] 1990 年，經由膀胱鏡直接將卡介苗注入膀胱的方法獲得美國食品藥物管理局批准，用於膀胱癌的治療。

驚人的是，早期膀胱癌患者中有 71％對卡介苗治療有反應[14]，成為當今膀胱癌的一線治療方式。然而，這個結核病疫苗究竟是如何對膀胱表面癌症產生作用的，當時完全不清楚。它起到了作用，這就是我們當時知道的全部。卡介苗強烈刺激免疫系統⑮，並在某種程度上改善對癌細胞的識別和隨後的摧毀。

在 1992 年，隨著發展出白細胞白質素 -2（IL-2）治療，癌症免疫療法再次引起了關注。IL-2 能夠活化免疫系統中不可或缺的 T 細胞，使其對癌細胞展開攻擊。然而，由於免疫系統的整體活化，IL-2 也引起了許多副作用，例如發燒、寒顫、噁心和腹瀉。最終，IL-2 治療僅對約 6% 的黑色素瘤患者有效，並且約 2% 的患者因其副作用而死亡。⑯ 幸運的是，癌症免疫療法已經在這些早期的嘗試之後取得了逐漸的進展。

現代免疫療法

諾貝爾獎得主詹姆斯・艾利森（James Allison）博士對抗癌症有著深深的個人仇恨，因為他失去了母親（死於淋巴瘤）、叔叔（死於肺癌）和兄弟（死於前列腺癌）。他於 1978 年開始研究 T 細胞如何攻擊腫瘤，成為癌症免疫學的早期先驅者，早在當時該領域還不被視為一個正統的領域。

人體免疫系統包含許多不同種類的細胞，其中 T 細胞是專業的殺手細胞，被設計成能夠摧毀病原體。因此，人體對這些致命武器進行嚴格的控制。T 細胞必須殺死受病或感染的細胞，但不能傷害正常細胞。如果不加控制，T 細胞可能會對人體造成嚴重的破壞。自體免疫疾病，例如全身性紅斑狼瘡和類風濕性關節炎，就是由免疫系統過度反應引起的。目標是殺死所有侵入者，但避免誤傷自身組織。為了實現這一目標，免疫系統必須準確地區分「自我」和

「非自我」組織，就像一枚核導彈一樣，健康的免疫系統必須既具有高度的殺傷力，又受到嚴格的調控。為此，我們使用正向控制和負向控制兩種方式。

發射核導彈需要同時啟動兩把鑰匙，以減少誤發的機會。這就是正向調控機制的活化方式，為了增加保護，還有一個負向調控，即「緊急停止」按鈕，以便在緊急情況下立即中止發射。在好萊塢的動作電影中，這種情景經常出現，英雄在只剩下一秒鐘的情況下停用即將摧毀一個人口密集城市的導彈。人體的 T 細胞工作方式也類似，一個 T 細胞需要同時啟動兩個受體才能觸發，T 細胞必須檢測到腫瘤抗原和第二個開關，即共刺激受體 CD28。

在艾利森進行研究的時候，還沒有人懷疑到另一個保護層：負向控制或者殺手開關。在 1990 年代，艾利森正在研究一種新被描述的受體，即細胞毒性 T 淋巴細胞相關蛋白 4（CTLA-4），大多數研究者認為它是一個 T 細胞活化開關。而艾利森的突破性發現是 CTLA-4 並不是一個活化開關，而是一個殺手開關。之前從未考慮過 T 細胞可能有一個殺手開關的可能性。[17]

如果兩個「前進」訊號都存在，則 T 細胞將啟動「藍波模式」並開始摧毀敵人，尤其是癌細胞。而殺手開關 CTLA-4，則作為 T 細胞的檢查點，是最終的決策者。如果 CTLA-4 沒有參與，T 細胞將發動其核心攻擊。如果殺手開關被觸發，免疫攻擊將停止。癌細胞通過模仿這個殺手開關來避免受到高度致命的 T 細胞攻擊。

因此，如果我們能夠關閉這個殺手開關，就可以讓 T 細胞對癌細胞進行全面攻擊。到了 1996 年，艾利森成功製備了一種可以阻斷 CTLA-4 的單株抗體，成為世界上第一個免疫檢查點抑制劑。[18]

在他最早的動物實驗中，他給予這種新藥物，驚訝地看著腫瘤完全消失。而未接受抗體治療的老鼠腫瘤則繼續增長。艾利森回憶道：「那是完美的實驗。百分之百存活對比百分之百死亡。」

這種抗體被命名為益伏注射液（ipilimumab），並於 2011 年獲得美國食品藥品藥物管理局批准，用於治療轉移性黑色素瘤。這是第一種在晚期黑色素瘤中改善生存率的藥物，並為癌症免疫治療的概念提供了證據。超過 20% 接受益伏注射液治療的轉移性黑色素瘤患者在 10 年後仍然存活。[19] 如果你認為益伏注射液只是多提供 3 個月的存活時間，結果反而是更令人不可思議的。這樣持久的反應在腫瘤學中幾乎是罕見的，因為癌症有著令人沮喪的進化能力。

然而，CTLA-4 並不是人類免疫系統中唯一的 T 細胞殺手開關。1992 年，日本京都大學的本庶佑博士（Dr. Tasuku Honjo）在獨立研究中發現了另一個 T 細胞殺手開關，稱為程序性細胞死亡蛋白 1（PD-1）。正常健康細胞在其表面表達 PD-1，以保護它們免受免疫攻擊。例如，胎兒細胞表面覆蓋著 PD-1，以保護它們免受母親的免疫細胞攻擊。

癌細胞使用相同的手段，產生大量的 PD-1 來偽裝成正常細胞，以保護自己免受免疫系統的攻擊——穿羊皮的狼，一個經典的生存策略。一種阻斷 PD-1 的抗體會解除這個殺手開關，允許 T 細胞攻擊裸露的癌細胞。到了 2012 年，對 PD-1 的第二類檢查點抑制劑證明了其對人類癌症的療效，並於 2014 年獲得美國食品藥物管理局批准。這些藥物對多種腫瘤有效，包括黑色素瘤、肺癌和腎癌。本庶佑和艾利森因為「建立了一個全新的癌症治療原則」而共同獲得了 2018 年諾貝爾生理學或醫學獎。[20] 結合 PD-1 和 CTLA-4 的抗體可能提供更有效的治療方法。[21]

另一個有前途的免疫療法技術是被稱為「T細胞移植」的技術。在這種治療中，病人自己的T細胞會被提取出來並在實驗室中培養增殖。其中一種稱為嵌合抗原受體（CAR-T）的癌症靶向系統會附著在這些T細胞上，然後再將它們回輸病人體內。這些被活化的、致命的T細胞會像精密導引的導彈一樣，準確地攻擊病人體內特定的癌細胞。首兩個CAR-T治療在2017年獲得了美國食品藥物管理局的批准：tisagenlecleucel，用於治療白血病，以及axicabtagene ciloleucel，用於治療淋巴瘤。[22] CAR-T不僅僅是一種藥物，更像是一個遞送平台，因為新的嵌合抗原可以附著在病人的T細胞上。理論上，CAR-T可以提供針對任何癌症的機會。

免疫療法相較於傳統治療方法，具有幾個固有的優勢。首先，癌症總是處於與其環境不斷演變的狀態中。藥物攻擊的是靜態的目標，並不會演變。因此，癌症容易繞過藥物，發展抗藥性，使得這些治療方法隨著時間不斷失效。而強化免疫系統則是一個動態的系統，可以更好地跟上癌症的變化。免疫系統可以根據癌症的變化進行調整和演變。

其次，免疫系統具有記憶功能，因此可能可以預防癌症的復發。就像我們在童年時接種麻疹疫苗後，免疫系統會記住這種病毒，並提供終身的保護一樣。同樣地，強化免疫系統可能使一些黑色素瘤患者獲得延長存活期的效果，可能是因為免疫系統的這種記憶效應。

第三，與標準化療相比，免疫療法的副作用較少，因為免疫系統是一種有針對性的治療方法。常規化療是一種毒性治療，殺死癌症細胞的速度略快於普通細胞。免疫療法本質上並不具有毒性，只對被身體識別為異物的細胞產生作用。

第四，免疫療法是一種全身性的治療，這對於癌症作為一種全身性疾病來說至關重要。轉移在癌症發生的早期就會發生，因此全身性治療可以對全身的潛在微轉移進行治療。免疫系統可以鎖定並摧毀癌細胞，並且無需像手術和放射線治療等局部治療那樣手動定位。治療的全身性質還意味著免疫療法在疾病的後期，即癌症轉移後可能仍然有效。即使從免疫療法的開端，科利觀察到這種全身性效應可能對晚期癌症患者有益。

然而，免疫療法並不具備價格實惠性的優勢。由於這些治療的高昂價格，許多醫療提供者對於使用這些先進藥物的可行性感到質疑。在單一支付者制度中，挽救少數生命的可能成本必須與其他因素（如更多醫院床位、更多護理照顧或更多居家護理）互相平衡。這並不是一個簡單的問題，並且超出了本書的範圍，但這是一個即將成為醫療議論焦點的問題。

遠距效應

在 2008 年，一名年僅 33 歲、曾接受手術治療的黑色素瘤患者進行了正子掃描，結果顯示肺部出現一個新的直徑 2 公分的結節，表示癌症復發了。她的部分肺被切除，並且開始接受化療和維持性免疫療法，使用了益伏注射液，使黑色素瘤進入暫時緩解狀態。到了 2010 年，她的脾臟、胸部和肺膜（肺的外層）出現了新的轉移灶。在她的脊椎附近出現了一個疼痛的病灶，接受了分段放射線治療。脊椎轉移灶預期地縮小了，但令人驚訝的是，她的脾臟和胸部的轉移灶也縮小了，即使它們在放射線治療範圍之外。[23] 為什麼一種局部治療（放射線）會導致對侵犯她身體多個部位的癌症產生全身性反應呢？

　　這篇 2012 年的個案報告刊登在《新英格蘭醫學雜誌》上，重新發現了一種現象，稱為「遠距效應」，這個現象首次於 1973 年被觀察到。遠距效應[24] 這個詞來自拉丁文的前綴 ab-，意為「遠離」，以及後綴 -scopus，意為「目標」。[25] 遠距效應是指治療的目標之外產生的效應。放射線療法會燒毀癌症組織或任何阻礙其路徑的組織。有時候，未經照射的轉移灶在遠離治療部位的地方出現退縮的現象。

　　放射線通常只對照射區域內的細胞產生影響。但在極小的一部分病例中，甚至遠離該區域的癌細胞也對治療產生了反應。這種結果在歷史上一直很罕見，至少直到免疫療法時代來臨。根據 1969 年到 2018 年的醫學文獻，報告了 94 例遠距效應的案例，但引人注目的是，其中一半的報告來自近六年，也就是現代免疫療法時代。[26] 當放射線與免疫療法結合使用時，可能會引發一種有效的全身性抗腫瘤反應，超出了單獨使用兩種治療的預期效果。最近的一項研究發現，在接受免疫療法和放射線治療的轉移性實體瘤患者中，達到了驚人的 27% 的遠距效應。[27] 免疫療法的廣泛應用已將遠距效應從一個非典型現象變成了一個可能使超過四分之一的癌症患者受益的現象。

　　乍看之下，這種現象可能顯得奇怪，但癌症的演化範式可以幫助我們理解遠距效應發生的原因。放射線會損壞細胞的 DNA 並引起壞死。這種不受控制的細胞死亡會將細胞的部分散布到組織中，就像生蛋滴落到人行道上一樣。本來緊緊包含在細胞核內的 DNA 突然變得暴露，這種高度炎症的狀態會吸引免疫細胞來清理這個混亂。此外，免疫系統已經準備好尋找並摧毀外觀相似的細胞。

但癌細胞通常受到保護，因為它們使用 PD-1 和 CTLA-4 來遮蔽自己，不引起足夠的免疫反應。當患者接受放射線治療和免疫療法時，免疫系統不僅被活化，而且還被準備好特定地殺死未遮蔽的癌細胞。這種協同作用負責產生遠地效應。局部放射線引起的細胞損傷就像疫苗一樣，將活化的免疫系統引導到 DNA 目標，就像制導導彈一樣。但使用適當的劑量方案至關重要。

通常，裸露的 DNA 會被一種叫做 TREX1 的細胞酵素清除。這種以恐龍物種暴龍（Tyrannosaurus rex）命名的酵素會貪婪地吞食周圍的任何散亂的 DNA，以防止進一步的問題。較高的放射線劑量會活化 TREX1，進而破壞散亂的 DNA，防止免疫系統的活化，並減少遠距效應。[28] 而分散於一段時間的小劑量放射線（分段劑量），足夠低以避免 TREX1 的活化，可能更有效地產生遠距效應。[29]

於 2019 年，首次進行的一項小規模對照人體試驗針對遠地效應發表。[30] 所有患者都接受免疫治療，並隨機接受或不接受額外的放射線治療。接受放射線治療的患者其客觀反應率翻倍，中位總體生存期從 7.6 個月增加至 15.9 個月。由於參與的患者數目較小，這些結果在統計學上並不顯著，但仍然是令人鼓舞的。卓越運動員和名人堂成員之間的區別在於後者能夠讓身邊的人變得更好。免疫治療代表著癌症醫學的未來，不僅因為它本身的有效性，而且因為它能使其他老舊的治療方法變得更好。

適應性療法

　　標準的癌症治療最大的問題不是無法殺死癌細胞，因為它們在這方面表現得相當出色。問題是癌症會產生抗藥性。化療、放療和賀爾蒙治療都能殺死癌細胞，但同時也會對抗藥性產生天然選擇壓力。這些治療方法都是雙面刃，既有可能治癒，也有可能殺死。癌症的進化範式帶出了一個重要問題：是否有必要完全根除癌症，或者僅僅控制其數量就足夠了？

　　在 1989 年，癌症研究者羅伯特・蓋特比（Robert Gatenby）對腫瘤進化的理念產生了興趣。他推斷，癌細胞必定會競爭資源。自 1920 年代以來，數學模型已經描述了在惡劣環境中人口的增長。例如，洛特卡 – 沃爾特拉方程式（Lotka-Volterra equations）模型了一個以雪兔和以其為食物的山貓為基礎的人口的增長。蓋特比將這些方程式應用於癌細胞而不是兔子等人口[31]，開創了數學腫瘤學領域。

　　入侵物種的族群，涉及到散布、增殖、遷徙和演化，正如癌症一樣。例如，當食物容易獲得時，一種以作物為食的害蟲會迅速增長。雖然農藥可以消滅這些害蟲，但不可避免地，它們會對最有效的農藥產生抗性（例如臭名昭著的 DDT）。癌細胞也會對最強效的化療藥物產生抗性。成功根除廣泛傳播的害蟲是罕見的，因為農藥作為一種自然的選擇壓力，有利於藥物抗性的產生。這些具有抗性的害蟲面臨著減少競爭的壓力，因此能夠茁壯成長。

　　假設你使用農藥對十億隻蝗蟲進行噴灑，將其族群減少99.9%，只剩下一百萬隻。這一百萬隻剩餘的蝗蟲現在沒有食物的競爭，開始以指數級增長其族群。最終，你會得到十億隻對農藥產生抗性的蝗蟲。癌細胞也是一樣。化療可以殺死 99.9% 的癌細胞，但那些倖存下來的細胞面臨減少競爭的壓力，因此有足夠的資源茁壯成長。此外，新一代的癌細胞將對治療產生抗性。

化療的標準治療策略是給予最大可耐受劑量（MTD），也就是盡可能給予人體能承受的最高劑量的化療藥物，以期不會對患者造成致命傷害。當蓋特比以數學模型來模擬這種策略時，他發現幾乎每次都會產生抗性，最終導致治療失敗。[32]

2014 年，蓋特比測試了一種有希望的新策略，稱為適應性治療，這是基於他的數學模型。他推斷，如果對轉移性癌症採用「治療以殺死」的策略無效，那麼「治療以控制」的策略可能會奏效。與其對癌症進行最大可耐受劑量的「地毯式轟炸」，他選擇性地給予化療，僅在癌細胞活動達到一定程度以上時給予，試圖管理而非根除癌症。當初步研究的結果出爐時，令人驚訝。適應性治療，也就是使用不到昂貴化療藥物一半劑量的策略，將生存率提高了 64%。[33]

抗藥性的癌細胞株必須將更多資源用於維持其抗藥性。若缺乏藥物作為自然選擇壓力，抗藥性株將處於不利地位，耗費寶貴資源來維持相對無用的抗藥性特徵。雖然這些結果尚屬初步，但它們突顯了利用新的癌症範式進行創新研究的可能性。也許在某些情況下，通過控制而不是根除癌症，我們能夠取得更好的效果。有時候，在比賽中取得更多分數可能是通過容易的上籃得分而不是總是進行灌籃。

結論

　　免疫療法、遠距效應和適應性療法是癌症的演化範式揭示的新癌症策略的例子。免疫療法背後的技術是革命性的，未來前景光明，但尚未到來。儘管在 2002 年至 2014 年間獲得美國食品藥物管理局批准的藥物數量眾多，但固體腫瘤的總體生存改善僅為 2.1 個月。❸❹ 然而，幾十年來首次，我們有理由樂觀。將演化生物學的知識應用於對癌症的理解，為未來治療帶來新的希望。我們是否能夠扭轉對抗癌症的局勢？只有時間會告訴我們，但對我們對這個古老敵人的新理解應許了這漫漫長夜隧道盡頭的一線光明。

結語

　　癌症是醫學中最深奧的謎團。醫學科學早已解開了許多其他困擾我們的疾病的原因。感染是由細菌、病毒和真菌引起的。動脈阻塞引起心臟病、中風和周邊血管疾病。囊性纖維化是一種基因疾病。痛風是由過多的尿酸引起的。在常見疾病中，癌症獨樹一幟。是什麼原因引起了癌症？為什麼它存在？它到底是什麼？

　　我們在對癌症的理解上經歷了三個重要的範式轉變。癌症範式1.0 將癌症視為過度生長的疾病。癌症範式 2.0 將癌症視為隨機基因突變引起的過度生長的疾病。這兩個範式推動了我們對癌症故事的理解，但它們並未完全解開謎團。通過追溯癌症的起源，甚至回溯到人類存在之前，一直到多細胞生物的邊緣，癌症範式 3.0 揭示了對這個引人入勝的敵人的新見解。

　　癌症的種子存在於所有多細胞生物的細胞中。癌症是一種返祖現象，是細胞為了生存而回歸早期基因運作方式的結果（轉化）。這個種子能否茁壯成長，取決於環境（土壤）。進展最重要的方面是身體的生長途徑，這也是營養感應途徑。

　　生長的疾病是代謝的疾病。代謝的疾病是生長的疾病。癌症是一種進化和生態的疾病。儘管還有更多待發現的領域，這個新範式代表了一次巨大的飛躍。

　　這些對癌症的新見解帶來了新的治療方法。我們終於看到癌症和癌症死亡率下降，因為我們對篩檢計畫的效益和限制有了更深刻的了解。我們正在以更高的精確度不斷改進對細胞的大規模破壞武器，因為我們認識到它們的雙面性。也許我們不需要總是根除癌細胞。我們正在開發新的系統性、免疫介入的武器，將追蹤癌細胞並在它們可能藏匿的任何地方殺死它們。

然而，一個巨大的新障礙出現了。不斷增長的肥胖危機增加了與肥胖相關的癌症發病率，包括乳腺癌和大腸直腸癌。在大多數癌症的發生率逐漸下降的情況下，這些癌症卻在增加。但仍有樂觀的理由。營養是我們對抗與肥胖相關的癌症的主要武器，通過改變飲食習慣，可以幫助我們減少威脅。

新的希望

多年來，癌症醫學一直停滯不前，科學和醫學界一步一步地穿越每個範式。但我對未來充滿希望，因為我們對癌症的新理解可以以前所未有想像的方式推動進步。癌症是一種與醫學中其他任何疾病都不同的疾病。癌症的故事比科幻小說還要奇怪，我們需要一位天體生物學家的有力洞察來引導我們找到正確的道路。

對癌症醫學新範式的認識意味著我們有望在多年來對抗癌症的戰爭中首次取得實質性進展。新的希望崛起，新的曙光破曉。

對於所有那些與癌症有關的人，從研究人員到醫生、患者和家屬，我希望這本書有助於為這個最深刻的醫學之謎照亮一些光芒。

參考文獻

第 1 章：戰壕戰爭

1. "Adult Obesity Prevalence Maps," Centers for Disease Control and Prevention, updated October 29, 2019, https://www.cdc.gov/obesity/data/prevalence-maps.html.
2. Max Frankel, "Protracted War on Cancer," *New York Times*, June 12,1981, https://www.nytimes.com/1981/06/12/opinion/protracted-war-on-cancer.html.
3. J. C. Bailar III and E. M. Smith, "Progress Against Cancer?," *New England Journal of Medicine* 314, no. 19 (May 8, 1986): 1226–32.
4. Barron H. Lerner, "John Bailar's Righteous Attack on the 'War on Cancer,' "Slate, January 12, 2017, https://slate.com/technology/2017/01/john-bailar-reminded-us-of-the-value-of-evidence.html.
5. Clifton Leaf, *The Truth in Small Doses* (New York: Simon & Schuster,2013), 25.
6. J. C. Bailar III and H. L. Gornik, "Cancer Undefeated," *New EnglandJournal of Medicine* 336, no. 22 (May 29, 1997): 1569–74.
7. Gina Kolata, "Advances Elusive in the Drive to Cure Cancer," *New YorkTimes*, April 23, 2009, https://www.nytimes.com/2009/04/24/health/policy/24cancer.html.
8. Alexander Nazaryan, "World War Cancer," *New Yorker*, June 30,2013, https://www.newyorker.com/tech/annals-of-technology/world-war-cancer.
9. James D. Watson, "To Fight Cancer, Know the Enemy," *New York Times*,August 5, 2009, https://www.nytimes.com/2009/08/06/opinion/06watson.html.
10. David Chan, "Where Do the Millions of Cancer Research Dollars Go Every Year?," Slate, February 7, 2013, https://slate.com/human-interest/2013/02/where-do-the-millions-of-cancer-research-dollars-go- every-year.html.
11. J. R. Johnson et al., "End Points and United States Food and DrugAdministration Approval of Oncology Drugs," *Journal of Clinical Oncology* 21, no. 7 (April 1, 2003): 1404–11.

第 2 章：癌症的歷史

1. Siddhartha Mukherjee, *The Emperor of All Maladies* (New York: Simon & Schuster,

2010), 6.

2. "Anesthesia Death Rates Improve over 50 Years," CBC, September 21, 2012, https://www.cbc.ca/news/health/anesthesia-death-rates-improve-over-50-years-1.1200837.

3. E. H. Grubbe, "Priority in the Therapeutic Use of X-rays,"*Radiology* 21(1933): 156–62.

4. M. A. Cleaves, "Radium: With a Preliminary Note on Radium Rays in the Treatment of Cancer," *Medical Record* 64 (1903): 601–6.

5. E. B. Krumbhaar, "Role of the Blood and the Bone Marrow in Certain Forms of Gas Poisoning: I. Peripheral Blood Changes and Their Significance," *JAMA*, 72 (1919): 39–41.

6. I. Berenblum et al., "The Modifying Influence of Dichloroethyl Sulphide on the Induction of Tumours in Mice by Tar," *Journal of Pathology and Bacteriology* 32 (1929): 424–34.

7. Sarah Hazell, "Mustard Gas—from the Great War to Frontline Chemotherapy," Cancer Research UK, August 27, 2014, https://scienceblog.cancerresearchuk.org/2014/08/27/mustard-gas-from-the-great-war-to-frontline-chemotherapy/.

8. R. J. Papac, "Origins of Cancer Therapy," *Yale Journal of Biology andMedicine* 74 (2001): 391–98.

9. S. Farber et al., "Temporary Remissions in Acute Leukemia in Children Produced by Folic Acid Antagonist, 4-aminopteroyl-glutamic Acid (Aminopterin)," *New England Journal of Medicine* 238 (1948): 787–93.

10. M. C. Li, R. Hertz, and D. M. Bergenstal, "Therapy of Choriocarcinoma and Related Trophoblastic Tumors with Folic Acid and Purine Antagonists," *New England Journal of Medicine* 259 (1958): 66–74.

11. E. J. Freireich, M. Karon, and E. Frei III, "Quadruple Combination Therapy (VAMP) for Acute Lymphocytic Leukemia of Childhood," *Proceedings of the American Association for Cancer Research* 5 (1964): 20.

12. V. T. DeVita, A. A. Serpick, and P. P. Carbone, "Combination Chemotherapy in the Treatment of Advanced Hodgkin's Disease," *Annals of Internal Medicine* 73 (1970): 881–95.

第 3 章：什麼是癌症？

1. Letter from Charles Darwin to J. D. Hooker, August 1, 1857, DCP-LETT-2130,Darwin Correspondence Project, https://www.darwinproject.ac.uk/letter/?docId=letters/DCP-LETT-2130.xml.

2. D. Hanahan and R. A. Weinberg, "The Hallmarks of Cancer," *Cell* 100, no.

1(January 2000): 57–70.

3. D. Hanahan and R. A. Weinberg, "Hallmarks of Cancer: The NextGeneration," *Cell* 144, no. 5 (March 4, 2011): 646–74, doi: 10.1016/j.cell.2011.02.013.

4. A. G. Renehan et al., "What Is Apoptosis, and Why Is It important?," *BMJ* 322 (2001): 1536–38.

5. J. F. Kerr, A. H. Wyllie, and A. R. Currie, "Apoptosis: A Basic BiologicalPhenomenon with Wide-Ranging Implications in Tissue Kinetics," *British Journal of Cancer* 26, no. 4 (August 1972): 239–57.

6. J. W. Shay et al., "Hayflick, His Limit, and Cellular Ageing," *Nature Reviews Molecular Cell Biology* 1, no. 1 (October 2000): 72–76,doi: 10.1038/35036093.

7. G. Watts, "Leonard Hayflick and the Limits of Ageing," *Lancet* 377, no. 9783(June 18, 2011): 2075, doi: 10.1016/S0140-6736(11)60908-2.

8. Robin McKie, "Henrietta Lacks's Cells Were Priceless, but HerFamily Can't Afford a Hospital," *Guardian*, April 3, 2010, https://www.theguardian.com/world/2010/apr/04/henrietta-lacks-cancer-cells.

9. O. Warburg, F. Wind, and E. J. Negelein, "The Metabolism of Tumors in the Body," *General Physiology* 8, no. 6 (March 7, 1927): 519–30.

第 4 章：致癌物

1. "Cancer," Mayo Clinic, December 12,2018,https://www.mayoclinic.org/diseases-conditions/cancer/symptoms-causes/syc-20370588.

2. D. E. Redmond, "Tobacco and Cancer: The First Clinical Report, 1761," *New England Journal of Medicine* 282, no. 1 (January 1, 1970): 18–23.

3. J. R. Brown and J. L. Thornton, "Percivall Pott (1714–1788) and Chimney Sweepers' Cancer of the Scrotum," *British Journal of Industrial Medicine* 14, no. 1 (January 1957): 68–70.

4. Daniel King, "History of Asbestos," Asbestos.com and the Mesothelioma Center, https://www.asbestos.com/asbestos/history/.

5. K. M. Lynch and W. A. Smith, "Pulmonary Asbestosis III: Carcinoma of the Lung in Asbesto-silicosis,"*American Journal of Cancer* 24 (1935):56–64.

6. B. I. Casteman, "Asbestos and Cancer: History and Public Policy," *British Journal of Industrial Medicine* 48 (1991): 427–32.

7. J. C. McDonald and A. D. McDonald, "Epidemiology of Mesothelioma, " in D. Liddell and K. Miller, eds., *Mineral Fibers and Health* (Boca Raton, FL:CRC Press, 1991).

8. M. Albin et al., "Asbestos and Cancer: An Overview of Current Trends in Europe," *Environmental Health Perspectives* 107, Suppl. 2 (1999): 289–98,https://ehp.niehs.nih.gov/doi/10.1289/ehp.99107s228

9.　J. LaDou, "The Asbestos Cancer Epidemic," *Journal of Environmental Health Perspectives* 112, no. 3 (2004): 285–90.

10.　"Agents Classified by the IARC Monographs, Volumes 1–127," International Agency for Research on Cancer, June 26, 2020, https://monographs.iarc.fr/agents-classified-by-the-iarc/.

11.　D. J. Shah et al., "Radiation-induced Cancer: A Modern View," *British Journal of Radiology* 85, no. 1020 (2012): e1166–73.

12.　K. Ozasa et al., "Studies of the Mortality of Atomic Bomb Survivors: Report14, 1950–2003: An Overview of Cancer and Noncancer Diseases," *Radiation Research* 177 (2012): 229–43.

13.　B. R. Jordan, "The Hiroshima/Nagasaki Survivor Studies: Discrepancies between Results and General Perception," *Genetics* 203, no. 4 (2016):1505–12.

14.　J. F. Kerr et al., "Apoptosis: A Basic Biological Phenomenon with Wide-RangingImplications in Tissue Kinetics," *British Journal of Cancer* 26 (1972): 239–57.

第 5 章：癌症病毒化

1.　D. A. Burkitt, "Sarcoma Involving the Jaws in African Children," *British Journal of Surgery* 46 (1958): 218–23, doi: 10.1002/bjs.18004619704.

2.　I. Magrath, "Denis Burkitt and the African Lymphoma,"*Ecancermedicalscience* 3, no. 159 (2009): 159, doi: 10.3332ecancer.2009.159.

3.　M. A. Epstein, B. G. Achong, and Y. M. Barr, "Virus Particles in Cultured Lymphoblasts from Burkitt's Lymphoma," *Lancet* 1 (1964): 702–3, doi: 10.1016/S0140-6736(64)91524-7.

4.　J. S. Pagano et al., "Infectious Agents and Cancer: Criteria for a Causal Relation," *Seminars in Cancer Biology* 14 (2004): 453–71.

5.　D. P. Burkitt, "Etiology of Burkitt's Lymphoma: An Alternative Hypothesis to a Vectored Virus," *Journal of the National Cancer Institute* 42 (1969): 19–28.

6.　Magrath, "Dennis Burkitt and the African Lymphoma."

7.　M. L. K. Chua et al., "Nasopharyngeal Carcinoma," *Lancet* 387, no. 10022 (2016): 1012–24.

8.　F. Petersson, "Nasopharyngeal Carcinoma: A Review," *Seminars in Diagnostic Pathology* 32, no. 1 (2015): 54–73.

9.　E. Chang and H.-O.Adami, "The Enigmatic Epidemiology of Nasopharyngeal Carcinoma," *Cancer Epidemiol, Biomarkers and Prevention* 15 (2006): 1765–77.

10.　Nicholas Wade, "Special Virus Cancer Program: Travails of a Biological Moon Shot," *Science* 174 (December 24, 1971): 1306–11.

11. Harold M. Schmeck Jr., "National Cancer Institute Reorganizing 10-Year-Old Viral Research Program," *New York Times*, June 19, 1974, https://www.nytimes.com/1974/06/19/archives/national-cancer-institute-reorganizing-10yearold-viral-research.html.
12. T. M. Block et al., "A Historical Perspective on the Discovery and Elucidation of the Hepatitis B Virus," *Antiviral Research* 131 (July 2016):109–23, doi: 10.1016/j.antiviral.2016.04.012.
13. R. P. Beasley et al., "Hepatocellular Carcinoma and Hepatitis B Virus: A Prospective Study of 22 707 Men in Taiwan," *Lancet* 8256 (1981): 1129–33.
14. V. Vedham et al., "Early-Life Exposures to Infectious Agents and Later Cancer Development," *Cancer Medicine* 4, no. 12 (2015): 1908–22.
15. H. J. Alter et al., "Posttransfusion Hepatitis After Exclusion of Commercial and Hepatitis-B Antigen-Positive Donors," *Annals of Internal Medicine* 77, no. 5 (1972): 691–99.
16. Zosia Chustecka, "Nobel-Winning Discovery of HPV–Cervical Cancer Link Already Having an Impact on Medicine," Medscape Medical News, October 16, 2008, http://www.vch.ca/Documents/public-health-nobel-winning-hpvpdf.
17. J. M. Walboomers et al., "Human Papillomavirus Is a Necessary Cause of Invasive Cervical Cancer Worldwide," *Journal of Pathology* 189, no. 1 (September 1999): 12–19.
18. L. Torre et al., "Global Cancer Statistics," *CA: A Cancer Journal for Clinicians* 65 (2012): 87–108.
19. M. Arbyn et al., "Prophylactic Vaccination Against Human Papillomaviruses to Prevent Cervical Cancer and Its Precursors," Cochrane Database of Systematic Reviews 5, Article No. CD009069, 2018, doi: 10.1002/14651858.CD009069.pub3.
20. K. D. Crew and A. I. Neugut, "Epidemiology of Gastric Cancer," *World Journal of Gastroenterology* 12, no. 3 (January 21, 2006): 354–62.
21. B. Linz et al., "An African Origin for the Intimate Association between Humans and *Helicobacter pylori*," *Nature* 445 (2007): 915–18.
22. Pamela Weintraub, "The Doctor Who Drank Infectious Broth, Gave Himself an Ulcer, and Solved a Medical Mystery," *Discover*, April 8, 2010, http://discovermagazine.com/2010/mar/07-dr-drank-broth-gave-ulcer-solved-medical-mystery.
23. S. Suerbaum and P. Michetti P., "*Helicobacter pylori* Infection," *New England Journal of Medicine* 347 (2002): 1175–86.
24. H. S. Youn et al., "Pathogenesis and Prevention of Stomach Cancer," *Journal of Korean Medical Science* 11 (1996): 373–85.
25. A. M. Nomura, G. N. Stemmermann, and P. H. Chyou, "Gastric Cancer among the

Japanese in Hawaii," *Japanese Journal of Cancer Research* 86 (1995): 916–23.

26. D. M. Parkin et al., "Global Cancer Statistics, 2002," *CA: A Cancer Journal for Clinicians* 55 (2005): 74–108.

27. R. Mera et al., "Long-term Follow-up of Patients Treated for *Helicobacter pylori* Infection," Gut 54 (2005): 1536–40.

28. M. E. Stolte et al., 2002. "*Helicobacter* and Gastric MALT Lymphoma," *Gut* 50, Suppl. 3 (2002): III19–III24.

29. R. M. Peek Jr. and J. E. Crabtree, "*Helicobacter* Infection and Gastric Neoplasia," *Journal of Pathology* 208 (2006): 233–48.

30. D. Parkin, "The Global Health Burden of Infection-associated Cancers in the Year 2002," *International Journal of Cancer* 118 (2006): 3030–44.

第 6 章：體細胞突變理論

1. J. Gayon, "From Mendel to Epigenetics: History of Genetics," *Comptes Rendus Biologies* 339 (2016): 225–30.

2. T. Boveri, "Über mehrpolige Mitosen als Mittel zur Analyse des Zellkerns," *Verh. D. Phys. Med. Ges. Würzberg N. F.* 35 (1902): 67–90.

3. A. Balmain, "Cancer Genetics: From Boveri and Mendel to Microarrays," *Nature Reviews* 1 (2001): 77–82.

4. K. Bister, "Discovery of Oncogenes: The Advent of Molecular Cancer Research," *PNAS* 112, no. 50 (2015): 15259–60.

5. L. Chin et al., "P53 Deficiency Rescues the Adverse Effects of Telomere Loss and Cooperates with Telomere Dysfunction to Accelerate Carcinogenesis,"*Cell* 97 (1999): 527–38.

6. "Known and Probable Human Carcinogens," American Cancer Society, last updated August 14, 2019, https://www.cancer.org/cancer/cancer-causes/general-info/known-and-probable-human-carcinogens.html.

7. A. Balmain and I. B. Pragnell, "Mouse Skin Carcinomas Induced *in vivo* by Chemical Carcinogens Have a Transforming Harvey-ras Oncogene," *Nature* 303 (1983): 72–74.

8. "Age and Cancer Risk," NIH National Cancer Institute, April 29, 2015,https://www.cancer.gov/about-cancer/causes-prevention/risk/age.

9. P. Nowell and D. Hungerford, "A Minute Chromosome in Human Chronic Granulocytic Leukemia," abstract, *Science* 132 (1960): 1497.

10. E. H. Romond et al., "Trastuzumab Plus Adjuvant Chemotherapy for Operable HER2 Positive Breast Cancer," *New England Journal of Medicine* 353 (2005): 1673–84.

第 7 章：癌症的統一標準化判斷問題

1. P. Lichtenstein, "Environmental and Heritable Factors in the Causation of Cancer," *New England Journal of Medicine* 343 (2000): 78–85.

2. M. C. King, J. H. Marks, and J. B. Mandell, "Breast and Ovarian Cancer Risks Due to Inherited Mutations in *BRCA1 and BRCA2*," Science 302,no. 5645 (2003): 643–46.

3. L. A. Mucci et al., "Familial Risk and Heritability of Cancer among Twins in Nordic Countries," *JAMA* 315, no. 1 (January 5, 2006): 68–76.

4. A. R. David and M. R. Zimmerman, "Cancer: An Old Disease, a New Disease or Something in Between?," *Nature Reviews* Cancer 10 (2010): 728–33.

5. James W. Hampton, "Cancer Prevention and Control in American Indians/Alaska Natives," *American Indian Culture and Research Journal* 16, no. 3 (1992): 41–49.

6. M. L. Sievers and J. R. Fisher, "Cancer in North American Indians:Environment versus Heredity," *American Journal of Public Health* 73 (1983): 485–87; T. K. Young and J. W. Frank, "Cancer Surveillance in a Remote Indian Population in Northwestern Ontario," *American Journal of Public Health* 73 (1983): 515–20.

7. I. M. Rabinowitch, "Clinical and Other Observations on Canadian Eskimos in the Western Arctic," *Canadian Medical Association Journal* 34 (1936): 487.

8. O. Schafer et al., "The Changing Pattern of Neoplastic Disease in Canadian Eskimos," *Canadian Medical Association Journal* 112 (1975): 1399–1404.

9. F. S. Fellows, "Mortality in the Native Races of the Territory of Alaska, with Special Reference to Tuberculosis," *Public Health Reports (1896–1970)* 49, no. 9 (March 2, 1934): 289–98.

10. J. T. Friborg and M. Melbye, "Cancer Patterns in Inuit Populations," *Lancet Oncology* 9, no. 9 (2008): 892–900.

11. R. G. Ziegler et al., "Migration Patterns and Breast Cancer Risk in Asian-American Women," *Journal of the National Cancer Institute* 85, no. 22 (November 17, 1993): 1819–27.

12. J. Peto, "Cancer Epidemiology in the Last Century and the Next Decade," *Nature* 411, no. 6835 (May 17, 2001): 390–95.

13. Andrew Pollack, "Huge Genome Project Is Proposed to Fight Cancer," *New York Times*, March 28, 2005, https://www.nytimes.com/2005/03/28/health/huge-genome-project-is-proposed-to-fight-cancer.html.

14. Pollack, "Huge Genome Project Is Proposed to Fight Cancer."

15. G. L. G. Miklos, "The Human Cancer Genome Project—One More Misstepin the War on Cancer," *Nature Biotechnology* 23 (2005): 535–37.

16. "NIH Completes In-depth Genomic Analysis of 33 Cancer Types," NIH National Cancer Institute, April 5, 2018, https://www.cancer.gov/news-events/press-releases/2018/tcga-pancancer-atlas.

17. T. Sjöblom et al., "The Consensus Coding Sequences of Human Breast and Colorectal Cancers," *Science* 314, no. 5797 (2006): 268–74.

18. Heidi Ledford, "End of Cancer-Genome Project Prompts Rethink," *Nature Magazine*, January 5, 2015, https://www.scientificamerican.com/article/end-of-cancer-genome-project-prompts-rethink/.

19. L. D. Wood et al., "The Genomic Landscapes of Human Breast and Colorectal Cancers," *Science* 318, no. 5853 (November 16, 2007): 1108–13.

20. S. Yachida et al., "Distant Metastasis Occurs Late During the Genetic Evolution of Pancreatic Cancer," *Nature* 467, no. 7319 (October 28, 2010): 1114–17.

21. Bert Vogelstein et al., "Cancer Genome Landscapes," *Science* 339, no. 6127 (March 29, 2013): 1546–58, doi: 10.1126/science.1235122.

22. B. Pereira et al., "The Somatic Mutation Profiles of 2,433 Breast Cancers Refines Their Genomic and Transcriptomic Landscapes," *Nature Communications* 10, no. 7 (2016): 11479, doi: 10.1038/ncomms11479.

23 C. Greenman et al., "Patterns of Somatic Mutation in Human Cancer Genomes," *Nature* 446, no. 7132 (March 8, 2007): 153–58.

24. Vogelstein et al., "Cancer Genome Landscapes," 1546–58.

25. Yachida et al., "Distant Metastasis Occurs Late During the Genetic Evolution of Pancreatic Cancer," 1114–17.

26. L. A. Loeb et al., "A Mutator Phenotype in Cancer," *Cancer Research* 61, no. 8 (April 15, 2001): 3230–39.

第 8 章：分母問題

1. D. Humpherys et al., "Abnormal Gene Expression in Cloned Mice Derived from Embryonic Stem Cell and Cumulus Cell Nuclei," *Proceedings of the National Academy of Sciences* 99, no. 20 (October 1, 2002): 12889–94.

2. K. B. Jacobs et al., "Detectable Clonal Mosaicism and Its Relationship to Aging and Cancer," *Nature Genetics* 44, no. 6 (May 6, 2012): 651–58.

3. Carl Zimmer, "Researchers Explore a Cancer Paradox," *New York Times*, October 18, 2018, https://www.nytimes.com/2018/10/18/science/cancer-genetic-mutations.html.

4. I. Martincorena et al., "Somatic Mutant Clones Colonize the Human Esophagus with Age," *Science* 362, no. 6417 (October 18, 2018): 911–17, doi: 10.1126/science.aau3879.

5. A. G. Renehan et al., "The Prevalence and Characteristics of Colorectal Neoplasia in Acromegaly," *Journal of Clinical Endocrinology and Metabolism* 85, no. 9 (September 2000): 3417–24.

6. C. A. Sheldon et al., "Incidental Carcinoma of the Prostate: A Review of the Literature and Critical Reappraisal of Classification," *Journal of Urology* 124, no. 5 (November 1980): 626–31.

7. W. C. Hahn and R. A. Weinberg, "Mechanisms of Disease: Rules for Making Human Tumor Cells," *New England Journal of Medicine* 347 (2002): 1593–1603.

8. T. Sjoblom et al., "The Consensus Coding Sequences of Human Breast and Colorectal Cancers," *Science* 314 (2006): 268–74.

9. D. L. Stoler et al., "The Onset and Extent of Genomic Instability in Sporadic Colorectal Tumor Progression," *Proceedings of the National Academy of Sciences* 96, no. 26 (1999): 15121–26.

第 9 章：虛假的曙光

1. H. Bower et al., "Life Expectancy of Patients with Chronic Myeloid Leukemia Approaches the Life Expectancy of the General Population," *Journal of Clinical Oncology* 34, no. 24 (August 20, 2016): 2851–57,doi: 10.1200/JCO.2015.66.2866.

2. J. Elliott et al., "ALK Inhibitors for Non-Small Cell Lung Cancer: A Systematic Review and Network Meta-analysis," *PLoS One* 19, no. 15(February 19, 2020): e0229179, doi: 10.1371/journal.pone.0229179.

3. "Crizotinib," GoodRx.com, https://www.goodrx.com/crizotinib.

4. D. M. Hyman et al., "Implementing Genome-driven Oncology," *Cell* 168, no. 4 (2017): 584–99.

5. Charles Ornstein and Katie Thomas, "Top Cancer Researcher Fails to Disclose Corporate Financial Ties in Major Research Journals," *New York Times*, September 8, 2018, https://www.nytimes.com/2018/09/08/health/jose-baselga-cancer-memorial-sloan-kettering.html.

6. I. F. Tannock and J. A. Hickman, "Limits to Personalized Cancer Medicine," *New England Journal of Medicine* 375 (2016): 1289–94.

7. V. Prasad, "Perspective: The Precision Oncology Illusion," *Nature* 537 (2016): S63.

8. F. Meric-Bernstam et al., "Feasibility of Large-Scale Genomic Testing to Facilitate Enrollment onto Genomically Matched Clinical Trials," *Journal of Clinical Oncology* 33, no. 25 (September 1, 2015): 2753–65.

9. K. T. Flaherty, et al. "NCI-Molecular Analysis for Therapy Choice. Interim Analysis Results." https://www.allianceforclinicaltrialsinoncology.org/main/cmsfile?cmsPath=/Public/Annual%20Meeting/files/CommunityOncology -NCI-Molecular%20Analysis.

pdf.

10. J. Marquart, E. Y. Chen, and V. Prasad, "Estimation of the Percentage of US Patients with Cancer Who Benefit from Genome-driven Oncology," *JAMA Oncology* 4, no. 8 (2018): 1093–98.

11. D. S. Echt et al., "Mortality and Morbidity in Patients Receiving Encainide, Flecanide, or Placebo: The Cardiac Arrhythmia Suppression Trial," *New England Journal of Medicine* 324 (1991): 781–88.

12. C. M. Booth and E. A. Eisenhauer, "Progression-free Survival: Meaningful or Simply Measurable?," *Journal of Clinical Oncology* 30 (2012): 1030–33.

13. V. Prasad et al., "A Systematic Review of Trial-Level Meta-Analyses Measuring the Strength of Association between Surrogate End-Points and Overall Survival in Oncology," *European Journal of Cancer* 106 (2019): 196–211, doi: 10.1016/j.ejca.2018.11.012; Prasad et al., "The Strength of Association between Surrogate End Points and Survival in Oncology: A Systematic Review of Trial-Level Meta-analyses," *JAMA Internal Medicine* 175, no. 8 (2015): 1389–98, doi: 10.1001/jamainternmed. 2015.2829.

14. R. Kemp and V. Prasad, "Surrogate Endpoints in Oncology: When Are They Acceptable for Regulatory and Clinical Decisions, and Are They Currently Overused?," *BMC Medicine* 15, no. 1 (2017): 134.

15. J. Puthumana et al., "Clinical Trial Evidence Supporting FDA Approval of Drugs Granted Breakthrough Therapy Designation," *JAMA* 320, no. 3 (2018): 301–3.

16. E. Y. Chen et al., "An Overview of Cancer Drugs Approved by the US Food and Drug Administration Based on the Surrogate End Point of Response Rate," *JAMA Internal Medicine*, doi:10.1001/jamainternmed.2019.0583.

17. B. Gyawali et al., "Assessment of the Clinical Benefit of Cancer Drugs Receiving Accelerated Approval," *JAMA Internal Medicine*, doi: 10.1001/jamainternmed.2019.0462.

18. K. Miller et al., "Paclitaxel plus Bevacizumab versus Paclitaxel Alone for Metastatic Breast Cancer," *New England Journal of Medicine* 357 (2007):2666–76.

19. R. B. D'Agostino Sr., "Changing End Points in Breast-Cancer Drug Approval: The Avastin Story," *New England Journal of Medicine* 365, no. 2 (2011): e2.

20. Roxanne Nelson, "FDA Approves Everolimus for Advanced Breast Cancer," Medscape, July 20, 2012, https://www.medscape.com/viewarticle/767862.

21. M. Piccart et al., "Everolimus plus Exemestane for Hormone-Receptor-Positive, Human Epidermal Growth Factor Receptor-2-Negative Advanced Breast Cancer: Overall Survival Results from BOLERO-2," *Annals of Oncology* 25, no. 12 (2014): 2357–62.

22. V. Prasad et al., "The Strength of Association between Surrogate End Points and

Survival in Oncology."

23. V. Prasad and S. Mailankody, "Research and Development Spending to Bring a Single Cancer Drug to Market and Revenues after Approval," *JAMA Internal Medicine* 177, no. 11 (2017): 1569–75, doi: 10.1001 /jamainternmed.2017.3601.

24. E. Y. Chen et al., "Estimation of Study Time Reduction Using Surrogate End Points Rather than Overall Survival in Oncology Clinical Trials," *JAMA Internal Medicine* 179, no. 5 (2019): doi:10.1001/jamainternmed.2018.8351.

25. T. Fojo et al., "Unintended Consequences of Expensive Cancer Therapeutics—The Pursuit of Marginal Indications and a Me-Too Mentality that Stifles Innovation and Creativity: The John Conley Lecture," *JAMA Otolaryngology Head and Neck Surgery* 140, no. 12 (2014):1225–36, doi: 10.1001/jamaoto.2014.1570.

26. D. K. Tayapongsak et al., "Use of Word 'Unprecedented' in the Media Coverage of Cancer Drugs: Do 'Unprecedented' Drugs Live Up to the Hype?," *Journal of Cancer Policy* 14 (2017): 16–20.

27. M. V. Abola and V. Prasad, "The Use of Superlatives in Cancer Research," *JAMA Oncology* 2, no. 1 (2016): 139–41.

28. T. Rupp and D. Zuckerman, "Quality of Life, Overall Survival, and Costs of Cancer Drugs Approved Based on Surrogate Endpoints," *JAMA Internal Medicine* 177, no. 2 (2017): 276–77, doi: 10.1001/jamainternmed.2016.7761.

29. Carolyn Y. Johnson, "This Drug Is Defying a Rare Form of Leukemia—and It Keeps Getting Pricier," *Washington Post*, March 9, 2016, https://www.washingtonpost.com/business/this-drug-is-defying-a-rare-form-of-leukemia--and-it-keeps-getting-pricier/2016/03/09/4fff8102-c571-11e5-a4aa-f25866ba0dc6_story.html.

30. Prasad and Mailankody, "Research and Development Spending to Bring aSingle Cancer Drug to Market and Revenues After Approval," 1569–75.

31. N. Gordon et al., "Trajectories of Injectable Cancer Drug Costs After Launch in the United States," *Journal of Clinical Oncology* 36, no. 4(February 1, 2018): 319–25, doi: 10.1200/JCO.2016.72.2124.

32. V. Prasad, K. De Jesus, and S. Mailankody, "The High Price of Anticancer Drugs: Origins, Implications and Barriers, Solutions," *Nature Reviews Clinical Oncology* 14, no. 6 (2017): 381–90.

33. https://www.igeahub.com/2018/05/28/10-best-selling-drugs-2018-oncology/.

34. Alex Philippidis, "The Top 15 Best-Selling Drugs of 2017," GEN, March 12, 2018, https://www.genengnews.com/the-lists/the-top-15-best-selling-drugs-of-2017/77901068.

35. S. Singhal et al., "Antitumor Activity of Thalidomide in Refractory Multiple Myeloma," *New England Journal of Medicine* 341, no. 21 (1999): 1565–71.

36. Geeta Anand, "How Drug's Rebirth as Treatment for Cancer Fueled Price

Rises," *Wall Street Journal, November* 15, 2004, https://www.wsj.com/articles/SB110047032850873523.

37. Hagop Kantarjian et al., "High Cancer Drug Prices in the United States: Reasons and Proposed Solutions," *Journal of Oncology Practice* 10, no. 4 (2014): e208–e211.

38. P. J. Neumann et al., "Updating Cost-effectiveness: The Curious Resilience of the $50,000-per-QALY Threshold," *New England Journal of Medicine* 371, no. 9 (August 2014): 28796–97, doi:10.1056/NEJMp1405158.

39. Centers for Disease Control and Prevention, "Part V: Cost-Effectiveness Analysis," *Five-Part Webcast on Economic Evaluation*, April 26, 2017, https://www.cdc.gov/dhdsp/programs/spha/economic_evaluation/docs/podcast_v.pdf.40. D. A.

40. D. A. Goldstein, "Cost-effectiveness Analysis of Regorafenib for Metastatic Colorectal Cancer," *Journal of Clinical Oncology* 33, no. 32 (November 10,2015): 3727–32, doi:10.1200/JCO.2015.61.9569.

41. S. Mailankody and V. Prasad, "Five Years of Cancer Drug Approvals: Innovation, Efficacy, and Costs," *JAMA Oncology* 1, no. 4 (2015): 539–40.

42. Lorie Konish, "This Is the Real Reason Most Americans File for Bankruptcy," CNBC, February 11, 2019,https://www.cnbc.com/2019/02/11/this-is-the-real-reason-most-americans-file-for-bankruptcy.html.

第 10 章：種子與土壤

1. S. Paget, "The Distribution of Secondary Growths in Cancer of the Breast," *Lancet* 1 (1889): 99–101.

2. M. Esteller "Cancer Epigenomics: DNA Methylomes and Histone-Modification Maps," *Nature Reviews Genetics* 8, no. 4 (April 2007): 286–98.

3. L. J. C. Rush et al., "Novel Methylation Targets in De Novo Acute Myeloid Leukemia with Prevalence of Chromosome 11 Loci," *Blood* 97, no. 10 (2001):3226–33, doi: 10.1182/blood.V97.10.3226.

4. A. D. Beggs et al., "Whole-genome Methylation Analysis of Benign and Malignant Colorectal Tumours," *Journal of Pathology* 229, no. 5 (April 2013): 697–704, doi: 10.1002/path.4132.

5. I. Martincorena et al., "Somatic Mutant Clones Colonize the Human Esophagus with Age," *Science* (October 18 2018): eaau3879, doi: 10.1126/science.aau3879.

6. Alaina G. Levine, "NIH Recruits Physicists to Battle Cancer," APS Physics,March 2010, https://www.aps.org/publications/apsnews/201003/nih.cfm.

7. R. A. Weinberg, "Coming Full Circle: From Endless Complexity to Simplicity and Back Again," *Cell* 157, no. 1 (March 27, 2014): 267–71, doi: 10.1016/

j.cell.2014.03.004.

8. Paula Davies, "Cancer: The Beat of an Ancient Drum?," *Guardian*, April 25, 2011, https://www.theguardian.com/commentisfree/2011/apr/25/cancer-evolution-ancient-toolkit-genes.

9. Jessica Wapner, "A New Theory on Cancer: What We Know about How It Starts Could All Be Wrong," *Newsweek*, July 17, 2017, https://www.newsweek.com/2017/07/28/cancer-evolution-cells-637632.html.

10. Wapner, "A New Theory on Cancer."

第 11 章：生命起源與癌症起源

1. Michael Marshall, "Timeline: The Evolution of Life," *New Scientist*, July 14,2009,https://www.newscientist.com/article/dn17453-timeline-the-evolution-of-life.

2. Leyland Cecco, "Rising Fame: Experts Herald Canadian Woman's 120-year-old Sourdough Starter," Guardian, May 14, 2018, https://www.theguardian.com/world/2018/may/14/ione-christensen-canada-yukon-sourdough-starter-yeast.

3. A. H. Yona et al., "Chromosomal Duplication Is a Transient Evolutionary Solution to Stress," *Proceedings of the National Academy of Sciences USA* 109, no. 51 (2012): 21010–15.

4. L. Cisneros et al., "Ancient Genes Establish Stress-induced Mutation as a Hallmark of Cancer," *PLoS One* 12, no. 4 (2017): e0176258.

第 12 章：腫瘤演化

1. G. H. Heppner, "Tumor Heterogeneity," *Cancer Research* 44 (1984):2259–65.

2. Cancer Genome Atlas Research Network, "Integrated Genomic Analyses of Ovarian Carcinoma," *Nature* 474 (2011): 609–15.

3. N. Navin et al., "Tumour Evolution Inferred by Single-cell Sequencing," *Nature* 472 (2011): 90–94.

4. S. Nik-Zainal et al., "Mutational Processes Molding the Genomes of 21 Breast Cancers," *Cell* 149 (2012): 979–93.

5. Charles Swanton, "Intratumor Heterogeneity: Evolution through Space and Time," *Cancer Research* 72, no.19 (October 2012): 4875–82.

6. S. P. Shah et al., "Mutational Evolution in a Lobular Breast Tumour Profiled at Single Nucleotide Resolution," *Nature* 461 (2009): 809–13.

7. M. Gerlinger et al., "Intratumor Heterogeneity and Branched Evolution Revealed by Multiregion Sequencing," *New England Journal of Medicine* 366 (2012): 883–92.

8. L. Bai and W. G. Zhu, "p53: Structure, Function and Therapeutic Applications,"

Journal of Molecular Cancer 2, no. 4 (2006): 141–53.

9. A. Kamb, S. Wee, and C. Lengauer, "Why Is Cancer Drug Discovery So Difficult?," *Nature Reviews Drug Discovery* 6 (2007): 115–20.

10. L. M. Byrd et al., "Better Life Expectancy in Women with BRCA2 Compared with BRCA1 Mutations Is Attributable to Lower Frequency and Later Onset of Ovarian Cancer," *Cancer Epidemiology, Biomarkers and Prevention* 17, no. 6 (June 2008): 1535–42, doi: 10.1158/1055-9965.EPI-07-2792.

11. Wapner, "A New Theory on Cancer."

12. Helen Roberts, "Boy Born with 'Tail' Loses 'Monkey God' Status after It's Removed so He Can Walk," *Mirror*, July 3, 2015, https://www.mirror.co.uk/news/world-news/boy-born-tail-loses-monkey-5993397.

第 13 章：癌症轉化

1. T. Domazet-Lošo and D. Tautz, "Phylostratigraphic Tracking of Cancer Genes Suggests a Link to the Emergence of Multicellularity in Metazoa," *BMC Biology* 8, no. 66 (2010), https://doi.org/10.1186/1741-7007-8-66 PMID: 20492640.

2. A. S. Trigos et al., "Altered Interactions between Unicellular and Multicellular Genes Drive Hallmarks of Transformation in a Diverse Range of Solid Tumors," *Proceedings of the National Academy of Sciences USA* 114 (2017): 6406–11.

3. "COSMIC Release v90," Sanger Institute, September 5, 2019, https://cosmic-blog.sanger.ac.uk/cosmic-release-v90/.

4. L. Cisneros et al., "Ancient Genes Establish Stress-induced Mutation as a Hallmark of Cancer," *PLoS One* 12, no. 4 (2017): e0176258, https://doi.org/10.1371/journal.pone.0176258.

5. H. Chen et al., "The Reverse Evolution from Multi-cellularity to Unicellularity During Carcinogenesis," *Nature Communications* 6 (2015): 6367.

6. Vogelstein et al., "Cancer Genome Landscapes," 1546–58.

7. Chen et al., "The Reverse Evolution from Multi-cellularity to Unicellularity During Carcinogenesis," 6367.

8. H. Chen and X. He, "The Convergent Cancer Evolution Toward a Single Cellular Destination," *Molecular Biology and Evolution* 33, no. 1 (2016):4–12, doi: 10.1093/molbev/msv212.

9. M. Vincent, "Cancer: A De-repression of a Default Survival Program Common to All Cells?," Bioessays 34 (2011): 72–82.

10. H. F. Dvorak, "Tumors: Wounds that Do Not Heal—Similarities between Tumor Stroma Generation and Wound Healing," *New England Journal of Medicine* 315, no. 26 (December 25, 1986): 1650–59.

11. L. Simonato et al., "Lung Cancer and Cigarette Smoking in Europe:An Update of Risk Estimates and an Assessment of Inter-country Heterogeneity," *International Journal of Cancer* 91, no. 6 (March 15, 2001):876–87.

12. S. Bhat et al., "Risk of Malignant Progression in Barrett's Esophagus Patients: Results from a Large Population-Based Study," *Journal of the National Cancer Institute* 103, no. 13 (July 6, 2001): 1049–57.

13. L. A. Anderson et al., "Risk Factors for Barrett's Oesophagus and Oesophageal Adenocarcinoma: Results from the FINBAR Study," *World Journal of Gastroenterology* 13, no. 10 (March 14, 2007): 1585–94.

14. N. D. Walter et al., "Wound Healing after Trauma May Predispose to Lung Cancer Metastasis," *American Journal of Respiratory Cell and Molecular Biology* 44 (2011): 591–96.

15. R. P. DerHagopian et al., "Inflammatory Oncotaxis," *JAMA* 240, no. 4 (1978): 374–75.

16. L. M. Burt et al., "Risk of Secondary Malignancies after Radiation Therapy for Breast Cancer: Comprehensive Results," *Breast* 35 (October 2017):122–29, doi: 10.1016/j.breast.2017.07.004.

17. M. Faurschou et al., "Malignancies in Wegener's Granulomatosis: Incidence and Relation to Cyclophosphamide Therapy in a Cohort of 293 Patients," *Journal of Rheumatology* 35, no. 1 (January 2008):100–105.

18. J. A. Baltus et al., "The Occurrence of Malignancies in Patients with Rheumatoid Arthritis Treated with Cyclophosphamide: A Controlled Retrospective Follow-up," *Annals of the Rheumatic Diseases* 42, no. 4 (August 1983): 368–73.

19. H. Welch and W. C. Black, "Using Autopsy Series to Estimate the Disease'Reservoir' for Ductal Carcinoma In Situ of the Breast: How Much More Breast Cancer Can We Find?," *Annals of Internal Medicine* 127 (1997):1023–28.

20. "It Is Not the Strongest of the Species that Survives But the Most Adaptable," Quote Investigator, May 4, 2014, https://quoteinvestigator.com/2014/05/04/adapt/.

第 14 章：營養和癌症

1. R. Doll and R. J. Peto, "The Causes of Cancer: Quantitative Estimates of Avoidable Risks of Cancer in the United States Today," *National Cancer Institute* 66, no. 6 (June 1981): 1191–308.

2. W. J. Blot and R. E. Tarone, "Doll and Peto's Quantitative Estimates of Cancer Risks: Holding Generally True for 35 Years," *Journal of the National Cancer Institute* 107, no. 4 (2015): djv044.

3. D. P. Burkitt, "Some Diseases Characteristic of Modern Western Civilization," *British*

Medical Journal 1, no. 274 (1973): 274–78.

4. G. E. McKeown-Eyssen et al., "A Randomized Trial of a Low-Fat, High-Fiber Diet in the Recurrence of Colorectal Polyps," *Journal of Clinical Epidemiology* 47 (1994): 525–36.

5. R. MacLennan et al., "Randomized Trial of Intake of Fat, Fiber, and Beta Carotene to Prevent Colorectal Adenomas: The Australian Polyp Prevention Project," *Journal of the National Cancer Institute* 87 (1995):1760–66.

6. C. S. Fuchs et al., "Dietary Fiber and the Risk of Colorectal Cancer and Adenoma in Women," New England Journal of Medicine 340, no. 3 (January 21, 1999): 169–76.

7. A. Schatzkin et al., "Lack of Effect of a Low-Fat, High-Fiber Diet on the Recurrence of Colorectal Adenomas," *New England Journal of Medicine* 342 (2000): 1149–55.

8. B. V. Howard et al., "Low-fat Dietary Pattern and Risk of Cardiovascular Disease: The Women's Health Initiative Randomized Controlled Dietary Modification Trial," *JAMA* 295, no. 6 (February 8, 2006): 655–66.

9. R. L. Prentice et al., "Low-Fat Dietary Pattern and Risk of Invasive Breast Cancer: The Women's Health Initiative Randomized Controlled Dietary Modification Trial," *JAMA* 295, no. 6 (February 8, 2006): 629–42.

10. S. A. A. Beresford et al., "Low-Fat Dietary Pattern and Risk of Colorectal Cancer: The Women's Health Initiative Randomized Controlled Dietary Modification Trial," *JAMA* 295, no. 6 (2006):643–54, doi: 10.1001/jama.295.6.643.

11. Alpha-Tocopherol, Beta Carotene Cancer Prevention Study Group, "The Effect of Vitamin E and Beta Carotene on the Incidence of Lung Cancer and Other Cancers in Male Smokers," *New England Journal of Medicine* 330, no. 13 (1994): 1029–35.

12. G. S. Omenn et al., "Effects of a Combination of Beta Carotene and Vitamin A on Lung Cancer and Cardiovascular Disease," *New England Journal of Medicine* 334, no. 18 (1996): 1150–55.

13. E. Lonn et al., "Heart Outcomes Prevention Evaluation (HOPE) 2 Investigators: Homocysteine Lowering with Folic Acid and B Vitamins in Vascular Disease," *New England Journal of Medicine* 354 (2006):1567–77.

14. B. F. Cole et al., "Folic Acid for the Prevention of Colorectal Adenomas: A Randomized Clinical Trial," *JAMA* 297, no. 21 (June 6, 2007): 2351–59.

15. C.B. Ambrosone et al., "Dietary Supplement Use During Chemotherapy and Survival Outcomes of Patients with Breast Cancer Enrolled in a Cooperative Group Clinical Trial (SWOG S0221)," *Journal of Clinical Oncology* (December 19, 2019): JCO1901203, doi: 10.1200 /JCO.19.01203.

16. K. H. Bønaa et al., "Homocysteine Lowering and Cardiovascular Events after Acute Myocardial Infarction," *New England Journal of Medicine* 354, no. 15 (2006): 1578–88.

17. M. Ebbing et al., "Mortality and Cardiovascular Events in Patients Treated with Homocysteine-lowering B Vitamins after Coronary Angiography: A Randomized Controlled Trial," *JAMA* 300, no. 7 (2008):795–804.

18. M. Ebbing et al., "Cancer Incidence and Mortality after Treatment with Folic Acid and Vitamin B12," *JAMA* 302, no. 19 (November 18, 2009):2119–26, doi: 10.1001/jama.2009.1622.

19. S. Faber et al., "The Action of Pteroylglutamic Conjugates on Man," *Science* 106 (1947): 619–21.

20. E. Cameron and L. Pauling, "Ascorbic Acid and the Glycosaminoglycans: An Orthomolecular Approach to Cancer and Other Diseases," *Oncology* 27, no. 2 (1973): 181–92

21. B. Lee et al., "Efficacy of Vitamin C Supplements in Prevention of Cancer: A Meta-Analysis of Randomized Controlled Trials," *Korean Journal of Family Medicine* 36, no. 6 (November 2015): 278–85.

22. S. Peller and C. S. Stephenson, "Skin Irritation and Cancer in the United States Navy," *American Journal of Medical Sciences* 194 (1937): 326–33.

23. F. L. Apperly, "The Relation of Solar Radiation to Cancer Mortality in North America," *Cancer Research* 1 (1941): 191–95.

24. C. F. Garland and F. C. Garland, "Do Sunlight and Vitamin D Reduce the Likelihood of Colon Cancer?," *International Journal of Epidemiology* 9 (1980): 227–31; W. B. Grant, "An Estimate of Premature Cancer Mortality in the US Due to Inadequate Doses of Solar Ultraviolet-B Radiation," Cancer 94 (2002): 1867–75.

25. N. Keum and E. Giovannucci, "Vitamin D Supplements and Cancer Incidence and Mortality: A Meta-analysis," *British Journal of Cancer* 111 (2014): 976–80.

26. K. K. Deeb, D. L. Trump, and C. S. Johnson, "Vitamin D Signalling Pathways in Cancer: Potential for Anticancer Therapeutics," *Nature Reviews Cancer* 7 (2007): 684–700, doi: 10.1038/nrc2196.

27. D. Feldman et al., "The Role of Vitamin D in Reducing Cancer Risk and Progression," *Nature Reviews Cancer* 14 (2014): 342–57.

28. M. L. Melamed et al., "25-hydroxyvitamin D Levels and the Risk of Mortality in the General Population," *Archives of Internal Medicine* 168 (2008): 1629–37, doi: 10.1001/archinte.168.15.1629.

29. J. E. Manson et al., "Vitamin D Supplements and Prevention of Cancer and Cardiovascular Disease," *New England Journal of Medicine* 380, no. 1 (January 3, 2019): 33–44, doi: 10.1056/NEJMoa1809944; J. E. Manson et al., "Marine n-3 Fatty Acids and Prevention of Cardiovascular Disease and Cancer," *New England Journal of Medicine* 380, no. 1 (January 3, 2019):23–32, doi: 10.1056/NEJMoa1811403.

30. R. Scragg et al., "Monthly High-Dose Vitamin D Supplementation and Cancer Risk: A Post Hoc Analysis of the Vitamin D Assessment Randomized Clinical Trial," *JAMA Oncology* 4, 11 (November 2018):e182178, doi: 10.1001/jamaoncol.2018.2178.

31. J. Ju et al., "Cancer Preventive Activities of Tocopherols and Tocotrienols. *Carcinogenesis* 31, no. 4 (April 2010): 533–42; S. Mahabir et al., "Dietary Alpha- ,Beta-, Gamma-and Delta-tocopherols in Lung Cancer Risk," *International Journal of Cancer* 123 (2008): 1173–80.

32. I.M. Lee et al., "Vitamin E in the Primary Prevention of Cardiovascular Disease and Cancer: The Women's Health Study: A Randomized Controlled Trial," *JAMA* 294 (2005): 56–65.

33. D. Albanes et al., "Alpha-Tocopherol and Beta-carotene Supplements and Lung Cancer Incidence in the Alpha-tocopherol, Beta-carotene Cancer Prevention Study: Effects of Base-line Characteristics and Study Compliance," *Journal of the National Cancer Institute* 88 (1996): 1560–70.

34. J. M. Gaziano et al., "Vitamins E and C in the Prevention of Prostate and Total Cancer in Men: The Physicians' Health Study II Randomized Controlled Trial," *JAMA* 301 (2009): 52–62.

35. S. M. Lippman et al., "Effect of Selenium and Vitamin E on Risk of Prostate Cancer and Other Cancers: The Selenium and Vitamin E Cancer Prevention Trial (SELECT)," *JAMA* 301 (2009): 39–51.

36. E. A. Klein et al., "Vitamin E and the Risk of Prostate Cancer: The Selenium and Vitamin E Cancer Prevention Trial (SELECT)," *JAMA* 306 (2011): 1549–56.

37. B. Lauby-Secretan et al., "Body Fatness and Cancer: Viewpoint of the IARC Working Group," *New England Journal of Medicine* 375 (2016): 794–98.

38. E. E. Calle et al., "Overweight, Obesity, and Mortality from Cancer in a Prospectively Studied Cohort of U.S. Adults," *New England Journal of Medicine* 348, 17 (April 24, 2003): 1625–38.

39. C. Brooke Steele et al., "Vital Signs: Trends in Incidence of Cancers Associated with Overweight and Obesity—United States, 2005–2014," *Morbidity and Mortality Weekly Report* 66 (2017): 1052–58. https://www.cdc.gov/mmwr/volumes/66/wr/mm6639e1.htm.

40. Lauby-Secretan et al., "Body Fatness and Cancer," 794–98.

41. N. Keum et al., "Adult Weight Gain and Adiposity-Related Cancers: A Dose- Response Meta-Analysis of Prospective Observational Studies," *Journal of the National Cancer Institute* 107, no. 2 (March 10, 2015): ii: djv088,doi: 10.1093/jnci/djv088.

42. F.Islami et al., "Proportion and Number of Cancer Cases and Deaths Attributable to Potentially Modifiable Risk Factors in the United States," *CA: A Cancer Journal for*

Clinicians 68, 1 (January 2018): 31–54,doi: 10.3322/caac.21440.

43. H.Sung et al., "Emerging Cancer Trends among Young Adults in the USA:Analysis of a Population-based Cancer Registry," *Lancet Public Health* 4, no. 3 (March 1, 2019): https://www.thelancet.com/journals/lanpub/article/PIIS2468-2667(18)30267-6/fulltext.

44. P. Rous, "The Influence of Diet of Transplanted and Spontaneous Mouse Tumors," *Journal of Experimental Medicine* 20, no. 5 (1914): 433–51.

45. A.Tannenbaum, "The Dependence of Tumor Formation on the Composition of the Calorie-Restricted Diet as Well as on the Degree of Restriction," *Cancer Research* 5, no. 11 (1945): 616–25.

46. A.H. Eliassen et al., "Adult Weight Change and Risk of Postmenopausal Breast Cancer," *JAMA* 296, no. 2 (July 12, 2006): 193–201.

第 15 章：高胰島素血症

1. M. Rabinowitch, "Clinical and Other Observations on Canadian Eskimos in the Eastern Arctic," *Canadian Medical Association Journal* 34 (1936): 487–501.

2. G. M. Brown, L. B. Cronk, and T. J. Boag, "The Occurrence of Cancer in an Eskimo," *Cancer* 5, no. 1 (January 1952): 142–43.

3. G. J. Mouratoff et al., "Diabetes Mellitus in Eskimos," *JAMA* 199, no. 13 (1967): 961–66, doi: 10.1001/jama.1967.03120130047006.

4. George J. Mouratoff et al., "Diabetes Mellitus in Eskimos after a Decade, *JAMA* 226, no. 11 (1973): 1345–46.

5. Cynthia D. Schraer et al., "Prevalence of Diabetes Mellitus in Alaskan Eskimos, Indians, and Aleuts," *Diabetes Care* 11 (1988): 693–700.

6. K. J. Acton et al., "Trends in Diabetes Prevalence among American Indian and Alaska Native Children, Adolescents, and Young Adults," *American Journal of Public Health* 92 (2002): 1485–90.

7. Etan Orgel, "The Links between Insulin Resistance, Diabetes, and Cancer," *Current Diabetes Reports* 13, no. 2 (April 2013): 213–22, doi: 10.1007/s11892-012-0356-6.

8. P. T. Campbell et al., "Diabetes and Cause-Specific Mortality in a Prospective Cohort of One Million U.S. Adults," *Diabetes Care* 35 (2012):1835–44.

9. S. R. Seshasai et al., "Diabetes Mellitus, Fasting Glucose, and Risk of Cause-Specific Death," *New England Journal of Medicine* 364 (2011):829–41.

10. Y. Chan et al., "Association between Type 2 Diabetes and Risk of Cancer Mortality: A Pooled Analysis of Over 771,000 Individuals in the Asia Cohort Consortium," *Diabetologia* 60, no. 6 (June 2017): 1022–32,doi: 10.1007/s00125-017-4229-z.

11. T. Stocks et al., "Blood Glucose and Risk of Incident and Fatal Cancer in the

Metabolic Syndrome and Cancer Project (Me-Can):Analysis of Six Prospective Cohorts," *PLoS Medicine* 6 (2009): e1000201.

12. E. Giovannucci et al., "Diabetes and Cancer," Diabetes Care 33 (2010): 1674–85; S. C. Larsson, N. Orsini, and A. Wolk, "Diabetes Mellitus and Risk of Colorectal Cancer: A Meta-analysis," *Journal of the National Cancer Institute* 97 (2005): 1679–87; S. C. Larsson, C. S. Mantzoros, and A. Wolk, "Diabetes Mellitus and Risk of Breast Cancer: A Meta-analysis," *International Journal of Cancer* 121 (2007): 856–62.

13. W. Wu et al., "Rising Trends in Pancreatic Cancer Incidence and Mortality in 2000–2014," *Clinical Epidemiology* 10 (July 9, 2018): 789–97.

14. B. E. Barker, H. Fanger, and P. Farnes, "Human Mammary Slices in Organ Culture: I. Methods of Culture and Preliminary Observations on the Effects of Insulin," *Experimental Cell Research* 35 (1964):437–48.

15. D. LeRoith et al., "The Role of Insulin and Insulin-like Growth Factors in the Increased Risk of Cancer in Diabetes," *Rambam Maimonides Medical Journal* 2, no. 2 (2011): e0043.

16. E. J. Gallagher and D. LeRoith, "The Proliferating Role of Insulin and Insulin-like Growth Factors in Cancer," *Trends in Endocrinology and Metabolism* 21, no. 10 (October 2010): 610–18.

17. V. Papa et al., "Elevated Insulin Receptor Content in Human Breast Cancer," *Journal of Clinical Investigations* 86 (1990): 1503–10.

18. J. Ma et al., "A Prospective Study of Plasma C-peptide and Colorectal Cancer Risk in Men," *Journal of the National Cancer Institute* 96 (2004):546–53.

19. R. Kaaks et al., "Serum C-Peptide, Insulin-like Growth Factor (IGF) I,IGF-Binding Proteins, and Colorectal Cancer Risk in Women," *Journal of the National Cancer Institute* 92, no. 19 (October 4, 2000):1592–600.

20. E. K. Wei et al., "A Prospective Study of C-peptide, Insulin-like Growth Factor-I, Insulin-like Growth Factor Binding Protein-1, and the Risk of Colorectal Cancer in Women," *Cancer Epidemiology, Biomarkers and Prevention* 14 (2005): 850–55.

21. T. Tsujimoto et al., "Association between Hyperinsulinemia and Increased Risk of Cancer Death in Nonobese and Obese People: A Population-based Observational Study," *International Journal of Cancer* 141 (2017): 102–11.

22. M. J. Gunter et al., "Breast Cancer Risk in Metabolically Healthy but Overweight Postmenopausal Women," *Cancer Research* 75, no. 2 (2015):270–74.

23. "Three-fold Increase in UK Insulin Use, Study Finds," BBC News, February 6, 2014, https://www.bbc.com/news/health-26065673.

24. C. J. Currie et al., "Mortality and Other Important Diabetes-related Outcomes with Insulin vs Other Antihyperglycemic Therapies in Type 2 Diabetes," *Journal of*

Clinical Endocrinology and Metabolism 98, no. 2 (February 2013): 668–77.

25. S. L. Bowker et al., "Increased Cancer-related Mortality for Patients with Type 2 Diabetes Who Use Sulfonylureas or Insulin," Diabetes Care 29 (2006): 254–58.

26. C. J. Currie, C. D. Poole, and E. A. M. Gale, "The Influence of Glucose-lowering Therapies on Cancer Risk in Type 2 *Diabetes*," Diabetologia 52 (2009): 1766–77, doi: 10.1007/s00125-009-1440-6.

27. Y. X. Yang, S. Hennessy, and J. D. Lewis, "Insulin Therapy and Colorectal Cancer Risk among Type 2 Diabetes Mellitus Patients," *Gastroenterology* 127 (2004): 1044–50.

第 16 章：生長因子

1. K. B. Michaels and W. C. Willett, "Breast Cancer: Early Life Matters," *New England Journal of Medicine* 351 (2004): 1679–81.

2. P. A. Van den Brandt, "Pooled Analysis of Prospective Cohort Studies on Height, Weight, and Breast Cancer Risk," *American Journal of Epidemiology* 152, no. 6 (September 15, 2000): 514–27.

3. M. Ahlgren et al., "Growth Patterns and the Risk of Breast Cancer in Women," *New England Journal of Medicine* 351 (2004): 1619–26.

4. J. Green et al., "Height and Cancer Incidence in the Million Women Study: Prospective Cohort, and Meta-analysis of Prospective Studies of Height and Total Cancer Risk," *Lancet Oncology* 12, no. 8 (August 2011): 785–94, doi: 10.1016/S1470-2045(11)70154-1.

5. Michelle McDonagh, "Lifestyle Linked to Huge Increase in Short-sightedness," *Irish Times*, February 27, 2018, https://www.irishtimes.com/life-and-style/health-family/lifestyle-linked-to-huge-increase-in-short-sightedness-1.3397726.

6. Elie Dolgin, "The Myopia Boom," *Nature* 519, no. 19 (2015): 276–78.

7. L. C. Cantley, "The Phosphoinositide 3-Kinase Pathway," *Science* 296, no. 5573 (May 31, 2002): 1655–57.

8. Lewis C. Cantley, "Seeking Out the Sweet Spot in Cancer Therapeutics:An Interview with Lewis Cantley," *Disease Models and Mechanisms* 9, no. 9 (September 1, 2016): 911–16, doi: 10.1242/dmm.026856.

9. H. Tan et al., "Genome-wide Mutational Spectra Analysis Reveals Significant Cancer-specific Heterogeneity," *Scientific Reports* 5, no. 12566 (2015): doi: 10.1038/srep12566.

10. L. C. Cantley, "Cancer, Metabolism, Fructose, Artificial Sweeteners and Going Cold Turkey on Sugar," *BMC Biology* 12, no. 8 (2014).

11. M. Barbieri et al., "Insulin/IGF-I-signalingPathway: An EvolutionarilyConserved

Mechanism of Longevity from Yeast to Humans," *AmericanJournal of Physiology-Endocrinology and Metabolism* 285 (2003):E1064–E1071.

12. D. A. Fruman et al., "The PI3K Pathway in Human Disease," *Cell* 170, no. 4(August 10, 2017): 605–35, doi: 10.1016/j.cell.2017.07.029.

13. Pal A. et al., "PTEN Mutations as a Cause of Constitutive Insulin Sensitivity and Obesity," *New England Journal of Medicine* 367 (2012):1002–11.

14. D. L. Riegert-Johnson et al., "Cancer and Lhermitte-Duclos Disease Are Common in Cowden Syndrome Patients," *Hereditary Cancer in Clinical Practice* 8, no. 6 (2010): https://doi.org/10.1186/1897-4287-8-6.

15. D. P. Burkitt, "Some Diseases Characteristic of Modern Western Civilization," *BMJ* 1, no. 5848 (February 3, 1973): 274–78, doi: 10.1136/bmj.1.5848.274.

16. Gary Taubes, "Rare Form of Dwarfism Protects Against Cancer," *Discover*, March 26, 2013,http://discovermagazine.com/2013/april/19-double-edged-genes.

17. A.Janecka et al., "Clinical and Molecular Features of Laron Syndrome, a Genetic Disorder Protecting from Cancer," *In Vivo* 30, no. 4 (July–August 2016): 375–81.

18. J. Guevara-Aguirre et al., "Growth Hormone Receptor Deficiency Is Associated with a Major Reduction in Pro-aging Signaling, Cancer, and Diabetes in Humans," *Science Translational Medicine* 3, no. 7 (February 16, 2011): 70ra13, doi: 10.1126/scitranslmed.3001845.

19. J. Jones and D. Clemmons, "Insulin-like Growth Factors and Their Binding Proteins: Biological Actions," *Endocrine Reviews* 16 (1995): 3–34; R. C. Baxter, J. M. Bryson, and J. R. Turtle, "Somatogenic Receptors of Rat Liver: Regulation by Insulin," *Endocrinology* 107, no. 4 (1980): 1176–81; S.J. Moschos and C. S. Mantzoros, "The Role of the IGF System in Cancer: From Basic to Clinical Studies and Clinical Applications," *Oncology* 63 (2002): 317–32; E. Giovannucci and D. Michaud, "The Role of Obesity and Related Metabolic Disturbances in Cancers of the Colon, Prostate, and Pancreas," *Gastroenterology* 132 (2007): 2208–25.

20. M. J. Gunter et al., "A Prospective Evaluation of Insulin and Insulin-like Growth Factor-I as Risk Factors for Endometrial Cancer," *Cancer Epidemiology, Biomarkers and Prevention* 17, no. 4 (2008): 921–29.

21. M. J. Gunter et al., "Insulin, Insulin-like Growth Factor-I,Endogenous Estradiol, and Risk of Colorectal Cancer in Postmenopausal Women," *Cancer Research* 68, no. 1 (2008): 329–37.

22. A.Canonici et al., "Insulin-like Growth Factor-I Receptor, E-cadherin and Alpha-V Integrin Form a Dynamic Complex Under the Control of Alpha-catenin," *International Journal of Cancer* 122 (2008): 572–82.

23. R. Palmqvist et al., "Plasma Insulin-like Growth Factor 1, Insulin-like Growth Factor Binding Protein 3, and Risk of Colorectal Cancer: A Prospective Study in Northern

Sweden," *Gut* 50 (2002): 642–46.

24. J. Ma et al., "Prospective Study of Colorectal Cancer Risk in Men and Plasma Levels of Insulin-like Growth Factor (IGF)-1 and IGF-binding Protein-3," *Journal of the National Cancer Institute* 91 (1999): 620–25.

第 17 章：營養感測器

1. "Did a Canadian Medical Expedition Lead to the Discovery of an Anti-aging Pill?," *Financial* Post, February 12, 2015, https://business.financialpost.com/news/did-a-canadian-medical-expedition-lead-to-the-discovery-of-an-anti-aging-pill.

2. K. Hara et al., "Amino Acid Sufficiency and mTOR Regulate p70 S6 Kinase and eIF-4E BP1 through a Common Effector Mechanism," *Journal of Biological Chemistry* 273 (1998): 14484–94.

3. B. Magnuson et al., "Regulation and Function of Ribosomal Protein S6 Kinase (S6K) within mTOR Signaling Networks," *The Biochemical Journal* 441, no. 1 (2012): 1–21.

4. "Organ Transplants and Cancer Risk," National Institutes of Health, November 21, 2011, https://www.nih.gov/news-events/nih-research-matters/organ-transplants-cancer-risk.

5. H. Populo et al., "The mTOR Signalling Pathway in Human Cancer," *International Journal of Molecular Science* 13 (2012): 1886–918, doi: 10.3390/ijms13021886.

6. S. A. Forbes et al., "COSMIC: Mining Complete Cancer Genomes in the Catalogue of Somatic Mutations in Cancer," *Nucleic Acids Research* 39 (2011): D945–D950.

7. A.G. Renehan, C. Booth, and C. S. Potten, "What Is Apoptosis, and Why Is It Important?," *British Medical Journal* 322 (2001): 1536–38.

8. Y. H. Tseng et al., "Differential Roles of Insulin Receptor Substrates in the Anti-apoptotic Function of Insulin-like Growth Factor-1 and Insulin," *Journal of Biological Chemistry* 277 (2002): 31601–11.

9. H. Zong et al., "AMP Kinase Is Required for Mitochondrial Biogenesis in Skeletal Muscle in Response to Chronic Energy Deprivation," *Proceedings of the National Academy of Sciences USA* 99 (2002): 15983–87.

10. H. J. Weir et al., "Dietary Restriction and AMPK Increase Life Span via Mitochondrial Network and Peroxisome Remodeling," *Cell Metabolism* 26(2017): 1–13.

第 18 章：瓦爾堡復興

1. A.M. Otto, "Warburg Effect(s): A Biographical Sketch of Otto Warburg and His Impacts on Tumor Metabolism," *Cancer and Metabolism* 5, no. 5 (2016),doi:

10.1186/s40170-016-0145-9.

2. O. Warburg et al., "Versuche an überlebendem carcinom-gewebe," *Wiener klinische Wochenschrift* 2 (1923): 776–77.

3. O. Warburg, "On the Origin of Cancer," *Science* 123, no. 3191 (1956): 309–14.

4. F. Weinberg et al., "Mitochondrial Metabolism and ROS Generation Are Essential for Kras-mediated Tumorigenicity," *Proceedings of the National Academy of Sciences USA* 107 (2010): 8788–93; A. S. Tan et al., "Mitochondrial Genome Acquisition Restores Respiratory Function and Tumorigenic Potential of Cancer Cells Without Mitochondrial DNA," *Cell Metabolism 21* (2015): 81–94; V. R. Fantin, J. St-Pierre, and P. Leder, "Attenuation of LDH-A Expression Uncovers a Link between Glycolysis, Mitochondrial Physiology, and Tumor Maintenance," *Cancer Cell* 9 (2006): 425.

5. C-H. Chang et al., "Posttranscriptional Control of T *Cell* Effector Function by Aerobic Glycolysis," Cell 153, no. 6 (2013): 1239–51.

6. X. L. Zu and M. Guppy, "Cancer Metabolism: Facts, Fantasy, and Fiction," *Biochemical and Biophysical Research Communications* 313 (2004): 459–65.

7. W. H. Koppenol et al., "Otto Warburg's Contributions to Current Concepts of Cancer Metabolism," *Nature Reviews Cancer* 11, no. 5 (May 2011): 325–37, doi: 10.1038/nrc3038.

8. M. G. Vander Heiden, "Understanding the Warburg Effect: The Metabolic Requirements of Cell Proliferation," *Science* 324, no. 5930 (May 22, 2009):1029–33.

9. R. B. Robey and N. Hay, "Is AKT the 'Warburg Kinase'?—AKT:Energy Metabolism Interactions and Oncogenesis," *Seminars in Cancer Biology* 19 (2009): 25–31.

10. R. C. Osthus et al., "Deregulation of Glucose Transporter 1 and Glycolytic Gene Expression by c-Myc," *Journal of Biological Chemistry* 275 (2000):21797–800.

11. S. Venneti et al., "Glutamine-based PET Imaging Facilitates Enhanced Metabolic Evaluation of Gliomas in Vivo," *Science Translational Medicine* 7, no. 274 (February 11, 2015): 274ra17.

12. H. Eagle, "Nutrition Needs of Mammalian Cells in Tissue Culture," *Science* 122 (1955): 501–14.

13. David R. Wise and Craig B. Thompson, "Glutamine Addiction: A New Therapeutic Target in Cancer," *Trends in Biochemical Sciences* 35, no. 8 (August 2010): 427–33, doi: 10.1016/j.tibs.2010.05.003.

14. A.Carracedo, "Cancer Metabolism: Fatty Acid Oxidation in the Limelight," *Nature Reviews Cancer* 13, no. 4 (April 2013): 227–32.

15. Luana Schito and Gregg L. Semenza, "Hypoxia-inducible Factors: Master Regulators of Cancer Progression," *Trends in Cancer Research* 2, no. 12(2016): 758–70.

16. G. L. Semenza, "Hypoxia-Inducible Factor 1 and Cancer Pathogenesis," *IUBMB Life* 60, no. 9 (2008): 591–97.

17. G. L. Semenza, "HIF-1 Mediates Metabolic Responses to Intratumoral Hypoxia and Oncogenic Mutations," *Journal of Clinical Investigations* 123(2013): 3664–71.

18. R. A. Gatenby, "The Potential Role of Transformation-induced Metabolic Changes in Tumor-Host Interaction," *Cancer Research* 55 (1995): 4151–56.

19. V. Estrella et al., "Acidity Generated by the Tumor Microenvironment Drives Local Invasion," *Cancer Research* 73, no. 5 (March 1, 2013): 1524–35, doi: 10.1158/0008-5472.CAN-12-2796.

20. L. Schwartz et al., "Out of Warburg Effect: An Effective Cancer Treatment Targeting the Tumor Specific Metabolism and Dysregulated pH," *Seminars in Cancer Biology*, http://dx.doi.org/doi:10.1016/j.semcancer.2017.01.005.

21. O. Trabold et al., "Lactate and Oxygen Constitute a Fundamental Regulatory Mechanism in Wound Healing," *Wound Repair and Regeneration* 11 (2003): 504–9.

第 19 章：侵襲和轉移

1. National Institutes of Health, s.v., "metastasis," https://www.cancer.gov/publications/dictionaries/cancer-terms/def/metastasis.

2. C. L. Chaffer and R. A. Weinberg, "A Perspective on Cancer Cell Metastasis," *Science* 33, no. 6024 (2011): 1559–64.

3. T. I. Brandler, "Large Fibrolipoma," *British Medical Journal* 1 (1894): 574.

4. V. Estrella, T. Chen, M. Lloyd, et al., "Acidity Generated by the Tumor Microenvironment Drives Local Invasion," *Cancer Research* 73 (2013): 1524–35.

5. A. F. Chambers, A. C. Groom, and I. C. MacDonald, "Dissemination and Growth of Cancer Cells in Metastatic Sites," *Nature Reviews Cancer* 2 (2002): 563–72.

6. C. A. Klein, "Parallel Progression of Primary Tumours and Metastases," *Nature Reviews Cancer* 9 (2009): 302–12, https://doi.org/10.1038/nrc2627.7.

7. H. R. Carlson, "Carcinoma of Unknown Primary: Searching for the Origin of Metastases," *JAAPA* 22, no. 8 (2009): 18–21.

8. S. Meng et al., "Circulating Tumor Cells in Patients with Breast Cancer Dormancy," *Clinical Cancer Research* 10 (2004): 8152–62.

9. S. Nagrath et al., "Isolation of Rare Circulating Tumor Cells in Cancer Patients by Microchip Technology," *Nature* 450 (2007): 1235–39.

10. D. Tarin et al., "Mechanisms of Human Tumor Metastasis Studied in Patients with Peritoneovenous Shunts," *Cancer Research* 44 (1984): 3584–92.

11. S. Braun et al., "A Pooled Analysis of Bone Marrow Micro-Metastasis in Breast Cancer," *New England Journal of Medicine* 353 (2005): 793–802.

12　J. Massagué and A. C. Obenauf, "Metastatic Colonization," *Nature* 529, no. 7586 (January 21, 2016): 298–306, doi: 10.1038/nature17038.

13　D. P. Tabassum and K. Polyak, "Tumorigenesis: It Takes a Village," *Nature Reviews Cancer* 15 (2015): 473–83.

14　D. Hanahan and L. M. Coussens, "Accessories to the Crime: Functions of Cells Recruited to the Tumor Microenvironment," *Cancer Cell* 21 (2012): 309–22.

15　Mi-Young Kim, "Tumor Self-Seeding by Circulating Cancer *Cells*," Cell 139, no. 7 (December 24, 2009): 1315–26, doi: 10.1016/j.cell.2009.11.025.

16　P. K. Brastianos, "Genomic Characterization of Brain Metastases Reveals Branched Evolution and Potential Therapeutic Targets," *Cancer Discovery* 5, no. 11 (November 2015): 1164–77.

17　L. Ding et al., "Genome Remodelling in a Basal-like Breast Cancer Metastasis and Xenograft," *Nature* 464 (2010): 999–1005.

第 21 章：癌症預防和篩檢

1.　E. S. Ford et al., "Explaining the Decrease in U.S. Deaths from Coronary Disease, 1980–2000," *New England Journal of Medicine* 356, no. 23 (2007):2388–98

2.　H. K. Weir et al., "Heart Disease and Cancer Deaths: Trends and Projections in the United States, 1969–2020," *Preventing Chronic Disease* 13 (2016): 160211, https://doi.org/10.5888/pcd13.160211.

3.　K. G. Hastings et al., "Socioeconomic Differences in the Epidemiologic Transition from Heart Disease to Cancer as the Leading Cause of Death in the United States, 2003 to 2015," *Annals of Internal Medicine* 169, no. 12 (December 18, 2018): 836–44.

4.　Stacy Simon, "Facts & Figures 2019: US Cancer Death Rate Has Dropped 27% in 25 Years," American Cancer Society, January 8, 2019, https://www.cancer.org/latest-news/facts-and-figures-2019.html.

5.　Anthony Komaroff, "Surgeon General's 1964 Report: Making Smoking History," *Harvard Health Blog*, January 10, 2014, https://www.health.harvard.edu/blog/surgeon-generals-1964-report-making-smoking-history-201401106970.

6.　Centers for Disease Control and Prevention, "Smoking Is Down, but Almost 38 Million American Adults Still Smoke," news release, January 18, 2018, https://www.cdc.gov/media/releases/2018/p0118-smoking-rates-declining.html.

7.　Islami et al., "Proportion and Number of Cancer Cases and Deaths Attributable to Potentially Modifiable Risk Factors in the United States," 31–54.

8.　M. Inoue and S. Tsugane, "Epidemiology of Gastric Cancer in Japan," *Postgraduate Medical Journal* 81 (2005): 419–24.

9. T. Tonda et al., "Detecting a Local Cohort Effect for Cancer Mortality Data Using a Varying Coefficient Model," *Journal of Epidemiology* 25, no. 10 (2015): 639–46, doi: 10.2188/jea.JE20140218.

10. Y. Chen et al., "Excess Body Weight and the Risk of Primary Liver Cancer:An Updated Meta-analysis of Prospective Studies," *European Journal of Cancer* 48, no. 14 (2012): 2137–45.

11. H. C. Taylor and H. B. Guyer, "A Seven-Year History of Early Cervical Cancer," *American Journal of Obstetrics and Gynecology* 52 (1946): 451–55.

12. P. J. Shaw, "The History of Cervical Screening—I:The Pap Test," *Journal of Obstetrics and Gynaecology Canada* 22, no. 2 (2000): 110–14.

13. G. N. Papanicolaou and H. F. Traut, "The Diagnostic Value of Vaginal Smears in Carcinoma of the Uterus," *American Journal of Obstetrics and Gynecology* 42, no. 2 (1941): 193–206.

14. "History of Cancer Screening and Early Detection." American Cancer Society. https://www.cancer.org/cancer/cancer-basics/history-of-cancer/cancer-causes-theories-throughout-history11.html.

15. J. P. Lockhart-Mummery and C. Dukes, "The Precancerous Changes in the Rectum and Colon," *Surgery, Gynecology and Obstetrics* 36 (1927): 591–96.

16. V. A. Gilbertsen and J. M. Nelms, "The Prevention of Invasive Cancer of the Rectum," *Cancer* 41 (1978): 1137–39.

17. S. J. Sinawer, "The History of Colorectal Cancer Screening: A Personal Perspective," *Digestive Diseases and Sciences*, doi: 10.1007/s10620-014-3466-y.

18. S. J. Winawer et al., "Prevention of Colorectal Cancer by Colonoscopic Polypectomy: The National Polyp Study Workgroup," *New England Journal of Medicine* 329 (1993): 1977–81.

19. A. G. Zauber et al., "Colonoscopic Polypectomy and Long-Term Prevention of Colorectal-Cancer Deaths," *New England Journal of Medicine* 366 (2012):687–96.

20. J. S. Mandel et al., "Reducing Mortality from Colorectal Cancer by Screening for Fecal Occult Blood: Minnesota Colon Cancer Control Study," *New England Journal of Medicine* 328 (1993): 1365–71.

21. Centers for Disease Control and Prevention, "Vital Signs: Colorectal Cancer Screening Test Use—United States, 2012," *Morbidity and Mortality Weekly Report* 62 (2012): 881–88.

22. P. C. Gøtzsche and K. J. Jørgensen. "Screening for Breast Cancer with Mammography," *Cochrane Database Systemic Reviews* 6 (2013): CD001877.

23. N. Biller-Andorno and P. Juni, "Abolishing Mammography Screening Programs? A View from the Swiss Medical Board," *New England Journal of Medicine* 370, no. 21 (May 22, 2014): 1965–67, doi: 10.1056/NEJMp1401875.

24. A. Bleyer and H. G. Welch, "Effect of Three Decades of Screening Mammography on Breast-Cancer Incidence," *New England Journal of Medicine* 367 (2012): 1998–2005.

25. Magnus Løberg et al., "Benefits and Harms of Mammography Screening," *Breast Cancer Research* 17 (2015): 63, doi: 10.1186/s13058-015-0525-z.

26. H. J. Burstein et al., "Ductal Carcinoma In Situ of the Breast," *New England Journal of Medicine* 350, no. 14 (2004): 1430–41, PMID: 15070793.

27. H. D. Nelson et al., "Screening for Breast Cancer: A Systematic Review to Update the 2009 U.S. Preventive Services Task Force Recommendation,"Evidence Synthesis No. 124, AHRQ Publication No. 14-05201-EF-1, Agency for Healthcare Research and Quality, Rockville, MD, 2016.

28. Nelson et al., "Screening for Breast Cancer," 16.

29. G. De Angelis et al., "Twenty Years of PSA: From Prostate Antigen to Tumor Marker," *Reviews in Urology* 9, no. 3 (Summer 2007): 113–23.

30. W. J. Catalona et al., "Selection of Optimal Prostate Specific Antigen Cutoffs for Early Detection of Prostate Cancer: Receiver Operating Characteristic Curves," *Journal of Urology* 152, no. 6, part 1 (1994): 2037–42; I. M. Thompson et al., "Prevalence of Prostate Cancer among Men with a Prostate-Specific Antigen Level < or = 4.0 ng per Milliliter," *New England Journal of Medicine* 350 (2004): 2239–46.

31. G. L. Andriole et al. (PLCO Project Team), "Mortality Results from a Randomized Prostate-Cancer Screening Trial," *New England Journal of Medicine* 360, no. 13 (2009): 1310–19.

32. F. H. Schröder et al. (ERSPC Investigators), "Screening and Prostate Cancer Mortality in a Randomized European Study," *New England Journal of Medicine* 360, no. 13 (2009): 1320–28.

33. R. M. Martin et al. (CAP Trial Group), "Effect of a Low-Intensity PSA-based Screening Intervention on Prostate Cancer Mortality: The CAP Randomized Clinical Trial," *JAMA* 319, no. 9 (2018): 883–95.

34. S. Loeb et al., "Complications after Prostate Biopsy: Data from SEER-Medicare," *Journal of Urology* 186 (2011): 1830–34.

35. F. Fang et al., "Immediate Risk of Suicide and Cardiovascular Death After a Prostate Cancer Diagnosis: Cohort Study in the United States," *Journal of the National Cancer Institute* 102 (2010): 307–14.

36. J. J. Fenton et al., "Prostate-Specific Antigen–Based Screening for Prostate Cancer Evidence Report and Systematic Review for the US Preventive Services Task Force," *JAMA* 319, no. 18 (2018): 1914–31.

37. "Final Recommendation Statement. Prostate Cancer: Screening." US Preventative Services Task Force. https://www.uspreventiveservicestaskforce.org/uspstf/

recommendation/prostate-cancer-screening.

38. H. S. Ahn, "Korea's Thyroid Cancer 'Epidemic': Screening and Overdiagnosis," *New England Journal of Medicine* 371 (2014): 1765–67.

39. H. R. Harach, K. O. Franssila, and V. M. Wasenius, "Occult Papillary Carcinoma of the Thyroid: A 'Normal' Finding in Finland—A Systematic Autopsy Study," *Cancer* 56 (1985): 531–38.

第 22 章：癌症的飲食決定因素

1. P. T. Scardino, "Early Detection of Prostate Cancer," *Urologic Clinics of North America* 16, no. 4 (November 1989): 635–55

2. E. T. Thomas et al., "Prevalence of Incidental Breast Cancer and Precursor Lesions in Autopsy Studies: A Systematic Review and Meta-analysis," *BMC Cancer* 17 (2017): 808.

3. J. M. P. Holly, "Cancer as an Endocrine Problem," *Clinical Endocrinology and Metabolism* 22, no. 4 (2008): 539–50.

4. R. Doll and R. Peto, "The Causes of Cancer: Quantitative Estimates of Avoidable Risks of Cancer in the United States Today," *Journal of the National Cancer Institute* 66, no. 6 (1981): 1191–1308.

5. Islami et al., "Proportion and Number of Cancer Cases and Deaths Attributable to Potentially Modifiable Risk Factors in the United States," 31–54; D. M. Parkin, L. Boyd, and L. C. Walker, "The Fraction of CancerAttributable to Lifestyle and Environmental Factors in the UK in 2010," *British Journal of Cancer* 105, Suppl. 2 (2011): 77s–81s; M. C. Playdon et al.,"Weight Gain After Breast Cancer Diagnosis and All-Cause Mortality:Systematic Review and Meta-Analysis," *Journal of the National Cancer Institute* 107, no. 12 (September 30, 2015): djv275, doi: 10.1093/jnci/djv275.

6. M. Arnold et al., "Global Burden of Cancer Attributable to High Body Mass Index in 2012: A Population-Based Study," *Lancet Oncology* 16, no. 1 (2015): 36–46.

7. D. F. Williamson et al., " Prospective Study of Intentional Weight Loss and Mortality in Never-Smoking Overweight US White Women Aged 40–64 Years," *American Journal of Epidemiology* 141 (1995): 1128–41.

8. N. V. Christou et al., " Bariatric Surgery Reduces Cancer Risk in Morbidly Obese Patients," *Surgery for Obesity and Related Disease* 4 (2008): 691–95.

9. L. Sjostrom et al., "Effects of Bariatric Surgery on Cancer Incidence in Obese Patients in Sweden: Swedish Obese Subjects Study," *Lancet Oncology* 10 (2009): 653–62.

10. T. D. Adams et al., "Cancer Incidence and Mortality after Gastric Bypass Surgery," *Obesity* 17 (2009): 796–802.

11. H. Mackenzie et al., "Obesity Surgery and Risk of Cancer," *British Journa of Surger*y 105, no. 12 (November 2018): 1650–57; M. Derogar et al., "Increased Risk of Colorectal Cancer After Obesity Surgery," *Annals of Surgery* 258 (2013): 983–88.

12. P. Kant and M. A. Hull, "Excess Body Weight and Obesity—The Link with Gastrointestinal and Hepatobiliary Cancer," *Nature Reviews Gastroenterology and Hepatology* 8 (2011): 224–38.

13. C. Moreschi, "Beziehungen zwischen Ernährung und Tumorwachstum," *Z Immunitätsforsch, Orig.* 2 (1909): 651–75.

14. V. D. Longo and L. Fontana, "Calorie Restriction and Cancer Prevention Metabolic and Molecular Mechanisms," *Trends in Pharmacological Sciences* 31, no. 2 (February 2010): 89–98.

15. M. Prisco et al., "Insulin and IGF-1 Receptors Signaling in Protection from Apoptosis," *Hormone and Metabolic Research* 31 (1999): 80–89.

16. M. Kunkel et al., "Overexpression of GLUT-1 and Increased Glucose Metabolism in Tumors Are Associated with a Poor Prognosis in Patients with Oral Squamous Cell Carcinoma," *Cancer* 97 (2003): 1015–24; R. L. Derr et al., "Association between Hyperglycemia and Survival in Patients with Newly Diagnosed Glioblastoma," *Journal of Clinical Oncology* 27 (2009): 1082–86.

17. C. Yuan et al., "Influence of Dietary Insulin Scores on Survival in Colorectal Cancer Patients," *British Journal of Cancer* 117, no. 7 (2017): 1079–87.

18. Vicente Morales-Oyarvide, "Dietary Insulin Load and Cancer Recurrence and Survival in Patients with Stage III Colon Cancer: Finding from CALGB 89803," *Journal of the National Cancer Institute* 111, no. 2 (2019): 1–10.

19. H. A. Krebs, "The Regulation of the Release of Ketone Bodies by the Liver," *Advances in Enzyme Regulation* 4 (1966): 339–54.

20. W. D. DeWys, "Weight Loss and Nutritional Abnormalities in Cancer Patients: Incidence, Severity and Significance," in K. C. Calman and K. C. H. Fearon, *Clinics in Oncology* (London: Saunders, 1986), 5:251–61.

21. M. J. Tisdale, "Biology of Cachexia," *Journal of the National Cancer Institute* 89 (1997): 1763–73.

22. C. R. Marinac et al., "Prolonged Nightly Fasting and Breast Cancer Risk: Findings from NHANES (2009–2010)," *Cancer Epidemiology, Biomarkers, and Prevention* 24, no. 5 (May 2015): 783–89.

23. C. R. Marinac et al., "Frequency and Circadian Timing of Eating May Influence Biomarkers of Inflammation and Insulin Resistance Associated with Breast Cancer Risk," *PLoS One* 10, no. 8 (2015): e0136240, doi: 10.1371 /journal.pone.0136240; Marinac et al., "Prolonged Nightly Fasting and Breast Cancer Risk," 783–89.

24. S. J. Moschos, "The Role of the IGF System in Cancer: From Basic to Clinical

Studies and Clinical Applications," *Oncology* 63 (2002): 317–32.

25. Catherine R. Marinac et al., "Prolonged Nightly Fasting and Breast Cancer Prognosis," *JAMA Oncology* 2, no. 8 (August 1, 2016): 1049–55, doi: 10.1001/jamaoncol.2016.0164.

26. F. M. Safdie et al., "Fasting and Cancer Treatment in Humans: A Case Series Report," *Aging* 1, no. 12 (December 31, 2009): 988–1007; T. B. Dorff et al., "Safety and Feasibility of Fasting in Combination with Platinum-based Chemotherapy," *BMC Cancer* 16, 360 (2016).

27. S. de Groot et al., "The Effects of Short-Term Fasting on Tolerance to (Neo) Adjuvant Chemotherapy in HER2-Negative Breast Cancer Patients: A Randomized Pilot Study," *BMC Cancer* 15, 652 (2015).

28. C. Lee et al., "Fasting Cycles Retard Growth of Tumors and Sensitize a Range of Cancer Cell Types to Chemotherapy," *Science Translational Medicine* 4, no. 124 (March 7, 2012): 124ra27.

29. J. M. Evans et al., "Metformin and Reduced Risk of Cancer in Diabetic Patients," *BMJ* 330 (2005): 1304–5; S. L. Bowker et al., "Increased Cancer-Related Mortality for Patients with Type 2 Diabetes Who Use Sulfonylureas or Insulin," *Diabetes Care* 29 (2006): 254–58; G. Libby et al., "New Users of Metformin Are at Low Risk of Incident Cancer: A Cohort Study among People with Type 2 Diabetes," *Diabetes Care* 32 (2009): 1620–25; D. Li et al., "Antidiabetic Therapies Affect Risk of Pancreatic Cancer," *Gastroenterology* 137 (2009): 482–88; G. W. Landman et al., "Metformin Associated with Lower Cancer Mortality in Type 2 Diabetes: ZODIAC-16, *Diabetes Care* 33 (2010): 322–26.

30. M. Bodmer et al., "Long-Term Metformin Use Is Associated with Decreased Risk of Breast Cancer," *Diabetes Care* 33 (2010): 1304–8.

31. P. J. Goodwin et al., "Insulin-Lowering Effects of Metformin in Women with Early Breast Cancer," *Clinical Breast Cancer* 8 (2008): 501–5.

32. S. Yoshizawa et al., "Antitumor Promoting Activity of (-)- epigallocatechin Gallate, the Main Constituent of 'Tannin' in Green Tea," *Phytotherapy Research* 1 (1987): 44–47.

33. I. J. Chen et al., "Therapeutic Effect of High-Dose Green Tea Extract on Weight Reduction: A Randomized, Double-Blind, Placebo-Controlled Clinical Trial," *Clinical Nutrition* 35, no. 3 (June 2016): 592–99, doi: 10.1016/j.clnu.2015.05.003; A. G. Dulloo et al., "Efficacy of a Green Tea Extract Rich in Catechin Polyphenols and Caffeine in Increasing 24-h Energy Expenditure and Fat Oxidation in Humans," *American Journal of Clinical Nutrition* 70, no. 6 (December 1999): 1040–45; S. Rudelle et al.,"Effect of a Thermogenic Beverage on 24-Hour Energy Metabolism in Humans," *Obesity* 15 (2007): 349–55.

34. T. Nagao et al., "A Catechin-Rich Beverage Improves Obesity and Blood Glucose Control in Patients with Type 2 Diabetes," *Obesity* 17, no. 2 (February 2009): 310–17, doi: 10.1038/oby.2008.505.

35. P. Bogdanski et al., "Green Tea Extract Reduces Blood Pressure, Inflammatory Biomarkers, and Oxidative Stress and Improves Parameters Associated with Insulin Resistance in Obese, Hypertensive Patients," *Nutrition Research* 32, no. 6 (June 2012): 421–27, doi: 10.1016 /j.nutres.2012.05.007.

36. H. Iso et al., "The Relationship between Green Tea and Total Caffeine Intake and Risk for Self-Reported Type 2 Diabetes among Japanese Adults," *Annals of Internal Medicine* 144, no. 8 (April 18, 2006): 554–62.

37. K. Nakachi et al., "Preventive Effects of Drinking Green Tea on Cancer and Cardiovascular Disease: Epidemiological Evidence for Multiple Targeting Prevention," *Biofactors* 13, nos. 1–4 (2000): 49–54.

38. H. Fujiki et al., "Cancer Prevention with Green Tea and Its Principal Constituent, EGCG: From Early Investigations to Current Focus on Human Cancer Stem Cells," *Molecules and Cells* 41, no. 2 (2018): 73–82.

39. M. Shimizu et al., "Green Tea Extracts for the Prevention of Metachronous Colorectal Adenomas: A Pilot Study," *Cancer Epidemiology, Biomarkers, and Prevention* 17 (2008): 3020–25.

40. S. Bettuzzi et al., "Chemoprevention of Human Prostate Cancer by Oral Administration of Green Tea Catechins in Volunteers with High-Grade Prostate Intraepithelial Neoplasia: A Preliminary Report from a One-Year Proof-of-Principle Study," *Cancer Research* 66 (2006): 1234–40.

第 23 章：免疫療法

1. S. A. Hoption Cann, J. P. van Netten, and C. van Netten, "Acute Infections as a Means of Cancer Prevention: Opposing Effects to Chronic Infections? *Cancer Detection and Prevention* 30 (2006): 83–93.

2. S. J. Oiseth et al., "Cancer Immunotherapy: A Brief Review of the History, Possibilities, and Challenges Ahead," *Journal of Cancer Metastasis and Treatment* 3 (2017): 250–61.

3. P. Kucerova and M. Cervinkova, "Spontaneous Regression of Tumour and the Role of Microbial Infection: Possibilities for Cancer Treatment," *Anti-Cancer Drugs* 27 (2016): 269–77.

4. Hoption Cann, van Netten, and van Netten, "Acute Infections as a Means of Cancer Prevention," 83–93.

5. Jerome Groopman, "The T-Cell Army," *New Yorker*, April 16, 2012, https://www.

newyorker.com/magazine/2012/04/23/the-t-cell-army.

6. W. B. Coley, "The Treatment of Malignant Tumors by Repeated Inoculations of Erysipelas: With a Report of Ten Original Cases," *American Journal of the Medical Sciences* 105, no. 5 (May 1893): 3–11.

7. P. Ehrlich, "Über den jetzigen Stand der Karzinomforschung," *Ned Tijdschr Geneeskd* 5 (1909): 273–90.

8. F. M. Burnet, "The Concept of Immunological Surveillance," *Progress in Experimental Tumor Research* 13 (1970): 1–27.

9. D. Ribatti, "The Concept of Immune Surveillance Against Tumors: The First Theories," *Oncotarget* 8, no. 4 (2017): 7175–80.

10. L. A. Loeb, "Human Cancers Express Mutator Phenotypes: Origin, Consequences and Targeting," *Nature Reviews Cancer* 11 (2011): 450–57.

11. N. S. Bajaj et al., "Donor Transmission of Malignant Melanoma in a Lung Transplant Recipient 32 Years after Curative Resection," *Transplant Immunology* 23, no. 7 (2010): e26–e31, doi: 10.1111/j.1432-2277.2010.01090.x.

12. R. Pearl, "Cancer and Tuberculosis" *American Journal of Hygiene* 9 (1929):97–159.

13. A. Morales, D. Eidinger, and A. W. Bruce, "Intercavitary Bacillus Calmette-Guerin in the Treatment of Superficial Bladder Tumors," *Journal of Urology* 116, no. 2 (August 1976): 180–83.

14. A. Morales, "Treatment of Carcinoma In Situ of the Bladder with BCG: A Phase II Trial," *Cancer Immunology, Immunotherapy* 9, nos. 1–2(1980): 69–72.

15. G. Redelman-Sidi, M. S. Glickman, and B. H. Bochner, "The Mechanism of Action of BCG Therapy for Bladder Cancer: A Current Perspective," *Nature Reviews Urology* 11, no. 3 (March 2014): 153–62.

16. Heidi Ledford, "The Killer Within," *Nature* 508 (2014): 24–26.

17. Charles, Graeber, "Meet the Carousing, Harmonica-Playing Texan Who Won a Nobel for his Cancer Breakthrough," *Wired*, October 22, 2018,https://www.wired.com/story/meet-jim-allison-the-texan-who-just-won-a-nobel-cancer-breakthrough/.

18. D. R. Leach, M. F. Krummel, and J. P. Allison, "Enhancement of Antitumor Immunity by CTLA-4 Blockade," *Science* 271 (1996): 1734–36.

19. D. Schadendorf et al., "Pooled Analysis of Long-Term Survival Data from Phase II and Phase III Trials of Ipilimumab in Unresectable or Metastatic Melanoma," *Journal of Clinical Oncology* 33 (2015): 1889–94.

20. Nobel Assembly at Karolinska Institutet, press release, October 2018,https://www.nobelprize.org/uploads/2018/10/press-medicine2018.pdf.

21. J. D. Wolchok et al., "Overall Survival with Combined Nivolumab and Ipilimumab in Advanced Melanoma," *New England Journal of Medicine* 377 (2017): 1345–56, doi: 10.1056/NEJMoa1709684.

22. "FDA D.I.S.C.O.: First FDA Approval of a CAR T-cell Immunotherapy," Food and Drug Administration, February 23, 2018, https://www.fda.gov/drugs/resources-information-approved-drugs/fda-disco-first-fda-approval-car-t-cell-immunotherapy.

23. M. A. Postow et al., "Immunologic Correlates of the Abscopal Effect in a Patient with Melanoma," *New England Journal of Medicine* 366 (2012): 925–31.

24. R. H. Mole, "Whole Body Irradiation: Radiobiology or Medicine?," *British Journal of Radiology* 26, no. 305 (May 1953): 234–41.

25. G. Ehlers et al., "Abscopal Effect of Radiation in Papillary Adenocarcinoma," British Journal of Radiology 46 (1973): 222–24.

26. N. Dagoglu et al., "Abscopal Effect of Radiotherapy in the Immunotherapy Era: Systematic Review of Reported Cases," *Cureus* 11, no. 2 (February 2019):e4103.

27. E. B. Golden et al., "Local Radiotherapy and Granulocyte-Macrophage Colony-Stimulating Factor to Generate Abscopal Responses in Patients with Metastatic Solid Tumours: A Proof-of-Principle Trial," *Lancet Oncology* 16 (2015): 795–803.

28. M. T. Yilmaz et al., "Abscopal Effect, from Myth to Reality: From Radiation Oncologists' Perspective," *Cureus* 11, no. 1 (January 2019): e3860, doi: 10.7759/cureus.3860.

29. C. Vanpouille-Box et al., "DNA Exonuclease Trex1 Regulates Radiotherapy-induced Tumour Immunogenicity," *Nature Communications* 8 (June 9, 2017): 915618, doi: 10.1038/ncomms15618.

30. W. S. M. E. Theelen et al., "Effect of Pembrolizumab After Stereotactic Body Radiotherapy vs Pembrolizumab Alone on Tumor Response in Patients with Advanced Non-Small Cell Lung Cancer: Results of the PEMBRO-RT Phase 2 Randomized Clinical Trial," *JAMA Oncology* 5, no. 9 (July 11, 2019): 1276–82: doi: 10.1001/jamaoncol.2019.1478.

31. R. A. Gatenby, "Population Ecology Issues in Tumor Growth," *Cancer Research* 51, no. 10 (May 15, 1991): 2542–47.

32. Roxanne Khamsi, "A Clever New Strategy for Treating Cancer, Thanks to Darwin," *Wired*, March 25,2019, https://www.wired.com/story/cancer-treatment-darwin-evolution/.

33. J. Zhang et al., "Integrating Evolutionary Dynamics into Treatment of Metastatic Castrate-Resistant Prostate Cancer," *Nature Communications* 8, no. 1 (November 28, 2017): 1816, doi: 10.1038/s41467-017-01968-5.

34. T. Fojo et al., "Unintended Consequences of Expensive Cancer Therapeutics: The Pursuit of Marginal Indications and a Me-Too Mentality that Stifles Innovation and Creativity," *JAMA Otolaryngology—Head And Neck Surgery* 140, no. 12 (2014): 1225

國家圖書館出版品預行編目資料

癌症大解密：癌症不僅是種子問題，更是土壤問題。細胞變異與
環境互動是導致惡性腫瘤的關鍵！／傑森・方著（Jason Fung）；
周曉慧譯.——初版.——臺中市：晨星出版有限公司，2023.08
　　面；公分.——（健康百科；65）

　　譯自：The cancer code.
　　ISBN 978-626-320-597-0（平裝）

　　1.CST：癌症

417.8   112011746

健康百科 65	癌症大解密
	──癌症不僅是種子問題，更是土壤問題。細胞變異與環境互動是導致惡性腫瘤的關鍵！
作者	傑森・方（Jason Fung, MD）
譯者	周曉慧
主編	莊雅琦
執行編輯	張雅棋
網路編輯	黃嘉儀
封面設計	張雅棋
美術編排	林姿秀

可至線上填回函！

創辦人	陳銘民
發行所	晨星出版有限公司
	407台中市西屯區工業30路1號1樓
	TEL：04-23595820　FAX：04-23550581
	E-mail：service-taipei@morningstar.com.tw
	http://star.morningstar.com.tw
	行政院新聞局局版台業字第2500號
法律顧問	陳思成律師
初版	西元2023年08月23日
再版	西元2023年09月01日（二刷）
讀者服務專線	TEL：02-23672044／04-23595819#212
讀者傳真專線	FAX：02-23635741／04-23595493
讀者專用信箱	service@morningstar.com.tw
網路書店	http://www.morningstar.com.tw
郵政劃撥	15060393（知己圖書股份有限公司）
印刷	上好印刷股份有限公司

定價 450 元

ISBN　978-626-320-597-0

THE CANCER CODE by Dr. Jason Fung
Copyright © 2020 by Jason Fung
Complex Chinese Translation copyright © (year)
by Morning Star Publishing Inc.
Published by arrangement with HarperWave, an imprint of
HarperCollins Publishers, USA
through Bardon-Chinese Media Agency
博達著作權代理有限公司
ALL RIGHTS RESERVED